臨床精神医学の
経験から ———

関根 義夫 [著]

創造出版

序　文

　先日，関根義夫君から近く自分の論文集を出版するので序文を書いてもらいたいという依頼があった。わたしは喜んで関根君の希望に応えることにした。その訳を読者に理解してもらうために，彼とわたしとの人間関係を述べる必要があるだろう。関根君はわたしの東京大学での最後の講義を聴いた昭和41年（1966年）卒業の学生のひとりで，わたしが東京大学から国立武蔵療養所に移った同年4月，彼は2人の同級生とともに，卒業と同時に武蔵療養所に就職したのである。彼らが大学の教室に入局しないで，武蔵を希望したのは，彼らの話によると，研修制度反対というクラスの決議に従うためで，同級生はすべて研修医の身分を強制される大学の教室をボイコットしたということであった。わたしは3人の諸君と面接して，すっかり気に入り，即座に採用することにした。ところがその後間もなく，厚生省の医療機関も研修制度を施行したので，彼らも研修医として採用しなければならなくなった。たしか，その年の秋，3人の諸君はクラスの決議に従うために，辞職したいといってきた。辞意は固く，わたしの説得もおよばず，彼らは前後して武蔵を去っていった。

　その後，関根君は内村祐之名誉教授の主宰する神経研究所晴和病院，ついで埼玉県小川日赤病院精神科に勤務したが，昭和50年（1975年）1月だったと思うが，ひと勉強したいということで，武蔵に戻ってきてくれたのである。その時の嬉しさは今でも忘れない。しかし，わたしは，昭和52年（1977年）春に退職したから，武蔵で彼と一緒に過ごしたのは，武蔵赴任当初の半年ほどと，退職前の2年あまり，合わせて2年半に過ぎない。だから，彼の学問的成長にわたしは何の寄与もしていないのだが，今度刊行される論文集を読めばわかるように，武蔵の臨床経験が彼の精神医学の基盤を形成しているこ

とは間違いない。それだけでなく，武蔵以後，今日までつづいている20有余年の彼との交流も，わたしがこの序文を喜んで書く理由であることは確かである。

　この本には，第1部・臨床の観察として，1）入眠時幻覚を動機として憑依状態を呈した1例について，2）自分が「『菌』を播いて他人に咳をさせてしまう」と訴える1例，3）精神分裂病急性期経過後の一過性残遺状態—とくにその2類型について，4）精神科臨床における自殺—自験例を中心にして，5）「嫉妬妄想」に関する一考察，6）精神分裂病の幻覚体験について，7）精神医学と言語—症状としての言語に関する一考察，8）ある精神鑑定の経験（含［多重人格の精神鑑定の問題点・抄録］），9）「多重人格」の歴史的・文献的考察，10）「多重人格」の司法鑑定における問題点，の10篇，第2部・臨床の姿勢として，1）分裂病者への精神療法，2）ある慢性女性分裂病者に見られた対人姿勢に関する考察，3）治療の視点から見た一慢性分裂病者の「反復的態度」，4）最終講義「分裂病者と出会って30年」の4篇が収められて，2部構成になっている。

　第1部・臨床の観察は，彼が武蔵以降，東京大学附属病院分院退職までの30年間に発表した症例報告である。いずれも精神病理学と精神医学の臨床の進歩に貢献する彼独自の観察と考察が述べられているが，わたしが圧巻だと思うのは，昭和63年（1988年）に起きた「連続幼女誘拐殺人事件」の被告宮崎勤に関する8），9），10）の論考である。彼はこの被告人の第二次精神鑑定(控訴審)を当時帝京大学助教授であった内沼幸雄君，東京大学助教授中安信夫君と共同で担当したが，「精神分裂病」を主張する中安信夫君と，「解離性同一性障害—多重人格」を想定する内沼幸雄君とに意見がわかれる，という事態となった。その上，第一次精神鑑定(一審)を行った慶應義塾大学保崎秀夫名誉教授らの結論は「人格障害」であるということから，精神医学不信論までもちあがった。関根君は彼自身の観察と考察に基づいて，内沼君と同じ結論に達した。これらの論考は，彼が何故この結論に到達したかの思索の

経過がきわめて明晰に書かれているとともに，保崎鑑定，中安鑑定の説得力のある批判が展開されている．先般の控訴審で東京高裁は内沼・関根鑑定の主旨を認めない判決をくだしたが，精神医学的には一件落着ではない．この事例の今後の経過を追及するとともに，鑑定に当った諸君の率直で，学問的な討論を深めることが期待される．これが精神医学不信論を払拭する唯一の道である．

第2部・臨床の姿勢には，まさに関根君ならではの，彼の抱く精神科医としての姿勢が見事に描かれている．ことに最終篇の「分裂病者と出会って30年」は彼の最終講義に相応しい，難治の慢性化した分裂病のひとたちとの長い付き合いから体得した，治療者としての姿勢「受動的関心」の物語で，まことに感動的である．これは分裂病だけではなく，すべての慢性疾患治療に共通する，治療者の基本姿勢であるにちがいない．

関根君の著書はこれが最初だが，この本を皮切りとしてこれから，彼らしい個性に富んだ著作を出して，後進を裨益してもらいたい．彼の一層の活躍を願い，期待して序文とする．

2001年8月7日
秋元波留夫

目　次

序　文・秋元波留夫──3

第1部　臨床の観察

1　入眠時幻覚を動機として憑依状態を呈した1例について　9
　　　──祈禱性精神病（森田）理解への一寄与
2　「自分が『菌』を播いて他人に咳をさせてしまう」と訴える1例　23
　　　──自己漏洩体験の成立に関する一考察
3　精神分裂病急性期経過後の一過性残遺状態,　33
　　　とくにその2類型について
4　精神科臨床における自殺──自験例を中心にして　63
5　「嫉妬妄想」に関する一考察　79
6　精神分裂病の幻覚体験について　103
7　精神医学と言語──症状としての言語に関する一考察　123
8　ある精神鑑定の経験　139
9　「多重人格」の歴史的・文献的考察　161
10　「多重人格」の司法鑑定における問題点　175

第2部　臨床の姿勢

1　分裂病者への精神療法　191
2　ある慢性女性分裂病者に見られた対人姿勢に関する考察　197
3　治療の視点から見た一慢性分裂病者の「反復的態度」　217
4　最終講義「分裂病者と出会って30年」　235

解　題──285　　あとがき──293

第 1 部

臨床の観察

1　入眠時幻覚を動機として憑依状態を呈した1例について
―祈禱性精神病（森田）理解への一寄与―

はじめに

「祈禱性精神病」という概念は，大正4年，森田[2]が，「祈禱若くは之に類似したる原因により感動を本として起る一種の自己暗示性の精神異常型」であり，「人格変換，宗教妄想，憑依妄想などを発し，数日から数月に亘りて経過する特殊な病症」として，その症例を報告したことに始まる。一方，これより先に，門脇[1]や森田の報告を待つまでもなく，日本の各地においては，民俗宗教（シャーマニズム）を背景とする，狐つき等の憑依現象の存在が注目されてきた。その後の，この方面の研究の推移をみると，近年では単なる精神病理学的な観点を超え，社会文化精神医学的観点からの考察が進められてきている。久場[7]は，Yap, P.M.にならってこれらの憑依現象を一括して憑依症候群（Possession Syndrome）と呼び，このような現象は，「現代文化とシャーマン文化という2つのまったく異なる文化の接点において出現」すると述べている。最近吉野[11]による総説も出ている。

筆者は，入眠時の幻覚体験を動機とし，日蓮宗の一流派[脚注]を奉じて「拝み」を行う義姉の暗示を受けて憑依状態を呈した一女性例を経験した。本論文では，その経過，発生状況を検討し，特に，祈禱性精神病（森田）における病識の問題を取り上げて考察した。

脚注）義姉U子の信奉する日蓮宗の流派名は正法会といい，U子によれば概略次のようである。東京・目黒に本部があり，支部は東京周辺に5，6ヵ所あり，会員数は300人くらい。昭和15年に初代教祖が，因縁因果を身をもって体験し，これを他人に伝えようとしてできた会で，正法，像法，末法という仏法伝播の3段階のうち，釈迦の言葉をなるべく原点に立ち戻って理解する正法の精神からその名が由来した，という。

症 例

E子 昭和24年5月5日生まれ，女性。憑依現象を呈した時は28歳で独身であった。

家族歴 父親は65歳で健在。会社員。家作が何軒かあり，収入は多く安定した生活をしている。

母親は62歳で健在。約10年前に実父の法事の時，不眠を来し，某神経科に通い，しばらく家で臥床生活を送ったことがある。両親ともおっとりした感じの，小柄な身体つきの人で，あいそが良く，庶民的な印象を与える。家の宗旨は真言宗だというが，特に信心しているというわけではなく，代々そうだからそうなっている，といった程度のことである。

同胞5人。長兄（37歳），長姉（35歳）ともに健在で既婚，独立している。次兄（34歳）も現在健康で既婚，一子があるが，高校時代に精神分裂病の診断を受け，M神経科に入院したことがあった。この次兄の嫁U子が後述の如く「拝み」をしており，E子がその影響を受けることになる。三兄は中3の時，肺炎で夭折している。

本人歴 E子は末子次女である。その既往には特記すべきことはない。幼少時，身体が弱かったといい，また，小さい時から頭痛もちであったというが著患を知らない。けいれん発作の既往もない。初潮12歳，規則的であり，生理前後の精神変調はない。飲食癖も喫煙癖もない。異常体質でもなく，薬物の常用もない。

東京都下K市にて出生，両親により養育された。幼少時の精神身体発達は普通。小・中学校卒業後，私立高校に進んだ。成績はごく普通だった。高卒後，製菓工場，更に生命保険会社に各1年勤めたが，かねてから洋裁をやりたいという希望が強く，洋裁学校に1年通った。その後，都内の洋裁店に住み込みで4年勤めた後，そこをやめてアパートに独りで住み，独立して洋裁仕立ての仕事を始めた。今回のエピソードの直前には婚約者が居り，E子が退院して7カ月後に2人は結婚した。

元来，宗教には無関心というより，どちらかというと批判的であった。義姉U子が「拝み」をやっていることは以前から知ってはいたが，あまり近づかず，また，詳しく聞いたこともない。しかし，今回のエピソードの約2年前，一度だけ，「御札を食べてなおす」という集まりに母と出たことがある。自分が低血圧で疲れやすい体質であったがいくら医者に通っても改善しないため訪ねたのだという。

E子の性格は，元来明るく友達も多い。頑固できかない面があり，独立心も強い。一方几帳面で，一度やり出すと仕事に熱中し，責任感も強いという執着性格を思わせる面もある。入院時の観察では，押しの強いところもあるが，繊細なところもあり，最後まで自分を持して譲らないという硬さはなく，相手の話に割と乗りやすい点もあり，人の良いところが目立つ。

　現病歴　18歳の頃から入眠時に幻覚があった。寝ようと思った時，急に身体がスーッと引き込まれるように動けなくなる。26歳（昭和50年）の夏，更に27歳の9月にも，人の姿がボンヤリと見えた。28歳の5月初旬から同様のことが続いて頻回に起こってきた。いずれも眠っている時で，動こうとしても動けなくなる。身体が楽になると声も聞こえなくなる。このため，夜良眠できなくなり，毎晩，また今夜も起こって眠れなくなると思うと，不安になり怖くなった。

　近くの総合病院の内科を受診したが，精神科を勧めるだけで診てもらえず，仕方なしに近くの薬局で一番軽い眠剤を買って飲んだが身体が痺れて，かえって眠れず，一回きりでやめてしまった。寝不足で仕事もできず，疲れているのに眠れない毎日に困惑し切っていた。両親に話しても，気のせいだと言ってまともに考えてくれない。ちょうどそのような時（5月11日）に義姉のU子が，話を伝え聞いてどんな状態かと電話をかけてきた。両親とは違い，U子はよく理解してくれた。E子はホッと安心して，早速U子の話を聴きにその家を訪ねた。

　U子が言うには，霊感があるから「拝み」をしなくてはならないという。人間は霊が何回も生まれかわる。前世に行ったことを業（ごう）という。業（ごう）が現在を規定している。一方，現世には動物の霊で成仏しないで迷っているものがいっぱいある。前世に悪いことをした場合，その人に動物の霊（畜身ないしは畜身の神）がつき，悪いことが起きてくる。どんな動物がつくかわからないが，恐らく蛇に近い動物だと考えられている。この，ついたものを落とすのはお経の力しかない。そのために「拝み」をやるのだという。

　更にU子は，実はE子の家には畜身の神がついているのでU子としては，前々から困っていたのだという。E子の家には御札が家中に貼ってある。だから畜身がつく。E子についた霊を落とすには，そういう御札の貼ってある実家と対決しなくてはならないという。

　これを聴いてE子は衝撃を受けた。その晩遅くまで話して寝たがなかなか寝つけないため，U子が一生懸命拝んでくれた。不眠の夜を過ごした翌12日

朝，E子は赤く泣きはらした目をして帰宅する。家族のとめるのもきかず，昼前に自分のアパートに帰ってしまう。

　アパートに帰ってからも身体はだるいし，眠りたいと思っても眠れない。そうこうしているうちに，何か，誰かが自分についているような，誰かが居るような感じがする。心配になってU子に電話をかけ，どうしたらよいかと尋ねた。U子は「拝みなさい」と言うので，身のまわりの片付けごとをしながら，心の中で「南無妙法蓮華経」を繰り返して一生懸命拝んだ。何分間かした時，突然，フッとおりたというか，パーッと神さまが出たというか，ストーンとして身体がすごくシャッキリしてしまった。今までの重荷が一瞬のうちに全部取り払われてしまった。頭も実にすっきりした。「心配しなくてもよい。わたしがあなたを守ってあげるから。あなたは拝まなくてもよい。U子は間違った拝み方をしているのだから」とついた人が言う。声からして女性だった。

　あまりにも感激的だった。すごくうれしくてたまらず，涙をポロポロ流して「ありがとうございます。ありがとうございます」と繰り返してお礼を言った。その晩，U子に報告してそのまま家に帰った。「U子の神がわたしにのり移った。だからU子のところにはもう神がない。神がわたしに入ってわたしが元気になった。だからU子にはもう用はないし，また居たくもないので家に帰った」（E子）。帰宅の途中，ずっと「その人」がE子を守ってくれた。満員電車に乗っても自分の前の席が一つだけ空いて座れた。「その人」が，「あなたに会う人は皆，幸福になりますよ」と言う。家に帰り，家人と団欒するが，話しているのはE子ではなく，E子の口を使ってE子についた神が話している。その晩，気持がカッカッと高ぶって寝られない。霊感で，家中の人の身体の悪い所が見透せる。父の手が具合悪い，兄の目が良くない，姉の胃が悪い，子供の頸が悪いなど皆わかってしまう。翌13日の朝，午前中も，E子についた神さまがE子の口をとおして，長男の嫁と話している。兄嫁と向き合っているのはE子だが，話しているのは神さま。E子は2人が話しているのを聴いている。E子が母に一言二言何か言った。母はこれに対して「さっき言ったことと違うじゃあないか」と言ってきた。その瞬間に，考えの違う2人の人がE子の中に入って来た。昔のE子と現在のE子。その2人の考えがゴッチャになって，E子は変になってしまいそうになる。更に，今まで自分についていた神さまは，入って来た「2人」のわたしに押し出されて，どこかに行ってしまった。E子は，これは神さまの仕業で，自分とU子とを

対決させるために「2人」を入れたのだな，と思った．それまで自信があって元気だったのが，神さまが出てしまったので急に混乱し，不安定になってしまった．U子の神でこうなったのだから，何とかしてもらおうと思い，両親同道でU子宅に向った．U子は話を聞いて「何変なこと言ってんのよ」と言いながらも一緒に座って拝んでくれた．何かの用事でU子が席を立った．E子はフッとその跡に坐った．その途端U子の神がE子に入った．戻って来たU子とE子に入った神さまが問答を始める．

　U子「あっどうも．あなたは畜身の神さまですね」．神「そうだ」．U子「E子さんに入った霊もあなたですね」．神「そうだ．お前が間違った拝み方をしているので，みんな死んでしまうぞ」と，言い終るか終らないうちに，E子は仏壇の線香立てを倒したり，驚いたU子が同信の実家の母に電話しようとして取り上げた受話器を奪い，線を切ってしまうなどの大暴れを始めた．U子は一生懸命拝んでいる．畜身の神さまがE子についたりU子についたりする．U子の拝みが強いとU子につき，E子のほうが強くなるとE子につく．暴れているのはE子ではなくE子に入った神さま．E子はU子が殺されてしまうのではないかと，ただハラハラして見ているだけである．自分を抑えている両親の力がゆるんだ隙に，U子の家を飛び出し，E子は家に走り戻る．神さまが自分についたまま家を出れば自分の勝ちだと思った．その晩は「対決」（以後U子宅での出来事を「対決」と略記）のため疲れてしまい，死にそうに弱っていた．別に興奮するわけではないが寝床の上にキチンと背臥して，胸の上に手を固く組み合わせて目をつぶり，盛んに「お世話になりました．ありがとうございました」と独り言を言う．自分には3人ついているという．

　翌14日の朝，ついている3人のうち2人を追い出さないと自分がだめになる，どうしても先祖の霊と身体の弱いわたしの昔の霊を追い払いたい，と言って拝む．家人の入院の勧めに対し，E子は，2つの霊を追い払う「儀式」だけはやらせてくれと言う．その晩，自分が寝ている部屋の南側の襖を1枚分だけ開け，北側はそれより広く開けておき，自分が寝返りを打って身体の位置を換えて北を向いたらすぐに南の襖を閉めてくれと言う．家人が言うとおりにしてやると泣いて喜び，とうとう死に神を南から追い払ったという．これでわたしは，自分の新しく生きる霊だけになったといかにも元気そうに言う．この段階で家人の勧めに従い入院となった．

　入院後の経過　来院時はしゃべることが次から次へと沢山あるのに思うようにしゃべれないので，もどかしいといった様子で，自分の身に起こったこ

とを息せき切って話し続ける。色白，やせぎすの中背，年齢相応の女性で，白いゆかた地の寝間着姿で，長兄に背負われて来た。行動面では落ちついている。まったくの一方的なしゃべり方ではなく，途中で問いを入れるとこちらを向いて，それに答える。表情，身のこなしは硬くないが，やや全体として興奮気味。しかし病棟に入ってからは落ちつき，看護者の指示に従い摂食，良眠する。

　入院後約2週間，「自分は新しく生まれかわった」と言って非常に明るくさわやかな表情を呈している。自分には超能力があり，何でもわかると言い，他患や看護者の手相を見て占ったりする。御札を下のほうから切って食べたりし，こうすると身体が丈夫になると言う。また，自分には将来を見透す力があり，世界を救う責任があるなどの言葉があり，総じて観念の誇大傾向が著明である。思考面での障害は認めない。行動面でも不穏・多動の傾向はなく，病棟の生活によく順応し，接触も穏やかである。

　入所翌日からCP 100-200 mg，HP 6-9 mgの併用療法を開始したが，約2週間後から，超能力霊感体験は消退しはじめ，「もともとの自分に戻っていくようだ」と述べる。しかし，自分が救われたのは実感であり，この病棟（注：急性病棟）で声が聞こえると言う人は，霊がのり移っているのだと言う。

　第3週目頃からは，「霊感はなくなった。確信はないが病気だったのかな，とも思う」と言う。一見病識出現の兆しとも考えられたが，第4週から第8週にかけては，「わたしはもともと霊感をもっていたから神さまに出会うことができたのだ」と言う。また「わたしは生まれかわって別の人格になった。これは体験したのだからはっきり言える。驚くほどのことが現実にあったのだ」と言う。

　第8週目頃からは，外泊に頻繁に出るようになり，いわゆる霊感のことよりも，自分の結婚のこと，健康（もともと身体が弱かったこと）に対する心配など，現実に関心が向いてきている。殊に「またのり移ったらいやだな」と，自己の憑依体験に対してやや否定的な感情を表し，多少抑うつ的傾向を示す。更には「自分の中に他人が入りこんで動かされたことが恐ろしい。あれは異常な状態だったと思う。仕事に打ち込んでだんだんと忘れてゆきたい」と話す。

　しかし，第10週目頃，たまたま入眠時幻覚が数日間続いた。E子はこれに対して「霊が自分を頼って来るみたいだ。わたしには霊が親しみやすい何かがあるみたいだ。病気ではない，霊だ」と，U子の説明をそのまま受け容れ

たごとき表現で語る。そして、外泊に出ると、とある新興宗教の教会に行ったり、天使ミカエルの生まれかわりだという女子大生を教祖にした某教団の集会に行ったりする。しかし、そのまま熱中してしまう様子はない。

第14週目頃には、「金しばり（著者注：E子は入眠時の幻覚を常にこう表現している）は時々あるが、もう慣れた感じだ。霊と仲良くなったみたいであまり考えない」と言う。この時点で退院となった。

退院後、外来には一度来ただけで以後通院はしていない。しかし、こちらから電話をかけると、いつも、まず、「外来に行こう行こうと思いながら、つい忙しくて行けない」と謝りの言葉を述べ、元気な様子を話してくれる。退院して6カ月目に、かねて婚約中であった男性と結婚し、家庭で洋裁仕立ての仕事を続けている。

エピソードから1年経過した時点でE子が筆者に語ったことは次のような内容であった。「今度のことで、結局は自分の意志をもって行かなくてはならないのだとわかった。わたしに神さまがついたのはU子さんが間違った拝み方をしているので、それを正すためだった。間違っているのを正すと言ったってU子さんのほうは真剣で、自分では絶対に正しいと思って一生懸命なんだからやめさせることなどできない。できないが、その神さまを抜いてしまえば、あとに残るのは紙切れなんだから、もう拝んだってどうということはない。このために神さまがU子さんのところから抜け出てわたしに入って出て、わたしも救われみんなも助かったのだと思う」。E子は更に「でも結論的には資料がないから何とも言えない。本当のところは分からない。しかし、そうであったと信じたい」と付け加えて語ってくれた。

考　察
1. 本例の憑依人格にみられる特徴

本例には4つの憑依人格が区別できる、すなわち、①U子の神（女性の畜身の神）、②身体の弱かった昔のわたし、③新しく生まれかわったわたし、④先祖の霊（畜身の神、声および暴れた時のすごさから男性だとE子は言う）である。①と④はいずれも宗教的な内容が色濃く現れており、U子の信奉する宗教とも密接に関係しており、また、祈禱状態から出現している。しかし、②、③の「2人のわたし」に関してはまったく宗教的色彩はない。更にこの②、③は祈禱ないしは宗教的状況から出現したのではなく、①の憑依人格と入れ換るかたちでE子に入ったと体験されている。すなわち、本例の場合、

最初は祈禱による宗教的憑依現象であったが、現象の本質は必ずしも宗教的枠に拘束されず、状況の影響によって非宗教的憑依人格に変化している。

これら4つの憑依人格の主人格に対する関係をみると、精神病理学的には、これらはいずれも同時的多重人格のかたちをとっており、活動の主体は常に副人格である。もっとも「儀式」以前の「2人のわたし」はこれと異なり、主人格を押しのけて自律的に活動することはない。しかし、「儀式」によって④と②が追い払われた後には、③の「新しく生まれかわったわたし」がE子の全精神活動を被い切り、もはや主人格、副人格の区別は消失し、文字どおり「新しく生まれかわったわたし」として活動するに至っている。この状態は薬物療法開始後約2週間後に徐々に消退するが、それ以後もE子は常に、この状態はもちろん、全経過について明瞭な記憶を有しており、健忘を残していない。この状態が消退していく過程でE子は、「だんだんもとの自分にかえっていくようだ」と表現している。平常時のE子とこの状態とが連続性を有していることを示している。いずれにしても「儀式」以後のこの「新しく生まれかわったわたし」は精神病理学的には継時的二重人格と考えられる。更に、本例では、憑依人格が必ずしも安定した状態で持続するのではなく、他の憑依人格と入れ換る、あるいは一つの憑依人格が断続的についたり出たりしている。これは憑依現象を呈している意識状態の特徴によるものと思われる。

2. いわゆる病識について

日常の臨床において、病識の有無が問題になるのはもちろん精神分裂病との鑑別に際してである。笠松[10]によれば、「すべての分裂病に病識が欠けているわけではなく、とくに疾患の初期には、自ら病識をもって医師を訪問することもないわけではない」としながらも「いわゆる病識の欠如も診断の一つの根拠となる。患者の言動がいかに奇異であっても、これに対する四囲からの評価には無関心で、自己の言動は自然の理屈にあっているものだと深く確信している。この自分あるいは環境に対する認識の不足は、多くの分裂病にみられるところである」と言っている。この考えは恐らく精神科臨床に携わる者の一般的常識であろう。また、病識がなかなか出現しないということは、他の病的症状ないし状態が消退しても安心できず、常に再発の危険があると考えるのも常識である。

この点を本例に即して考えてみたい。この場合、二つのことが問題になる。

一つにはこの症例の発病の動機となった"金しばり"についてであり，二つには経過中に呈するに至った憑依現象に関してである。

まず"金しばり"について。筆者はこの場合の病識の有無の基準を，「霊がつくことによって起こる」と考え続けているか否かにおいた。入院後2カ月余り経過した時点で，数日間"金しばり"が続いた時，本人は次のように述べている。「霊が自分に頼って来るみたいだ」，「わたしには霊が親しみやすい何かがあるようだ」，「"金しばり"は病気ではない。霊だと思う。霊が何かしてくれ，と言ってくるのだと思う」と深刻な面持で訴え，"金しばり"を霊による現象と捉えている。しかし，その2週間後には「"金しばり"は時々ある。もう慣れた感じ。霊と仲良くなった感じだ」と述べ，体験に対して距離をおく余裕が出て来，中心的な関心ではなくなっている。退院はその数日後である。退院して2カ月後エピソードの約半年後には，"金しばり"は今でもある，あるけど気にしないようにしていると言い，更にその半年後（憑依現象を呈してから1年目）の時点では，"金しばり"は時々あるが，ついた神さまとはまったく関係ないという。「あれは体質みたいですね」と言い，まったく気にもとめない様子である。すなわち，E子の言う"金しばり"（精神医学的には入眠時幻覚）に関しては，初めは霊感があるためというU子の説明を信じ込んでいたが，結局は，ついた神とは関係のないことで体質みたいなものである，と考えるに至っている。"金しばり"すなわち入眠時の幻覚体験が「体質みたいなもの」であるか否かは厳密には問題があろうが，少なくとも，「霊がついて起きるのだから，そのついた霊を落とさなければならない」という考えに拘束されることから解放され，"金しばり"がなお続いても，これに対して距離をおくことができ，日常生活をこれによって乱されることはない。このことは前に記した意味での病識が出現していると考えてよいだろう。

さて，次に，憑依体験そのものに関してはどうか。経過全体に関するE子の考えはすでに述べた如く，「そう信じたい。資料がないので結論的にはいえないが……」としながらも，今回の憑依体験は「U子の間違った拝み方を正そうとして，神がわたしに入り，わたしを生まれかわらせてから出て行くことにより，U子の神が実体のない無害なものになった」と説明し，更に，「結局自分の意志をもって行かなくてはならない，とわかった。わたしがわかったのではなく，神さまが言ってくれたからわかった」と言う。この点は後になっても変らず，憑依体験に関しては実際に起こったこととして確信している。すなわち精神病理学的には，急性期の幻覚妄想状態，憑依，作為体験に

関しては病識が出現していないといわなければならない。この点は本例の臨床診断の際に，家族歴に遺伝負荷があることとともに，分裂病との鑑別を慎重にさせることになった。

　森田をはじめ過去の文献において，祈禱性精神病あるいは憑依症候群といわれる一群の現象に関して病識にまで言及しているものは少ない。これは祈禱性精神病（森田）が心因性の現象であるという前提から，内因性の疾患と異なり当然病識は明瞭に出現するという暗黙の先入観があったためであろうか。あるいは後述する巫者の存在から，憑依現象をあえて病的現象としてとらえなかったことによるのであろうか。久場[7]は，少ない文献の中でもこの問題に触れ，憑依症候を呈する人々の「大多数は本質的に病識を有せず，よりシャーマン文化へ傾斜している」とし，更に治癒について「シャーマン文化内で治癒したものは，よりシャーマン文化を信ずるようになり……，現代文化内で病識の出現しなかったものもシャーマン文化への接近を深めるようである」と述べている。

　佐々木[6]は，古来よりわが国に存在し，いわば"Therapist"ともいえる巫者を青森県弘前市とその周辺，千葉県東金市とその周辺，東京都下八丈島，同青ヶ島に訪ね，その成巫過程を中心にして臨床的および社会精神医学的に詳細に検討を加えている。これによれば，佐々木は巫者を，その成巫過程により次のように分けている。Ⅰ型："修行"により意図的に"神憑り"を獲得して巫者となったもの（修行型），Ⅱ型：修行によらず"偶発"した"神憑り"を契機として巫者となったもの（偶発型）。更に偶発型を2つに分け，Ⅱa：偶発した"神憑り"が単に"神憑り"だけをもつもの，Ⅱb：偶発時，"神憑り"以外の異常精神状態も合わせもち，一般に"治療"を必要としたもの，とする。佐々木は，Ⅰ型（修行型）に属する例として，身体の不定症状を訴えて巫者を訪れ，先祖の霊を祓うため，連日打鼓，経文誦唱を続けているうちに憑依症状（狐）を呈し，高度の人格変換，錯乱状態を呈した38歳の女性例を，森田の祈禱性精神病の典型例として報告し，かつ，Ⅱb型に属する群は，ほぼ祈禱性精神病（森田）に該当するとしている。すなわち，自ら巫者になろうとして，意図的に"神憑り"になったものの中にも，偶発型の中にも祈禱性精神病（森田）と見なしうるものが存在するということである。逆に言うなら，意図的にも偶発的にも状況により憑依現象を呈しうるということである。

　田村[3]は，かつて満州と呼ばれた地方の巫医に関して次のように記してい

る。「之は現在満州に多数存在し、医師の居らぬ田舎に殊に多く、邪病（憑依病のこと）と不離の関係を持っている……。巫医は初めよりなった者もあるが又、初め邪病に罹り、其の発作中に家人に巫医になりたいと云ふ希望を述べ両親の許可を得て巫医になることもある。…。巫医になると邪病は治り、其の代りに患者の意志により随時邪病の発作に似たる人格変換を起すに至る。稀には邪病と巫医との中間型を呈する」。これらのことは、すでに佐々木[6]も指摘しているように、「憑依患者と巫者との本質的な連続性を裏書きするものと見做し得よう」。

以上の見解は、いわゆる現代精神医学の観点から考えて、憑依症候群を呈した人々の「病識」を考える時、すこぶる重要である。佐々木[6]は、56例にも及ぶ自験例の考察において、強いて病識に関して論ずることを試みてはいないが、考えてみれば、これは当然なこととも言える。何故なら、巫者およびこれをとりまく状況は、われわれの考察対象である憑依現象を、元来病的な状態とは考えておらず、ある種の積極的な社会的機能を有する必要な存在として認めているからである。

これに関して西村[8]は、八戸市で経験した38歳の主婦M子の例を報告している。M子は自分を呪っている、姑の妹の生霊がついて憑依状態を呈し、次いで定型的エクスターゼを呈した後、しばらくしてヒステリーの昏迷状態へと移行する。「M子が昏迷状態に陥ったのを見て驚いた家族は救急でM子を病院へ運んだ」。西村は、「この症例の場合も巫女であるM子の叔母、新興宗教の信者である姑の妹および夫までもが南部シャーマニズムの中で生活しており、M子を初めとして、誰一人呪いを否定するものはおらず、M子が昏迷に陥らなければ病院を訪れることはなかったと考えられる」と述べている。すなわち憑依状態はまったく病的なものとは捉えられていないわけである。病院で治療を受けることになったM子は、恐らく、昏迷状態に関する病識は持てても、憑依現象に関する病識を持つことは極めて困難であろう。

これらのことを考える時、憑依体験に関する病識出現の困難さは、憑依症候群に特有のものである、とはいえないだろうか。もちろん、憑依体験時に意識障害が明瞭な形で存在する例にあっては、自己の意識の断絶、あるいは健忘の存在という自覚から病識が出現することもあることは否定しえないが、宗教的雰囲気の中での憑依現象に関しては、これとは別に詳しく検討すべきであろう。

更に付け加えるならば、E子が、もし、佐々木、西村あるいは田村が調査し

た地域に在住する人であったと考えるなら，本人さえその気になるならば，E子は容易に巫者の仲間入りができたであろう。あるいは，かつてE子が遭遇したような心理的葛藤状況にある人が，霊の有無に関してE子に相談するならば，E子は恐らく自らの憑依体験をふまえて，霊がつくことはあり得ると語り，今度はかつてU子が本人に対して果たした役割をE子自身が果たすことはないとは言えないだろう。

以上のことから，わたしは，祈禱性精神病（森田）あるいは憑依症候群を呈する人々の，憑依体験に関する病識は，その出現が困難な場合があること，そしてその原因は，憑依現象発生の状況の特異性にあると考えられることを知った。更に，「病識」という表現を，これらの例に用いることは，すでに憑依現象が病的であるとする先入観から生じている場合のあることを思い合わせ，このような例においては今後慎重を期すべきであると考えた。もちろん，憑依症候群を呈する基礎疾患そのものの病識の検討に関しては，このこととはまったく別の問題である。

3．準備要因としての知能の問題

憑依状態を来しやすい要因としての知能の問題に関しては，従来からその程度が低いこと，あるいは批判能力の欠如などが挙げられていた。例えば森田[2]自身も「大抵は下等社会の無教育者」が多い，としているし，田村[3]も「本病にかかりやすき素因としては，無知なる田舎者，殊に百姓女に多く，都会在住者，知識階級には少ない」と記している。しかし，本例のE子の場合は必ずしもこの記述に当てはまらない。E子は市立高校をごく普通の成績で卒業し，2年後に洋裁学校1年を終了し，4年間洋裁店に住みこんだ後，独立して洋裁仕立業に従事していたことはすでに本人歴で述べたところである。このことから推量しても，E子の知的レベルは平均的で，社会的適応力，自立（律）能力も充分にあると考えられる。また，エピソード以前のE子のU子に対する態度は，宗教的関心が薄いことも手伝って批判的であったことが示すように，批判能力もごく普通であったと考えてよい。すでに新福[4]，李[5]もその自験例において，普通知の例を挙げている。このことは，ごく普通の知能を有する人であっても，精神的・身体的な不安定状態が存在し，これが精神衰弱状態を来した状況に，祈禱その他の宗教的状況が加わるならば，平常時の知的能力とは関わりなく，憑依現象を呈することがある，ということを示しており，本症例のE子もその1例であると考えられる。

文　献

1) 門脇真枝：狐憑病新論，東京博文館，1902.
2) 森田正馬：余の所謂祈禱性精神症に就て，精神経誌，14；286, 1915.
3) 田村幸雄：満州國に於ける邪病 (Hsieh-Ping), 鬼病 (Kuei-Ping), 巫醫 Wui 及び過陰者 (Kuoy-inche) 並びに蒙古のビロンチ，ライチャン及びボウに就いて，精神経誌，44；40, 1940.
4) 新福尚武：山陰地方の狐憑きについて．精神医学，1；83, 1959.
5) 李　濚朱：民間信仰の関係する反応性精神病の臨床的研究．精神経誌，63；296, 1961.
6) 佐々木雄司：我国における巫者 (Schaman) の研究．精神経誌，69；429, 1967.
7) 久場政博：憑依症候群の精神病理学的ならびに社会文化精神医学的研究．精神経誌，75；169, 1973.
8) 西村　康：南部地方の憑依症候群をめぐる文化精神医学的研究．精神医学，18；1261, 1976.
9) 荻野恒一：憑依状態の精神病理学的考察．精神病理学研究，I，誠信書房，1974.
10) 笠松　章：臨床精神医学（全面改訂4版），II，中外医学社，801, 1966.
11) 吉野雅博：感応性精神病と祈禱性精神病．現代医学大系，第6巻B，神経症と心因反応II所収，中山書店，東京，1978.

2 「自分が『菌』を播いて他人に咳をさせてしまう」と訴える1例
―自己漏洩体験の成立に関する一考察―

はじめに

　「自分の視線が異様であり，そのために他者に不快な印象を与えている」あるいは「自分はいやな臭いを発し，それによって他者に不快な感じを与えている」という確信的な体験は，それぞれ「自己視線恐怖」「自己臭恐怖（あるいは自己臭体験）」などと呼ばれ，いわゆる「対人恐怖症」の中でも重症であり，独特な体験構造をもつ類型として考えられてきた。その体験構造は，
　1）「なにかが自分から出る」という体験が存在すること
　2）「それが面前する他者に影響を及ぼす」という対人性のあること（また，その結果他者からさげすまれ忌避される，と確信する）
　3）それを，その他者の行動から直感的に知る，という関係妄想性をもつこと
という3分節的な構造を特徴としている[2,5,7]。

　植元，村上ら[9,10]によれば，このような特徴的構造をもつ病態はとくに思春期において多く認められ，かつその発症に関して思春期状況が重要な意味をもっていることを強調し，これを「思春期妄想症」と呼んだ。また村上ら[4]は上記体験構造の特徴のうち，3）を重視して「忌避妄想」あるいは「さけられ妄想」とも呼んでいる。さらにこの体験は，形としては関係妄想として現われるが，分裂病における"被害妄想"すなわち外から内に（自己侵害的に）向かう（égocentrique）のではなく，内から外に（他者侵害的，加害的に）向かう（exocentrique）ところにもう一つの特徴があることもよく知られている。

　一方藤縄[1]は，これらの体験が上述の如くすべて「『なにものかが自己から外へと洩れる』という特徴を共有する」ことから，これを自己漏洩症状群（egorrhea symptoms）と呼び，この症状群を分裂病性自我障害の一類型と考えた。

　しかし，このような特徴をもつ体験が病者において具体的にどのような過

程を経て成立するのか，という点に関しては必ずしも十分に議論されているとはいえない。

筆者は，「自分が『菌』を播いて他人に咳をさせてしまう」と訴える一青年の治療にたずさわる機会を与えられた。その訴えの中に，この体験の成立に関して若干の示唆を与えてくれる点を見出したので考察を付して報告する。

なお，以下の論述では上述のような諸特徴をもった症候をひとまず，藤縄[1]にならって「自己漏洩症状群」として一括して考えることにしたい。

症 例
〈O. Y. 初診時 23 歳　無職の男性〉

生育歴・家族歴　Oは徳川時代から続いている東京近郊の旧農の家に生まれた。大柄で酒好きだが無口の58歳の父，働き者で，Oを自由にさせてくれる57歳の母はともに健在で農業に従事している。Oは同胞4人の末子で長男，3人の姉はすべて既婚で，長姉は教員に嫁ぎ，二姉三姉はともに教員をしている。

本人は両親によって大変期待され大事にされて育った。都立のK高校を卒業（成績は中の下）後，某大学電機科に進んだが，徐々に通学しなくなり，自宅に閉じこもるようになり，結局2年で退学している。その後外出もせず家の中での生活が続いている。

遺伝歴　父方伯父は頭の良い人であったが「風変りな人」と言われた。父方祖母の親族に精神病の人がいるが詳細は不明である。母方叔母の娘に，中学生時代に不登校の人がいる。

既往歴　小学校5年の時，網膜色素変性症の治療を受けたが，現在視力には問題はない。

病前性格　元来おとなしい性格。消極的で自分から進んで何かをやるという方ではない。高校時代もよく勉強したが，外出はもともとあまりするほうではなかった。友人とは自分からつきあうという風ではなく，近づいてくればつきあう程度であった。酒もタバコもたしなまない。

現病歴　母によれば，大学に入った頃（19歳）から家に閉じこもりがちになってきた。「自分の病気が他の人にうつるから」と言って外出もしない。食事は家族と一緒にするが，終るとすぐに自分の部屋に入ってしまう。日中はちゃんと普段着に着換えている。自分の部屋で一日中テレビを見ている。夏でも窓を閉じたままである。家人が部屋に入ると怒る。母がたまに中をのぞ

いて見ると，鏡で口の中を一生懸命見ている。洗面所でさかんにゲッ，ゲッとつばや痰を吐く。あまりにたびかさなるので家人が「汚いからやめろ」と言うと，今度は小びんを用意してその中に痰を吐く。びんがいっぱいになると洗面所できれいに洗ってはまた使っている。以前は「鼻が悪い」と言っていたが最近は「耳から口に液が出てくる」と言っている。また，前はホコリのことを気にしていて，きれい好きで手もキチンと洗ったりしていたが，最近はそれほどではなくなった。麦の穫り入れなどは手伝ってくれたりするが，一時は庭へも出なかった。

受診時の現症　色白で丸顔，小肥りで大柄な身体つき。年齢に比してやや幼なさを感じさせる。自分のことを「オレ（俺）」と表現しはするが，その言葉使いは柔らかく，全体の印象は優しく女性的である。情緒的不安定さや内的葛藤，当惑などは著明ではない。礼容は整っており，その態度に拒否的，猜疑的なところはない。自分の状態をおちついてゆっくりと話してくれる。自分は鼻あるいは耳の病気にかかっており，そこから菌が出て自分の行く先々で会う人にその菌がうつって咳をさせてしまうと言い，自分の病気は耳鼻科の病気であり精神科ではないと言う。

　本人によると，ことのなりゆきは次のようである。

　「…いつの頃からか，と言われても困るけれども大学に入った頃からか，自分の部屋に面している道を通る人がしきりとツバをする事に気づいた。最初はその人なりの理由があるのだろうと思っていたが，そのうち自分が行く所の先々で咳をする人がいるのに気づいた。そう考えてみると，高校2年の頃にも自分が咳をすると，まわりの友人が咳こむことがあったなと思い出した。そこで部屋を変えてみたら今度はその部屋の外を通る人がツバをしはじめた。通学の電車の中でも咳をされてしまう。最初は自分の服にホコリがついて，それが飛んでしまうからではないかと思って，何度もホコリをはたいていったがそれでも咳をされてしまう。あまりこういうことが続くので人と会うのがいやになってしまい，外出せずに家に閉じこもることになった。自分が近づくと咳をされてしまうし，自分が鼻をかんだり，上を向いたり，咳払いをしたりすると周囲の人の咳が軽くなるようだ。それで，まわりの人が咳をするのは自分の鼻が悪くて，それがまわりの人にうつってしまっているからではないか，と考えた。いつでもどこでもこんな具合である。俺の鼻汁，あるいは耳管から流れる液が原因で，自分が菌を播いてまわりの人に咳をさせてしまうのだ。これは妄想ではない。事実だ。咳をする人は俺のことを意

識したり，あてつけたり，またいじわるしたりしようと思ってやっているのではなく，まったく俺のことを知らないでやっている。だから，もし咳をする人達に，誰がその原因だと分かってしまったら困ってしまう。そうなったら他人と一緒に生きていけないよ。この頃新聞で死亡記事が気になる。『肺炎で死んだ』と書いてあると，自分が関係しているのではないか，と思ったり，救急車のサイレンが聞こえると，自分が菌をうつして誰かが病気になってしまったのではないか，と心配になってしまう」。

以上の他に，Oが診察場面で述べた諸体験には次のようなものがあった。

1）家で寝ていると，鳥とか犬とかが一日中鳴いたり吠えたりしている。自分が身体の姿勢を少し変えると，それがやむ。例えば姿勢をまっすぐにして本を読むと静かだが，ちょっと前かがみになると鳥が鳴き犬が吠えだす。前かがみになると鼻汁がたれてきて，菌が飛び，それで鳴いたり吠えたりするのではないかと思う。

2）自分には他人を眠くさせる力があるようだ。母が自分と一緒にテレビを見ていると，すぐいねむりをはじめる。30分くらい電車にのっていると，まわりの人がみんな眠ってしまう。車中で「今日はやけに眠いや」という声を2度聞いた。

3）自分が近づくと戸をガラガラ閉めたり，駅員さんが水を打ちはじめたりする。

4）自動車のクラクションも気になる。ふつうはピッピッとならすのに家の前を通る時には長くならす，などである。

考　察

1．Oにおける自己漏洩体験の成立

まず，「咳」に限定してOの体験を要約すると次のようになる。すなわち，

1）自分の鼻汁あるいは耳管から流れる液が原因で自分が菌を播いてしまい，まわりの人に咳をさせてしまう。

2）咳をする人は自分（O自身）のことを意識したり，あてつけたり，また，いじわるしようとしてやっているのではなく，その原因が自分にあることを全然知らないでやっている。知っているのは自分だけだ。

3）もし咳をする人が，その原因が自分（O自身）にあることを知ってしまったら，自分は他人と一緒に生きていけなくなってしまい，とても困る。

4）新聞で死亡記事を見たり，救急車のサイレンの音を聞いたりすると，

もしかしたら自分の責任ではないか，と心配してしまう。

5）これは決して妄想ではない。事実だ。

これを，前述した自己漏洩症状群の特徴的構造と比べてみると，1）菌が自分から出る，2）そのため，それが原因となってまわりの人に咳をさせてしまう，3）これが自分の行く先々で起こってくる，という3分節性を備えていることがわかる。このことから考えるとOの体験もまた自己漏洩症状群の体験構造を有していることは明らかである。

次に，このようなOの体験がどのような過程を経て成立するに至ったのかをO自身の陳述に基づいて考えてみたい。

Oの陳述を詳細に追っていく時，その体験の発展過程を次のような諸段階に区切って考えることが出来る。

第1段階：「自分の部屋の窓に面している道を通る人がしきりにツバをすることに気づいた」

この時点では，Oは彼をとりまく無数の事象の中から，ある一つの事象を知覚し，それに注意を引かれた，ということが起こっている。すなわち「（…通る人がツバをすることに）気づく」という知覚体験が生起している。しかしこの知覚体験はそれ以上の特別な意味づけを伴うまでには発展していない。その意味では純粋な知覚体験である。「その人なりの理由があるのだろう」とO自身が述べている通りである。

第2段階：「自分が行く先々で咳をする人がいるのに気づいた」

この時点に至って初めて，前段階での知覚対象が自分の存在と特別な関係にあることがO自身に明らかになってくる。この間Oは「咳」と自分の関係を，本当に自分が考えていたように確かなものかどうかを確かめようとする。「そこで部屋を変えてみたら…その部屋の外を通る人がツバをしはじめた」さらに「通学の電車の中でも咳をされてしまう」，ここに，他人のする咳と自分の存在とが密接な関係にある，という彼の確信が成立する。すなわち広義の妄想知覚（関係妄想）が成立する段階である。しかしその関係性がどのような内容のものであるかに関しては次の段階をまつことになる。

第3段階：「自分が近づくと咳をされてしまう」「しかし，自分が鼻をかんだり，上を向いたり，咳払いをすると周囲の人の咳が軽くなるようだ」

この時点では，前段階で確信した，自分と密接な関係にある周囲の人々の「咳」の様子が，自分の側の姿勢や態度に従って変化することに気づく。これは第2段階で確信した自分との関係性の一層の明瞭化であり，かつ，この

関係性が「自己」から「周囲の人々」へ，という方向性をもっていることが確信される。すなわち第2段階の質的な深化が認められる段階である。

第4段階：「俺の鼻汁が原因で，自分が菌を播いて，まわりの人に咳をさせてしまうのだ」

この段階は，Oにおいてその体験が完成する時期である。しかし，この段階は前段階から直接に到達するのではなく，それに先行する一時期がみられる。それはOが前段階までに確信した「自分の行く先々で自分の周囲の人々がする咳には，自分が深く関係しており，しかも自分にその原因がある」という状況を何とか解消しようとして自分なりに努力する時期でもある。彼は自分の服についたホコリが原因ではないか，と考えて何度もホコリをたたくが，これは無効に終る。そこで彼は，咳をさせる原因となるもの，しかしホコリでないもの，すなわち「菌」の存在，という連関に思い至ることになった。言葉を変えるならば，この段階は第2段階の「関係性の妄想知覚」，第3段階の「関係の方向性の確信」を基礎にして発展した加工の結果であり，体験全体に関して意味づけがなされる段階である。

以上，Oにおける体験の成立の過程を彼自身の陳述を追ってみてきた。それでは，Oのこの体験はどの段階で確立された，とみたらよいであろうか。

先に第1段階は純粋な知覚体験の時期であると述べた。しかし，自己を取りまく無数の事象の中から「ツバをはく」という一つの事象に関心を引かれたという事自体，特別な知覚対象に主体が拘束されていることを示し，すでに何らかの自己関係づけの萌芽を宿しているとも考えられる。このように考える時，第1段階はそれ自体すでに第2段階の性格（関係性の妄想知覚）を備えているといえよう。

最初に述べたように自己漏洩症状群は3分節の体験構造を有するのであるが，その中核は3分節のうち1)と2)によって示される「自己から周囲へ」という「方向性」と，3)によって示される「自己関係づけ」とである。しかも，とくに「自己から周囲へ」と向かう方向性こそ，自己漏洩症状群の中心的特徴である。そのように考える時，これをOにあてはめてみると，この方向性は第3段階で確認される。即ち，この第3段階でOの体験が基本的に成立した，と考えてよいだろう。

2．Oの体験のその他の特徴

笠原ら[2]は「自己漏洩症状群」の特徴として，前述の3分節の他に「妄想形

成がその状況内にのみとどまり，さらなる妄想体系化の傾向をまったく欠く」という第4の点をあげている。

Oでは，今まで中心的に考察してきた「咳」に関する体験の他にも種々の別の体験があることはすでに述べた。「犬が吠え，鳥が鳴いてしまう」「ガラガラと戸が閉められ，水が打たれる」「クラクションを長くならされる」，そして「まわりの人が眠ってしまう」などである。このうち前3者の「犬，鳥」「戸，水」そして「クラクション」などの体験はOによればいずれも「自分が菌を播く結果，咳のかわりに」「犬が吠え，鳥が鳴き」「不快になって戸を閉め」「水を打ち」「イライラして運転手がクラクションを長くならす」ということで，その構造は「咳」の場合とまったく同一である。「まわりの人が眠ってしまう」という体験も，自分から出るのが「菌」ではなく「眠らせる力」に変ってはいるものの，その体験の構造は自己漏洩症状群の3分節を満たしていることは明らかである。これらの諸体験は，しかし，決して総合され統一され，体系化される傾向はなく個々別々に存在しており，それぞれ別の状況に限定されている。この点大磯ら[7]の指摘はOにもあてはまる。

宮本[5]は「『自分から出るなにか』の淵源は多少の不明確さはあるにしても，自己の身体次元のどこかに定位する」という点をあげている。Oではこれは最初「鼻」であり，後には「耳管」に移っていった。「耳管から液が流れてくるのがわかる」と言い，その異常体感とも考えられる感覚に対する観察と推察をたくましくして，頭蓋あるいは脳内に縦横にはりめぐらされた無数の空洞（管）群（Oはこれらを「C型リング」と呼んでいる。次頁の図参照）の存在を主張し，この空洞あるいは管が炎症を起こしており，そこから菌が出てくると言い，薬局で抗生物質を購入して服用している。これに対し筆者が必ずしも同意しないこともあってか，もう一つ確信はないようではある。

以上，Oの体験の諸特徴をみてきた。この他，OではK. Schneiderの一級症状あるいは情意鈍麻，連想弛緩等は存在しない。

また治療経過も，当初は「自分の病気は内科か耳鼻科だ」と言って精神科受診を嫌い，一番親しいすぐ上の姉に勧められていやいやながら受診したのであった。初診以後約2カ月間は母のみの来院であったが，たまたま服用した処方（ハロペリドール 1 mg）が多少とも効を奏したのか，それ以来O自身がキチンと2週間に1度受診して来るようになり，初診以来2年余りを経過している。体験そのものは多少の振幅はあるも，基本的には不変である。しかし，「自分の気持がしっかりしていれば咳をされても気にならないと思

30　第1部　臨床の観察

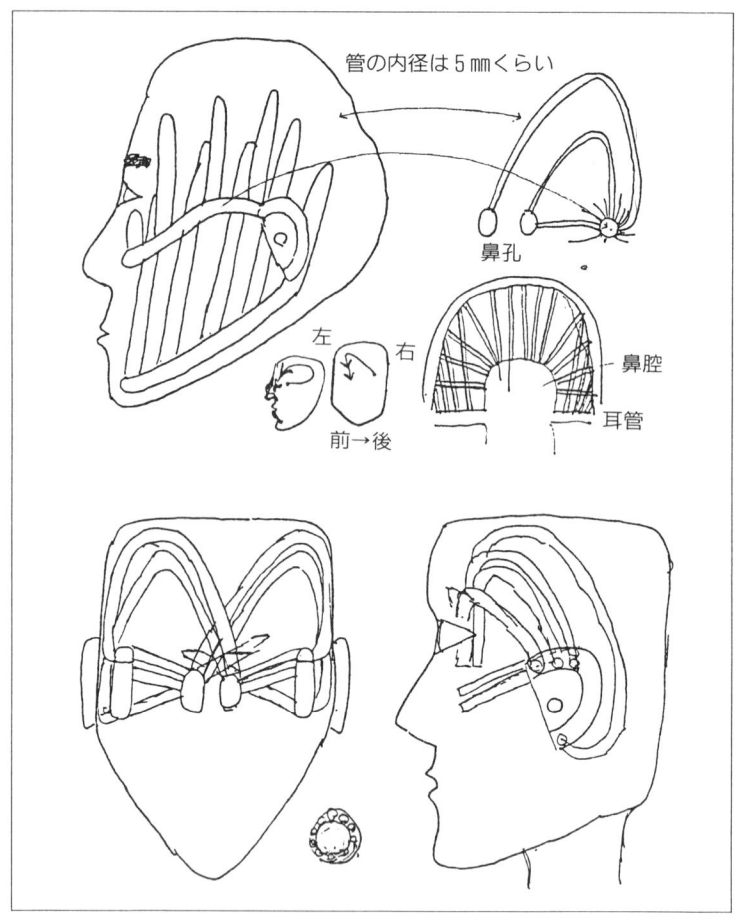

図　Oの描いた「Cリング」の図

う」と述べるほどになり，自分の好きなオーディオ用品を買いに，東京の西郊外から秋葉原にまで外出するようになっている．もっとも外出時は殆どの場合マスクをかけてであることも付け加えておかなくてはならない．

　なお現在までの処方薬物はハロペリドール 1～3 mg，クロルプロマジン 10～20 mg，クロルヂアゼポキサイド 10 mg，トリヘキシフェニディール 4 mg でこれを分2（朝，夕）としている．一時スルピリド 200 mg を処方したこともあった．

3.「菌」のもつ意味

最後に，Oの場合自己を漏洩していくものが「菌」である，という点を考えてみたい。

従来，自己漏洩症状を訴える病者が問題にしたものは，体臭，オナラなどの「臭い」であり，自己の「視線」であり，また容姿，表情，雰囲気，緊張感などであった。そして病者は自己に起因する不快のために「みんなが自分を避けている」と信じており，この故に「忌避妄想」あるいは「さけられ妄想」とも言われていることはすでに述べた。このことは，他者に不快を与える張本人としての自分を，当の他者が相当にはっきりと意識し注目している，ということを意味しており，自分はその他者の前面にあらわにされていて隠れることができない[6]，ということである。このため，病者は他者に不快な思いをさせるということに対する自責の念と，自分に向けられている（と病者が確信している）他者の言動に耐えられず退避的になる[3]。しかし，Oでは「菌」を播いて他者に咳をさせる自分は，当の他者の目から隠されている。他者は，不快の原因である自分に気づいていないと体験されている。そしてOが退避的になるのは，将来，自分が原因だ，と明らかになってしまうかもしれないことを恐れての故である。

このようにみてくると，「菌」は「視線」（容姿，雰囲気，表情など）に比し，他者との関係性がより間接的であり，媒介的であり距離がある。逆に「視線」は「菌」に比してより直接的，無媒介的で距離がない。この点「臭い」は両者の中間に位置すると言えよう。

「視線恐怖」，「自己臭恐怖」の病者のように，面前する人々からもろに忌避され，さげすまれるという不安葛藤のまっ只中にあるのと異なり，まだ自分は他者に知られていない，というかすかな気安さを伴って退避的になっているOの場合を考える時，「菌」を媒介としているOのほうが，あるいは病態としては重篤なのかもしれない。

なお，ロールシャッハテストの結果の概略は下表の通りである。

表　Oのロールシャッハテストスコア

R	17	$\Sigma C : M$	1.5 : 2	F%	53/94
W : D	12 : 4	$\Sigma c : FM+m$	1 : 2.5	F+%	78/81/76
FM : M	1 : 2	A%	59	P(%)	6(35)
FC : CF+C	1 : 1	H%	18	CR	5(1)

自我の同一性が確立されておらず，拡散の傾向があり，外界を自分の思うままにし得る，という幼児的な万能感のなごりが感じられる．自我水準の高さから分裂病とは言えず性格障害と考えられる．

文　献

1) 藤縄　昭：自我漏洩症状群について．土居健郎編；分裂病の精神病理，東大出版会，東京，33，1972．
2) 笠原　嘉編：正視恐怖・体臭恐怖，主として精神分裂病との境界例について．医学書院，東京，1972．
3) 小谷野柳子：体臭を訴える患者の疾病学的位置づけと病態の意義．精神医学 11；337，1969．
4) 村上靖彦，大磯英雄，青木　勝，他：青年期に好発する異常な確信体験．精神医学 12；33，1970．
5) 宮本忠雄：自己臭症，その症候論再考．妄想研究とその周辺，弘文堂，東京，305，1982．
6) 中沢晶子：体臭を訴える病者の心性，人間学的観点からの一考察．精神経誌 65；451，1963．
7) 大磯英雄，小出弘文，村上靖彦，他：青年期に好発する異常な確信体験（第2報）－自己の状態がうつると悩む病態について．精神医学　14；49，1972．
8) 鹿野達雄，大塚俊雄，本荘暢子：慢性幻臭患者の臨床的研究．精神医学 2；37，1960．
9) 植元行男，藤田早苗，村上靖彦，他：思春期における異常な確信的体験について（そのⅠ）－いわゆる思春期妄想症について．児童精神医学とその近接領域 8；155，1967．
10) 植元行男，村上靖彦，藤田早苗，他：思春期における異常な確信的体験について（そのⅢ）－妄想観念の成立，固執について．児童精神医学とその近接領域 8；179，1967．

3　精神分裂病急性期経過後の一過性残遺状態,とくにその2類型について

はじめに

　急性期を経過した精神分裂病（以下単に分裂病と記す）者の中のある一群に，抗精神病薬等による治療により，急性期の諸症状が消退する前後から，ある種の人格変化を来したとも見える状態を認めることがある。この状態は従来より「Residualzustand」[5]，「das postremissive Erschöpfugssyndrom」[6]，「postpsychotic depression」[15]，「protrahierte postpsychotische asthenische (Basis-) Stadien」[7]，また本邦では「寛解後消耗症状群」[18]，「寛解後疲弊病相」[21]などと呼ばれてきたものに相当し，その状態は「内的意欲，決断力，集中力，関心，活力そして持続力の欠乏」総じて「緊張力の喪失」[5]として概括される。この状態は，持続的かつ非可逆的な人格変化を意味する従来の「欠陥状態」とは異なる。それは，この状態を呈した病者がその後数カ月，長くても2年前後の間に寛解するということからも明らかである。しかしこの時期の病者の状態像を詳細に観察すると，その病像は必ずしも一律ではなく，病者によって微妙に異なることに気づく。

　筆者が最初に担当した，この時期にある一病者は，自分の心身の不全感を敏感すぎるほどに感じて苦しみ，それを筆者にしきりに訴えてやまなかった。しかし，同じこの時期にある別の病者は，前の病者とは程遠く，現在の自分の状態に何の苦悩も感じていないかのように自足している風であった。このような病像の相違に当惑しつつ観察を続けてきたのであるが，筆者は次第に次のように考えるに至った。すなわち，この時期の病像は単一ではなく，大別すると2つの類型があること，すなわちその1つは主として神経症的，抑うつ的色彩を色濃く反映した型であり，もう1つは主として情意面の鈍麻とも表現しうる病像を強く示す型である，と。筆者はこれら2つの類型をそれぞれ「過敏内省型」及び「情意弛緩型」と呼ぶことにする。

34　第1部　臨床の観察

表1　症例一覧

No	症例	性別	発病年齢	負因	病前性格	学歴(成績)	発病状況因	急性期状態像	急性期持続期間	残遺状態像	残遺状態持続期間	転帰	観察期間
1	TM	F	18	(−)	友人多いか内気無口、時にひょうきんで、テニス・陸上部	県立高卒(中)	(−)	緊張病性興奮	2月	一過性特発池錯型	14月	再発2回あり	8年4月
*2	MN	F	25	(−)	温和、高校・大学でひょうきん	大学同文科卒	初発時厭軌期	幻覚妄想状態	14	〃	7	今回は2回目の再発、5回の再発あり、その後	9年3月
*3	KM	F	19	(−)	温和、余り目立たな	私立定時制卒	(−)	〃	1	〃	24	今回は6回目の再発	11年7月
4	MT	F	19	祖方叔母「ノイローゼ」	朗らか、まじめ、友人多い、几帳面	都立定時制卒(中)	修学旅行	〃	4	〃	5	再発4回あり	7年6月
5	KS	F	21	(−)	小心、素直、勤勉、非社交的	県立女子高卒	(−)	〃	4	〃	5	数回の短期間の再発あり	1年7月
*6	TK	F	20	(−)	明るくやさしい、熱心一方的	都立高卒	(−)	緊張病性興奮	2	〃	12	今回は3回目の再発	8年1月
7	HM	F	16	(−)	児戯傾向、責任感つよい、友人多い	商高2年在学中(上)	(−)	幻覚妄想状態	2	〃	8	数年後に結婚、産褥期に短期間敏感関係念慮あり	2年6月
8	NU	F	19	(−)	人が良く、明るい、責任感つよい	県立高卒(中)	初めて親許を離れ上京	〃	5	〃	15	再発1回あり	10年1月
9	SiY	F	25	(−)	好かれるが交際下手、時に皆に背伸び	中卒、洋裁学校卒	(−)	〃	4	〃	6	再発1回あり	3年
10	SY	F	24	(−)	まじめ、ゆううつ、友人少ない	私立音楽短大卒	父の死	〃	72	〃	3	再発2回あり	5年
11	KY	F	25	父「変り者」、好んで孤立時に啖醒	気持ちはやさしいが小心、自立時に対周	普通高校卒	(−)	〃	9	〃	20	再発3回あり	8年
12	SHn	M	35	(−)	引込み思案、温和、まじめ、自分を余り表現しない	中学卒(中の下)	(−)	〃	1	〃	12	再発1回あり	4年11月
*13	NO	M	21	(−)	素直、自分を余り表現しない	某国立大2年在学中	(−)	〃	1	〃	12	今回は2回目、その後再発1回あり	4年1月
14	AT	M	25	(−)	責任感つよく世話好き	某国立大経済学部卒	(−)	緊張病性興奮	5	〃	16	退院10年目、現在スーパー経営(面談で確認)	12年
15	NK	M	24	(−)	温和、生まじめ、遠慮	某国立大理科系大学院修士課科卒	就職	幻覚妄想状態	4	過敏内省性	24	退院13年目、技術系会社員(母よりの電信)現在	3年
16	NW	M	27	姉、自殺	繊細、生まじめ、憂うつに陥る一方	普通高校卒	(−)	〃	5	〃	20	退院13年目、某会社員として自立(姉よりの書状)	3年
*17	MK	M	18	(−)	内気、繊細、時に憂うつ、読書を好む	県立高校卒	(−)	〃	2	〃	2	再発3回あり、10年前に自殺	2年4月

* 再発例　他は初発例(受診時)

このように類別された2類型は単に状態像が異なるというだけではなく，それぞれの病者に関わる治療者の対応にも当然異なった態度が要求されるであろうことは想像に難くない。このような視点から，本論考においてはこの2類型の病者の状態像の特徴，治療者の対応のあり方，ならびに両類型相互間の関係等を考察することにした。

なお以下の論述において筆者が用いる「残遺状態」「寛解（状態）」「病識」等の語の意味するところは次の通りである。

残遺状態；分裂病急性期を経過した病者が示す「内的意欲，決断力，集中力，関心，活力そして持続力の欠乏」[5]した状態。

寛解（状態）；狭い意味での精神症状を認めず，家族や他人との対人関係を含め，日常生活がほぼ問題なく営まれている状態。

病識；「病態に対する病者の自覚を中核とする全人格的な構え」に注目し，治療者との間の「共感と相互の信頼の上に立って，病者より自発的に打ち明ける形でとらえられ」たもので，かつこのような構えが一時的なものでなく，ある時間的経過の中で安定して持続することを重視した。

対象症例について

今回の論考の対象となった症例は，急性期の治療に筆者自身が関与し，かつその後数年にわたり経過観察が可能であった17例（男6例，女11例）であり，いずれも急性期経過後に一過性の残遺状態を呈したものである。その観察期間は最長12年，最短1年1カ月であった。また対象症例のうち初発例は12例（男3，女9），再発例は5例（男2，女3）であった。

分裂病の診断は Schneider, K.[24]ならびに Bleuler, E.[2,3]の基準によった。

なお対象全症例の概要は表1に要約した。

結　果

対象症例を検討した過程で明らかになった諸点を次に記す（図1を参照のこと）。

1. 一過性残遺状態および一過性群病者の存在

分裂病急性期を完全に脱し，残遺妄想も認めず，また病者自身急性期の妄想に対する洞察を有しているにもかかわらず，客観的にも認められる緊張力の低下ないし喪失した状態を呈する一群の病者が存在する。この群の病者は

36　第1部　臨床の観察

```
                    精神分裂病急性期 ─────────┐
                         │                      │
                         ▼                      │
                    病的体験詳述期               │
                         │              ┌───┐   │
                         ▼              │   │   │
                    一過性残遺状態       │持続性残遺状態│
                    ┌────┴────┐         │   │   │
                    ▼         ▼         └───┘   │
                  情意     過敏                   │
                  弛緩 ──▶ 内省                   │
                  型   ◀‐‐ 型                    │
                    │         │                   │
                    ▼         ▼                   │
                    寛　解 ──────▶ 再　発 ───────┘
```

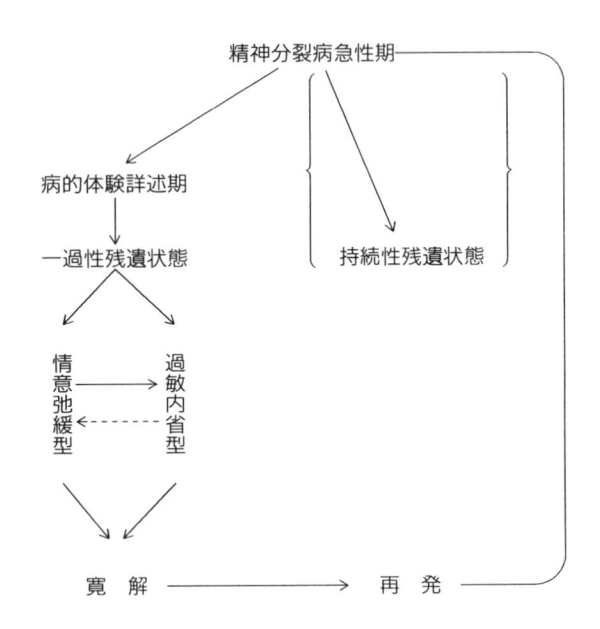

図1　精神分裂病急性期以後の経過模式図

　図中──▶は経過進行方向を‐‐‐▶は本研究では確認されなかったが，文献17のみによる進行の可能性を示す。なお{ }内の「持続性残遺状態」については本論考ではふれられていない。「今後の課題」を参照されたい。

おおむね数カ月から2年の間にこの状態を離脱し寛解する。このような状態を「一過性残遺状態」と呼び，これを呈する病者の群を「一過性群」と呼ぶ。

2．一過性群における「病的体験詳述期」の存在

　急性期から離脱した一過性群の病者では，急性期経過直後から残遺状態が出現するまでの短い期間に，病者が自分の急性期の状態をふりかえって，自分が体験してきた状態を客観的に詳細に語る一時期が存在する。筆者はこれを「病的体験詳述期」と呼ぶ。

3. 一過性群の2類型

一過性群の病像を詳細に検討するとき，同じ「緊張力の喪失」を共通の基盤としてもつにもかかわらず，そこには微妙に異なった2つの病像を区別することができる。その1つは情意面の弛緩，平板化が顕著に認められ，しかも本人は家人の心配をよそに，まったくこれを苦にする様子のない「情意弛緩型」であり，他の1つは自らの不全感を敏感に感じて過剰な内省を繰りかえし訴える「過敏内省型」とである。

この2類型はその典型像を明確に表現しようという立場から抽出されたものであり，2つの典型像の間にはいろいろの程度の混合状態も見られる。対象症例で一過性残遺状態を示した17例のうち，情意弛緩型に属するものは13名（男2例，女11例），過敏内省型に属するものは4名（男4例，女0）であった。

4. 症　例

両類型の病像を明らかにするために，それぞれの典型例を次に呈示する。

〈症例1 (No. 8) N. U. 発病時19歳の女子大生
　　　　　　　　　　　　　　　　　　──────情意弛緩型〉

家族歴　父は68歳，子ぼんのうで人の良い大酒家。高校英語講師。母は62歳，保険の外交員。日本舞踊や料理の講師の資格も持つしっかり者で社交家。同胞4人，三男一女で本人は末子。父のいとこが「ノイローゼで自殺した」（母の言）がその詳細は不明。本人3歳の時まで母方祖母が同居していた。祖母は神経質なほどに身ぎれいにする人で，しつけには厳しいが情の深い人であった。

既往歴　胎生期，周産期とも異常はない。その後の精神身体発育も順調であった。著患はないが，幼少時には自家中毒を起こしやすかった。

生育歴　母が外出がちであったため，3歳頃までは主として母方祖母に養育された。小，中学，共学の公立高校を卒業，成績はいずれも上。高校では美術部に属し，そのとき師事した先生の勧めで某大美術科に進んだ。

病前性格　元来積極的で責任感も強く，明るく思いやりのある性格で友人も多かった。他方多少おおざっぱでだらしない点もある（両親の言）。

現病歴　1972年4月，某美大生となり上京。はじめて親許を離れ，友人と一緒に下宿した。しかしその友人と性格が合わず，少なからず淋しい思いを

したようだ。その年の11月，自信をもって提出した絵が酷評され，だいぶ参っていたらしい。11月の末に突然何の連絡もなしに帰省してきた。しばらくぶりなのに少しもうれしそうではない。目がすわり，一方的にしゃべる。自分の能力に独りでうぬぼれている。その晩は3時間ぐらいしか寝ないで翌朝暗いうちに上京してしまった。家人が心配していると1週間後にまた帰省してきた。その態度ふるまいはいっそう荒々しく，時に泣き出したりする。このため家人と共に近医を受診，紹介されてわれわれの許を訪れた。

　初診時の状態像は次のようであった。
　多弁でかつ転導性が亢進しており，絶えず動きまわる。一見躁状態のようにも見えるが，どことなく感情の表出が単調である。気持の裏の裏まで読みとれる超能力をさずかったので，幸せを売る会社を作る，などと，知覚能力の異常亢進ともいうべき体験を述べる。
　外来での投薬（クロルプロマジン150 mg，ハロペリドール4.5 mg，トリヘキシフェニディール4 mg，以上分3，レボメプロマジン25 mg以上眠前）にて一時は病勢がおさまるかに見えたが，約1カ月後に再び精神運動興奮の状態を呈したため入院となった。
　多弁でたえず動きまわり，放歌・徘徊し，ごく表面的な接触しかとれない。
　入院1カ月後の夜，突然自分の家の猫がネズミをとりに来たから鍵をあけろ，といってドアを足蹴りにし，止めに入る誰に対しても撲る蹴るの興奮状態となった。この状態は約2週間続き徐々に静穏化していったが，この間冬の最中にもかかわらず上あるいは下半身裸のままさかんに独り言をいう。表情は変化に乏しく固く，じっと耳をすますような態度が見える。
　入院3カ月目頃から状態はとみにおちつきを増してきた。しかし，どことなく動作はおそく，全体としての感情表出の単調さが目立ってきた。
　ちょうどこの頃，発病当時の異常体験を詳しく述べる時期（病的体験詳述期）が認められ，約2週間に及んだ。本人の数回にわたる陳述をまとめると大略次のようになる。
　「……批評会での結果はきつかった。風邪をひいたこともあってがっくりきてしまった。下宿では相談する人もいないし，みんなから遅れをとっちゃったのではないかと，いてもたってもいられなくなった。独りで下宿にいると誰かが入って来るようで怖かった。それに自分が何か要注意人物としてマークされてしまったと思った。両親が死んでしまったらどうしようと思った

り，その一方，死ぬ気でやれば何でもできる，と思ったら身体中のコンピューターが一度に動き出してしまった。人の気持の裏の裏まで直感できる超能力をさずかったように思い，だから幸せを売る会社を作ってみんなに分けてやろうと思った。それ以来生まれかわったように社交的になった。それで発奮して一枚絵を描いた。それを見て指導教官がソワソワし出した。これは多分自分の絵がうまいのでびっくりしたのだ，と思った。自分の意志とは別に自然に言葉が出てきたりした。自分でコントロールしようと思っても自分とは別の力が加わって，自分が動かされているようで出来なかった。……」

ここには，先行する多少の心因及び身体不調に続く被害的な緊迫感あるいは注察観念，窮迫感さらにはやや誇大的な色彩を伴った超能力体験，作為体験の存在したことが明らかに見てとれる。

この前後から外泊に出る。外泊しても，かつてはショッピングが好きだったのにまったく興味を示さない。家に帰っても言葉数は少なく自分からは話さない。以前のように友人に進んで電話をかけることもない。病院に戻ってからも夕方はテレビを見るでもなく早くから床に就いている。起きている時も何となくボーッとしていることが多い。ひまがあると寝てばかりいる。家に外泊しても疲れっぽいのかどこにも行きたがらない，などの状態の変化が見られ，残遺状態への移行が推定される。

入院4カ月目に退院となった。退院時の処方はクロルプロマジン 50 mg, ハロペリドール 3 mg, トリヘキシフェニディール 2 mg 分3で，これにレボメプロマジン 100 mg, ニトラゼパム 10 mg が就寝前に出されている。動きは遅くてどことなく単調。表情は決して固くはないが変化に乏しい。こまやかな感情の動きが減退し，時にやや無遠慮で子供っぽいところがみられる。

退院後1週間から2カ月頃までは，日中殆ど寝てしまう状態が続いた。何を問いかけてもただどことなく弱々しそうに笑っているだけである。この頃の記録は付き添って来る母親の陳述によるものが殆どで，本人はただそばで，母と筆者が交わす会話を聞いて笑っている。本人に「何かいま困っていることはないの？」と問うと，言葉少なに「別にないです」と少しはにかんで答えるのみである。「生活態度はまったく受け身だ。外出もしないし電話をかけることもしない。若々しさが見られない」と母は言う。

退院3カ月目頃（処方はパーフェナジン 16 mg 分3のみ）再び日本舞踊をはじめた。その舞い姿を見て「あまりいきいきとはしてない」と師匠から評

されている。

　退院6カ月目に復学し，通学を再開した。しかし疲れやすく休むことが多い（処方はチオリダジン50mg分2）。

　退院7カ月目の頃，自分が以前に比してものぐさになった，頭が働かない，とは言うがそれを特別苦にしている様子はない。

　しかしこの頃になると日本舞踊の先生は「ようやく元にもどってきた。少しずつうまる味が出てきた」と言っている。編物や炊事はよくやり，大学にもどるより料理学校に行きたい，と言う。そのためか画具は一応点検はしているものの，特に絵を描くでもなく，あまり関心があるとは思えない。この頃の処方はチオリダジン25mg（夕のみ）である。

　退院9カ月目の頃，発病当時のことを問うと，何となく元気になって今まで抑えていたことを全部一度にやりたくなってしまったのだ，と言う。「入院の時はどう思った？」「きびしいと思いましたね」。「両親の声が聞こえたと言ってたけど？」と問うと，「声が聞こえた，というより自分の心の中で，きっとそう思っているだろうと考えて，それが自分の頭の中に浮かんできたのかもしれないですね」。また，「自分でもどうしてあのようになったのか分からない。教官から酷評をうけたのも今から考えると必ずしもショックではなかった」と言う。

　退院後1年目頃には，ようやく若々しさが出てきた。表情もいきいきして化粧もキチンとしている。買い物にも行く。しかし進んで友達をたずねることはしない。

　退院後1年5カ月目頃には，家事を全面的にひきうけて，保険の外交員をして家をあけることの多い母をよろこばせている。大学は退学することになった。「絵は需要がないですからね」と言って笑う。しかし，時々上京してセザンヌ展やモナリザの特別展示などには行っている。母とおそろいのセーターを編みあげる。「ゆかたざらい」があり，師匠や周囲の人々から「大変上達した」とほめられた。日本舞踊の名取りとなり弟子をもった。頻繁に上京し，着付け教室の講習会に参加している。料理の味付けもよくて家族によろこばれている。服薬は2，3日に1回チオリダジン25mgを1錠のむ程度である。この頃には，ほぼ残遺状態を脱し，寛解したと考えてよいだろう。

　退院4年の頃，仕事が多忙になって服薬も忘れ気味となり，外来通院も途切れた。本人からの葉書によれば，日本舞踊に料理に，そして着物の着付け教室の先生として元気にすごしている，とあった。

〈経過要約〉

　元来明るく，思いやりのある発病時19歳の女子大生。一見心因と思われる事柄及び感冒の後に急激に緊張病性興奮状態を呈して発症した。5カ月にわたる急性期を経過した後に，病的体験詳述期につづいて，意欲減退，感情の平板化などの病像を呈する時期が続いた。特にこの時期の最初の頃には，周囲の心配をよそに本人自身は自分の状態を苦にするような様子が見られなかった。すなわちこの例では急性期経過後に一過性の残遺状態を呈し，その病像は情意弛緩型であった。その後，病的体験詳述期で認められた，急性期の病的体験に対する客観的態度は持続し（病識の出現），退院後約1年5カ月で残遺状態から回復し寛解に達した。

　その後4年あまり経過した時点で，日常の多忙の中で服薬は忘れられるようになり，次いで外来通院も途切れた。

　なおこの例は，退院7年目（服薬停止後3年余）に再発，その後ふたたび一過性残遺状態を呈して後寛解したが，この時の残遺状態の病像は初発時とは異なり，過敏内省型であった。

〈症例2（No. 14）A．T．発病時25歳の大学卒の男性
　　　　　　　　　　　　　　　　　　────過敏内省型〉

　家族歴　父は同胞5人中男1人で長子。小柄で口数が少なく温和。代々鮮魚商を営む家柄を継いだ。母は大柄で肥満型。がまん強く，夫を立てるしっかり者。親族に精神疾患の既往はない。本人は同胞3人中第1子で下に弟と妹がいる。

　既往歴　満期安産。精神身体発達は良好。特記すべき既往はない。

　生育歴　両親は満州で結婚。1946年に引き揚げてきたが，その7カ月後に本人が生まれた。家業が多忙だったので母は本人の世話に手を尽くすことができなかった。弟妹が生まれてから，本人はその面倒をよく見，その仲は良かった。小学校ではマラソンの選手，中学校では生徒会長もつとめ，成績も良かった。県立K高校を卒業後，一浪してY大学経済学部に入学した。終始友人は多かった。音楽鑑賞や社交ダンスを趣味とした。宗教には元来関心を持たない。ときには2，3合の飲酒をすることもあるが好きというほどではない。喫煙はしない。

病前性格 元来快活で社交的かつ世話好き。のん気な面もあるが勝気で責任感も強く，全体として几帳面である。大体において人に好かれた（母による）。

現病歴 大学卒業後公認会計士試験に失敗，翌年を目指すことになった。このため 1970 年 4 月（24 歳）から 7 月まで都内の定時制高校の講師をして学費を得，8 月から某経理学校に入学した。ところが翌年の 2 月頃になると「俺は遊んでいてよいのだ」などと言い出し，3 月になると妙に理屈っぽくなり多弁となった。さらに東京にある寺をあちこち訪ねたり，有名人を訪ねたりすることが頻繁になった。3 月 22 日に自分から三鷹のある牛乳店に住みこんで働きはじめた。4 月 15 日突然帰省して，母に「付き合っている女性と結婚する。明後日にプロポーズする」と一方的に言い捨てて翌日上京してしまった。18 日に本人から「うまくいった」と電話があった。しかし，その翌日になって牛乳店の主人から「本人の様子が変だから迎えに来てほしい」という連絡があり，両親が上京した。主人の話では，19 日の朝，パンツ 1 枚になって店を飛び出し，信号も無視して突っ走り，三鷹駅から国電に乗り，荻窪駅で保護された，とのことであった。その日のうちに両親が付き添って帰宅し，翌日筆者の許を受診した。

初診時，本人はかなり刺激的かつ拒否的である。多弁で誇大的な言辞もあり，時にはきわめて攻撃的で悪態をつく。「緊張病性興奮の疑い」のため入院となった。

服薬も摂食も拒否する。絶えず動きまわり，卑猥なことを大声で叫ぶ。自分の陰部を看護婦の前で露出して見せようとしたり，看護婦の身体に手を触れようとする。紙と鉛筆をほしがるので渡すとさかんにマンガや諧謔的な内容の文章や断片的な語句を書き散らし，筋の通らない内容のはがきや手紙を次々に書く。このような状態は入院後約 2 カ月の間続いた。当時の処方はクロルプロマジン 750 mg，ハロペリドール 30 mg，プロメサジン 100 mg 以上分 3，この他，眠前にレボメプロマジン 100 mg であった。入院 3 カ月目頃からようやく鎮静の方向に向かった。

入院 3 カ月目の半ば頃からの数回の面接で，入院前後の異常体験を本人は次のように語った（病的体験詳述期）。

「今年の 1，2 月頃から何となくお寺に興味を持つようになった。それは自分が悟りを開いた境地になったからだった。自分はキリスト，孔子，釈迦

に続いて4人目の聖人で"無私"を実行するために来たのだ，と思った。4月17日彼女と午後5時半に待ち合わせをした。赤坂のホテルの前でカサをバットのようにして振っていた時，ふと見ると星形のネオンと空の星と自分とが一直線になった。これは前述の悟りを裏付ける神秘的な体験だと思った。ものがよく見える感じだった。それから喫茶店に入ったが，イライラして床を2，3回踏みならすと，あたりにいた人達が急に『わあーっ，大変だ。地震が来るぞ！』と言って騒ぎはじめた。27時間待っても彼女は来ないので帰ろうと思い四谷から地下鉄に乗ろうとして階段を降りると蛍光灯が急に暗くなった。そのとき自分は大声で『見栄をとれ！』と叫んで電車に乗った。大声だったので駅員も振り返って見た。蛍光灯も明るくなった。乗客がホッとして肩を落とすような仕草をし，自分の方を見て話しはじめた。店にもどってから配達に行った。そうこうしているうちに牛乳屋の主人が探しに来た。店に連れもどされ，『もう店をやめて欲しい』と言われた。その時，ふと禅でいう『空』ということが考えに浮かび，マッチ箱の中身を出して空っぽにして外に放り出した。また自分の着ている物を脱ぎ，結局パンツ1枚になり，定期券と10円玉1つをもって三鷹駅に行き国電に乗った。これは彼女の所に行くのに自分は金もなく地位もなく裸一貫の男だ，ということを分かってもらうためであった。祖父の声で『社会奉仕をしろ！』と聴こえてきた。祖父の声は入院してからもしばらく聞こえ，内容は自分をはげますもので，自分の考えといろいろ言いあったりした……」。

　穏やかで落ち着いている。「神秘的な体験をした頃と現在とでは，どこが違うのかわからないが，やはり違う。あの当時自分がもっていた超能力は今はない」。入院後4カ月で退院となった。

　最初の外来受診の頃「あの頃はやっぱり病気だったのかな，と思う。緊張しきって頭の中で脳の動きが分かるような気がした」と述べる。さらに「来院のことで緊張したのか，この2，3日よく眠れない」と訴える。「緊張状態から力が抜けて，そのためか右後頭部から側頭部にかけてボーッとしている。その部分の脳がグーッグーッと押される感じで左へ動くような感じがする」と言う。残遺状態への移行が推定される訴えの内容である。

　退院後2カ月から4カ月の頃には「このところ自然に笑うことが出来なくなってしまった。受け身の笑いは出来るが，積極的な笑いが出来ない。感情がなくなってしまった。生きている幽霊だ」，「誰とも会いたくない。自分が

なくなってしまった」と訴える。この頃からときどき店に出て家業を手伝うが「大学卒が魚屋を手伝うなんて変でしょう。店で客が笑うと自分のことを笑っているようで何も出来なくなってしまう」，「生きていたくないが死ぬことも出来ない。自分の頭は受容器の機能が発達していて発散の方には向いていない。とにかくエネルギーを使い果たしてしまった感じだ。全身に力が入らない」と言う。

退院7カ月の頃「お客と接するのは多少おっくうだ。今は寝ることだけが楽しみだ。無感動になってしまった。廃人だ。自分からは何も出来ない。魂がなくなってしまった。計算力もにぶり，判断力もない。『言盲』になってしまった」と言って嘆く。

この後も受診のたびごとに無感動，判断力の低下，活力の低下感などを訴えていたが，父が町の中央にあるショッピングセンターに店を出したのを機に，そこで記帳の仕事をするようになった。本人も徐々に仕事が少しずつ出来るようになっていることを自覚しはじめた。自動車の運転もやるようになった。しかし受診時には「頭は空っぽな感じ。死ぬまでこうだろう。自分には未来がない。過去ばかり悔いている」と言って悲観する。

退院後10カ月の頃には「狭い箱に入れられたような感じだ。孤立してしまっている感じ。忘れっぽくて道が覚えられない。将棋をやっても先が読めない」などと訴える一方「気持に少し余裕が出てきた。判断力も出てきた」とも言う。外来にはキチンと通って来る。多少落胆している様子を除けば接触は自然であり，硬さ冷たさなどは感じさせない。この頃の処方はクロルプロマジン 100 mg，ハロペリドール 3 mg，プロメサジン 50 mg 以上分3 である。しかし，本人は，服薬は時に忘れることもある，と言う。

退院後1年目の頃，「今から他の会社に勤めるのは無理なので，このまま家の手伝いを続ける」と述べ，さらに「決して生活の苦しみではない。自分が普通の人と違った異常な人間だという自覚があって苦しいのだ。夜になると死にたい，と思う。忘れっぽくて馬鹿になった感じ。法律を学んでいた時に，きっとどこか頭の神経が切れたのだ」と言う。

退院後1年4カ月の頃，筆者の転勤があり，別れることになった。多少残念がったが大きな動揺はなかった。「仕事にやる気が出てきた。嫁の話も出ている」と告げる。その数カ月後にもらったはがきには，元気でやっている旨がしっかりした書体で書かれてあった。すでに残遺状態を脱し，寛解したと考えられる。退院後3年2カ月目に結婚した。父と一緒にスーパーマーケッ

トを出し，その責任者になって働いている。

　退院後4年4カ月の頃，筆者が電話すると「5カ月前に長女も生まれ，すっかり元気になってやっている」としみじみ語る母の声がかえってきた。

　退院後12年目に筆者が本人を訪問，面会したとき，本人は多少とも当惑しながらも次のように語った。

　「あのあと少しどうしてよいか分かんなくなって……。やっぱし大学出なのに長ぐつはくのはおかしいでしょう。やっぱし公認会計士になろうと思って。最初の頃は同窓会に出るのもいやだったんですよ。店の者だってわたしのこと知らないんですよ。妻もそうです……。今は店は本店の他に支店が5つあり，全部で50人ぐらい使っていてその一番上にいるんですよ……。大学出が長ぐつなんて，と思ったけど，今は大学でやった経営学が役に立っているんですよ」。

　現在家族は妻と1男2女の5人，筆者と別れて以来服薬はしていないし精神科受診も勿論ない。

〈経過要約〉

　25歳の大学卒の男性。几帳面で明るく人に好かれる性格。急性期には妄想に支配された行動，さらに緊張病性興奮が出現した。約6カ月続いた急性期の後に病的体験詳述期が認められ明瞭な病識が出現した。その後体感異常，離人感，自我感情喪失感，敏感関係念慮，思考力，表象能力の減退感およびこれらを深刻に悩み訴える状態が続いた。この状態は約1年余続いて寛解に至った。その後10年にわたって服薬なしに完全な寛解状態を維持している。この症例における一過性残遺状態の病像は過敏内省型に属する。

5．情意弛緩型および過敏内省型の病像

　両類型の状態像を呈示症例を含めて全対象症例17名に基づいて検討してみると次のようである。

　まず情意面の変化であるが，これは情意弛緩型の病者に特徴的に認められ，多くは病前と比較した病者の日常的態度の変化として現れてくる。「動作は遅く，話し方もボツリボツリ」(症例K.S.)であり，「活気がなくて，ただ弱々しく笑っているだけ」(症例T.M.)である。「起きている時も何となくボーッとしていることが多い」(症例N.U)

　ある母親は「あきっぽくなった。前のように熱中するということがなくな

った。積極性もなくなり，誰か他の人がいないと何も出来ない」（症例 T. M.)，また別の母親は「生活態度がまったく受け身だ。若々しさが見られない」（症例 N.U.）と言ってその変化に慨嘆する。

しかし「情意弛緩型」の病者の特徴をより端的に示す事実は，客観的に認められるこのような情意面の変化について，病者自身が驚くほど無関心な態度に終始している点である。「現在の状態は自分では普通だと思う。調子の悪いことは別にないし，あまり苦にならない」（症例 T.M.）と言い，別の病者（症例 S.K.）は現在の状態を問われても，いたって無邪気にただ笑っている。自己の現状に対するこのような自覚の乏しさは「過敏内省型」の病者に見られる過敏性ないしは内省の過剰とは極めて顕著な対照をなしている。

「過敏内省型」の病者は自分が陥っている「緊張力の喪失」に対して深刻な自己不全感，無能力感などを強く感じている。「とにかくエネルギーを使い果してしまった感じだ。全身に力が入らない」「計算力もにぶり，判断力もない」「将棋をやっても先が読めない」と言って嘆き，自分を「廃人だ」と表現する（症例 A.T.）「今まで自分が生きてきたものの考え方が役に立たない。事にあたって処していく能力がない。人生に対するもろもろの能力がない」「自分は精神修養が足りない感じだ」（症例 N.K.）。

もっとも「情意弛緩型」の病者でもこのような「緊張力の喪失」を漠然とではあるが感じているように見うけられるが，それを思い悩み苦慮し，他者に向かって訴えることは稀である。これに対して「過敏内省型」の病者ははるかに深刻である。「自分がなくなってしまった。自分は生きている幽霊だ」「無感動になった。魂がなくなってしまった。感情がなくなってしまった」と言って深刻に苦悩する。いずれも人間としていきいきとした鮮やかな感情の動きを感じることが出来ない，いわば自我感情の喪失，あるいは離人症状とも言ってよい。「自然の笑いが出来なくなってしまった」（症例 A.T.），「まわりで行われていることが自分とは全然無関係になってしまったような感じだ。昔のように，生きているのが楽しい，と感じることができない」「今まで自分が生きてきたものの考え方が役に立たない」（症例 N.K.）などの訴えは，時として「自明性の喪失」[1]を思わせる。

「過敏性内省型」の病者を「情意弛緩型」からきわ立たせるのは，敏感に感受した自分の身体的精神的な不全状態を深刻に悩み，他者に訴える，その対人的態度である。誰かに自分の苦悩をつぶさに聴いてほしい，自分の訴えに耳を傾けてほしい，という気持がありありと見てとれる。ある病者（症例

A.T.）は，治療者が病者の状態について問うと，次々と現在の苦悩を訴え続ける。その内容は急性期に関することではなく，現在の自分のことである。かつての自分に備わっていたものが今は失われてしまっていること，それに対して自分が全く無力であることの苦しみが述べられる。「決して生活の苦しみではない。自分が普通の人とちがう異常な人間だ，という自覚があって苦しいのだ」（症例 A.T.）という言葉がそれを示している。「あせる，というよりすごいコンプレックスだ。精神がすりばち形になっていて，一歩そこに踏みこむと，そこから抜け出せない」（症例 N.K.）と言う。ここには情意の鈍麻を窺わせるものはない。

　これに対し「情意弛緩型」の病者はいずれもまったく生彩を欠いているのであるが，しかし，分裂病者に特有といわれる「固さ」「冷たさ」はなく，その接触はまったく受け身ではあるが穏やかであり「異質感」はない，表情は和やかで礼容の整っている病者もいる。動きも，全体としての言葉数も少なく，自分から話しかけてくることはないが，こちらの問いかけに対しては何らかの親しみの反応が見られ，おおむね適切な答えが返ってくる。ただ笑っている場合もあるが，その笑いは自然である。しかしどこか弱々しい印象を受ける。自分から他者と交わろうという積極性はないが，それは「自閉」という印象ではない，そこには「過敏内省型」の病者に見られる焦慮とか苦悩，そしてそれを他者に訴えようとする姿勢はない。「情意弛緩型」の病者はあたかも自分の現在に自足しているかのように見える。

　「過敏内省型」の病者では敏感関係念慮も見られる。ある病者（症例 A.T.）は「大学卒が魚屋を手伝っているのは変でしょう。店で客が笑うと自分のことを笑っているようで何も出来なくなってしまう」と訴える。その姿勢にはいずれも秘匿的な傾向はなく，悩みを訴える形で病者の側から自発的に語られるものであり，また念慮以上には発展していない。このような傾向は「情意弛緩型」の病者では認められなかった。

　「過敏内省型」の病者は一様に抑うつ的である。元気がなく，いつも意気消沈している。何をやっても辛くそして孤独である。「朝は死刑場に向かう気持だし，帰りはみんなから責められているようだ」（症例 N.K.），「会社の人に会うのはいやだし，何となく溶けこめない」（症例 N.K.），「仕方なしにお客に接しているがとてもおっくうだ。本当は誰にも会いたくない」（症例 A.T.）という。希死念慮，時に自殺企図もみられる。「軽々しくはいえないが辛くて死んでしまいたい，と思うことがある」（症例 M.K.），「夜になると死にたい，

と思う」（症例 A.T.）。他の病者（症例 N.K.）は治療場面で二度三度希死念慮を表明し，一度は実際に自宅でガス栓を開き自殺を企てたが，迷いもあり家人に発見されて未遂に終わった。「気分は滅入って谷底にいるような気持だ」（症例 N.K.）と言う。これらの抑うつ状態は内因性の要素だけではなく，病者のおかれている状況からその発生を十分に了解しうる反応性の要素も加わっているものと考えられる。このような病像が顕著となる時に「精神病状態経過後うつ病」（postpsychotic depression）[15]と表現されることになろう。

「情意弛緩型」の病者には横臥を求める傾向がみられた。病者は別に眠るわけではないが時間があるとすぐ横になりたがる。病者は異口同音に「横になっていた方が楽だ」と言う。「椅子に長い時間かけていられない。つい横になってしまう」（症例 T.M.），起きていると不安定，横になった方が安定する（症例 K.S.）などの陳述は健康時には問題にならない直立位の姿勢保持のためのエネルギーすらも欠乏して困難を覚えているかのようである。

また「情意弛緩型」の病者の家族は病者の日常を評して「まるで食べて寝ているだけだ」（症例 K.S.）と言い「関心があるのは食べることだけだ」と言う。それほど多食が目立たない他の病者も全体として食欲は良好であり，殆どの例で体重増加の傾向を示す。中肉中背で病前はどちらかというと細身であったある病者（症例 T.M.）は，それまではせいぜい 40 kg だった体重が一時 60 kg を超えたことがあった。

またこの群の病者では家人，特に母親に対する依存傾向が見られることがある。依存というより退行的とすら思われる場合があった。ある病者（症例 T.M.）は母親が外出から帰ると必ず「アイスクリーム買ってきたか，チョコレートはあるか」とねだる。そのねだり方は「まるで赤ん坊のようだ」った。この例では祖父母の鼻を赤くなるほど強くつねったり，寝ている時にわざとその足の上に尻もちをついたりする，という度の過ぎたいたずらが見られた。

「過敏内省型」の病者でも「何かによりすがりたい。両親に頼りたい」と述べて依存欲求を示したが，それは退行というよりも，自分のおかれた状況に耐えかねて切実に救援を求めている，と考えた方がより適切であろう。もしこの病者が「情意弛緩型」の病者のように退行が可能であったら，その苦悩はずっと軽減されたかもしれない。

考　察
1. 一過性残遺状態の類型化
1) 類型化の根拠

　一過性残遺状態の基本症状は精神機能全般にわたる緊張力の喪失(Verlust der Spankraft[5])として総括される。ここでは，同じ基本症状を有する病者を敢えて2つの類型に分ける根拠を検討しておきたい。

　Jaspers, K.[11]は「本当の意味でいう態度というのは，人間が自分の体験にむきあって観察し判断することである」と述べている。症例 A.T.はその一過性残遺状態の時期に，自分の精神身体の不全感，異常感を敏感に知覚し，苦悩して訴えた。一方症例 N.U.は同じ病期にあっても，自分の病状に興味をもたないかのごとく無関心であり，時には鈍感とすらいい得る態度で終始した。症例 A.T.の場合，その態度が適切であるか否かはともかくとして，自分の現在体験している精神身体全般にわたる緊張力喪失という事態に向きあい，観察し，判断し，そして訴えている（すなわち言語表出意欲は保持されている）のに対し，症例 N.U.では，緊張力喪失という事態そのものの中に埋没し，身をまかせているかのようであり，この事態を対象化し向きあおうとすることはもちろん，この事態を観察し判断しようとする意欲あるいはそのためのエネルギーすらも失っている（当然，言語表出意欲は低下している）。ここに，自己の病態に対する病者の明らかに異なった2つの態度のとり方が見出される。

　Conrad, K.[5]は，分裂病性 Residuum は周囲の者によりも病者自身に，より強く意識されることがある，とし，これを bewußt empfundene Reflektiertheit（過敏な内省意識）と呼んだ。これは症例 A.T.に典型的な形で認められた。症例 A.T.に代表されるこのような病者のあり方を筆者は過敏内省型と名付けたのである。他方このような過敏な内省意識の認められない（認められたとしても過敏内省型の病者に比して比較にならないほど弱い）病者が存在し，その代表例が症例 N.U.である。これらの病者では内省力あるいは注意機能が明らかに減弱している。このような病者の群を，前述の過敏内省型に対して情意弛緩型と呼んで区別したのである。

　以上，敏感な内省意識の有無，およびこれと関連して，自らの病態に対する病者自身の態度のあり方という視点から，一過性残遺状態の類型化の根拠を検討してきた。

　類型化の根拠として，両者に対する治療的対応の相異という問題があるが，

これについては後述する。

2）文献的考察

　これまでに一過性残遺状態を2類型に分類する根拠を検討してきた。ここでは文献により，先人がこの点に関しどのように観察し報告しているかを考察してみたい。

　Conrad[5]は従来のDefektの概念に代えてResiduumという表現を用い，これが明らかに認められる状態を「Residualzustand」と呼んだ。この状態を病者自身が強く意識することもあり，Conradはこれをbewußt empfundene Reflektiertheit（過敏な内省意識）と呼んだ。「過敏な内省意識」は過敏内省型の病者の特徴を的確に言い得ている。

　Huber, G.[7~9]はreine Defektsyndromeの概念を提唱したが，同時に，これとは経過観察によってしか鑑別できないが，数週から数カ月続いた後に病前状態に回復しうる「精神病状態経過後の遷延性無力性基底期（protrahierte postpsychotische asthenische (Basis-) Stadien)」について記している。彼によれば，この時期の病像はわれわれが分裂病に関して熟知している「非疎通性，特異な人格変化，更には分裂病に特有な多彩な陽性症状が認められない」一方「自分が変ってしまったという意識，心的機能の不十分な感じ，苦悩や当惑の自覚，強い能動性欠如感」などが認められる，とする。その記述は，主として病者自身の昂進した感受性によって捉えられた諸症状の訴えが中心である。この点からみるとHuberは筆者のいう過敏内省型に近い病像を主に記述しているといえよう。

　Heinrich, K.[6]の「寛解後疲弊症候群(das post-remissive Erschöpfungssyndrom)」もまた，この時期の病像をとらえる概念であるが，その中心的な状態像として意欲減退，対人接触能力の障害，疲労，精神運動性機能の遅滞化，不機嫌な刺激性，内的不穏と作業能力不全などが挙げられている。これらの表現は全体として筆者の一過性残遺状態の病像とは一致するが，これらの状態を病者自身が敏感に意識しているか否かについては明確にはされていない。前述のように情意弛緩型の病者では言語表現が低下する例が多く，その状態像の記述は観察者の視点からの，いわゆる客観的な記述が多くなる傾向をもつが，これに対して過敏内省型ではこのような観察者の視点からなされる客観的な記述と共に，病者自身の陳述に重点をおく陳述記述ともいうべきものの比重が極めて大きくなる。Heinrich, K.[6]の記述が病者の状態像を客観的に

記述したものであるならば，より情意弛緩型に近く，逆に，病者自身の訴えそのままの記述であるとするならばより過敏内省型に近い，ということになる。しかしそれを決定づける記載はない。

Bowers[4]，Kayton[13]，Roth[23]等は筆者のいう一過性残遺状態を Depression, neuroasthenia などと表現しており，その状態像の記述は過敏内省型に重なる傾向にあるが，その代表的な例が McGlashan[15]である。

彼は精神分裂病の急性期からの寛解過程において明瞭な（manifest）実質的な（substantial）な抑うつ状態について総説しているが，彼がこの状態像を一括して Post-psychotic Depression（PPD）と呼んでいることはよく知られている。この状態像は，抑うつ感情，孤独感，罪責観念，自己無価値感，無能力感，自信喪失など，明らかに病者自身の意識した体験から得られた記述が見られる。更には心気傾向，食思不振，早朝覚醒などは強く過敏内省型の病像に一致するものである。一方彼は Kayton の報告[13]を引いて，この時期の終わりに病者が食べることに夢中となり，体重が増加することがある，とし，その経過中に過敏内省型とは多少趣きを異にした状態が生じうることを示唆している。Mayer-Gross[16]は，この時期の病者のあり方を「絶望（Verzweiflung）」として記載したが，そこには情意弛緩型の要素は殆ど認められず，絶望からの脱出と自己の持続性を追求せんとする病者が更に深い絶望におちいる，と記されるその状態は，過敏内省型の様相を強く反映している。

次に本邦の文献を見てみる。

島崎ら[25]は，粗大な欠陥を残さずに社会復帰した初発の分裂病者の急性期経過後の態度を6型に分けて記しているが，その中で「生ま生ましい印象」として記述された型は「病について語り合うと，困惑，緊張，不安という過敏な感情的態度を示」し，また「自己が消極的退嬰的になった，と述べる」など過敏内省型の特徴をよく示している。また「楽天的な脱却」と「鈍い受容──浮遊する生」はほぼ情意弛緩型に重なると考えてよい。さらに「閉ざされた人生」は両型の要素を内包しているが，その窮極の姿として示されている「断絶」の例は，時間の経過と共にその病像が過敏内省型に移り行く場合があることを示している。

石川[10]は，分裂病症状が消退していく過程（彼はこれを「非分裂病化の過程」と呼んでいる）で，病者はしばしば「疾病意識」をもつが，その後病者は「基本的共通性の一つ」として「情意鈍麻傾向として一括」しうる「古典的なDefekt学説の記述につらなる慢性状態におちいる」と述べている。さらにこ

の過程が進んだ状態になると，前述の「情意面の特性」があまりめだたない症例に「特殊な易反応性を主徴とする慢性状態」を呈する例があり，これは恐らく「感情生活の脆弱化」と結びついている，と述べている。これらはそれぞれ情意弛緩型と過敏内省型に相応すると考えられる。このようにこの時期の病態像を，際だった2つの病像として明確に記している報告は少ない。なお石川[10]は，上述の「特殊な易反応性」を示す状態は「情意鈍麻傾向の強い状態」から非分裂病化の過程が「さらに進んだ状態」で認められる，とし，McGlashan[15]と同様に，情意弛緩型から過敏内省型への移行に言及している。

清田[14]は，異常体験の消退過程に認められる心身不全感について報告している。「情意減弱を主徴とする残遺状態」と記されるその病像は，急性期との連続性が保たれている点は筆者のいう持続性残遺状態に相応するが，病像のみを考えるなら情意弛緩型に一致する。ただ症例3のみは「心身不全感を執拗に訴えた」と記されており，過敏内省型に属するかもしれない。

中井[18]は分裂病者の急性期からの寛解過程を臨界期，寛解前，後期と分けた。特にその寛解前期では「自律神経系はおおむね同化優位，副交感神経優位的な準定常状態に移行し，それが持続する……。体重増加と共にしばしば消耗感，集中困難が自覚される……。周囲からはそれが心的諸機能の水準低下と見られ，欠陥状態の開始が云々されることもすくなくないとされる」。中井の描写から見る限り，ここに記述されている病者は過敏内省型ではなく情意弛緩型の要素を強くうつし出している。中井[19]はさらにこの寛解過程を図式化して述べているが，それによると「疲労」状態（「反動的過眠など」さらには「次第に昼夜のリズムがととのい，疲労感を自覚する時期」）から「消耗」状態，ついで「行動，逡巡，困惑，過敏，孤独，寂しさ」を呈する時期が続き，その後病者は「社会（再）加入」の道をたどる，とする。ここには情意弛緩型から過敏内省型への推移が明らかに見てとれる。

永田[21]は「寛解後疲弊病相」について報告し，その中で急性期消退直後のある一群の病者で「一見したところ欠陥分裂病様，あるいは人格水準低下と思わせる」状態を観察し，「彼らの内的世界が苦痛に満ち，内的不穏があり，しばしば希死念慮が認められる」としている。一方，彼はその症例16では「このような深刻なことをへらへらと笑いながら訴え，児戯性が認められ」たことを記述しており，この病相に内包される二種の異なった様態の存在を示唆している。

吉松[28]はこの時期を「虚脱期」として記しているが，その病像記述はおおむね情意弛緩型の病者にあてはまる。

また，大森[22]らがこの時期に認められるとした「おどけ」の現象は，筆者の経験では症例1に代表される情意弛緩型に認められ，過敏内省型の病者では認められなかった。

安永[26]の「慢性様態論」は，参照文献中唯一の理論的考察でありその独特な「ファントム理論」を基礎にして慢性期の分裂病者の主観的体験の形態を論じ，2つの型すなわち（1）型と（2）型があり得ることを理論的に導き出している。彼のいう慢性様態は筆者の一過性残遺状態をも含めて慢性状態のすべてを対象とする概念であるが，その（1）型は情意弛緩型にほぼ一致し，（2）型は過敏内省型に類似する面が多い。安永[27]は更に近著で，あくまでも「対象」に関心を持ち，これを分析しようとして腐心するF型と，逆に対象をあまり問題にせず，自我図式をそのまま用いて事態に対処しようとするE型という2つの意識の体制を対照させて論じており，この点もまた本稿の課題と関連を有するものと思われる。

向井ら[17]は急性症状消退後の「対人遮断感」について報告している。これは病者がその寛解過程において「絶対的保護から個別化（自立）への歩みをふみ出す」時期に出現する，とされるが，病者は「やがて『廃人になってしまった』『馬鹿になった』と語り，自分が低格になったのではないかという不安を訴えることが多くなる」。しかし，この状態は治療者との関わりの中で病者は「幼児的，退行的な状態」となり，「睡眠が増加する」ようになる，と記している。これは過敏内省型の残遺状態にあった病者が，情意弛緩型のそれに移行したと考えられる記載である。

2．治療的視点
1）病的体験詳述期の存在

病者が急性期にどのような世界を体験しているのか，という問いは治療者としても，また精神病理学的にも関心をそそられるところである。しかしながら残遺状態にある病者は現在の自己の精神身体的な不全状態そのものにとらわれて，自己が体験してきたはずの，経過してまだ間もない急性期の事態にはもうほとんど興味を示さない。急性期の状態について問うても，多くの場合何となく気のりしないかのように二言三言答えてはくれるが，話はまもなく現在の状態に関することに戻ってしまう。このようなことは特に過敏内

省型の病者で顕著であった。また情意弛緩型の病者でも急性期の事態に関しては，すでに関心を持ち続けるだけの積極性が失われてしまっている。いずれにしても残遺状態にある病者では，急性期の事態には関心が向けられていないのである。しかし，急性期から残遺状態を呈するに至る経過を詳細に観察してみる時，病者が自分の急性期の事態をふりかえり，客観的に詳細に語ってくれる時期がある[5]。この一時期を筆者は「病的体験詳述期」と呼び，急性期における病者の体験を理解する上で注目した。ただこのような時期は時間的に限られている。それは急性期の産出的諸症状が消退してから，残遺状態によって病者が覆われてしまうまでのごく短い間である[20]。この時期には，病者自身が，数カ月間続いた夢のような世界からようやく自分を取り戻し，現実の視点から急性期の事態に距離をおいて，まだ生ま生ましい体験を，病者自身も多大な関心をもって語ってくれる。この時期が過ぎてしまうと，残遺状態が病者を覆いつくしてしまう。症例 N.U. で見たように，周囲に対する積極的関心の欠如，発動性の低下，活力の減退は病者の発言を困難なものにする。さらには語ること自体への関心をも奪ってしまうことは十分に考えられる。また症例 A.T. のように，自己の現在の状態があまりにも深刻であり，絶望的に感ぜられるために，もはや過ぎ去ったことには関わっている余裕すらなくしてしまう。要するに残遺状態にある病者から急性期の体験を聴かせてもらうことは大変に難しいのである。もっとも数カ月あるいは1, 2年が経過し，残遺状態がほぼ完全に消退した後に，病者がかつての急性期の事態を語ってくれるということもないわけではない。しかし，そのような時には病的体験詳述期の場合と違いいくつかの問題点が出てくる。まず第一に，急性期の体験を十分詳細に述べるだけの明瞭な記憶が残されていない場合もあり，病的体験詳述期の陳述と比べるとどうしても不確かなものになってしまう。これに加えて病者（この時にはすでに健康者なのであるが）の興味と関心は，すでに病的状態であった時のことにはなく，今ようやく軌道に乗りつつある新しい生活の方に移っているからである。また，急性期の事態は本人にとっては一種の苦痛な，あまり記憶しておきたくないことであり，自分が社会から脱落して「精神病院」ですごさなくてはならなかった時期のことでもあり，必ずしも進んで語る気持ちにはなれないであろうことも考えられる。もちろん，だからといってこの時期にも急性期前後の体験内容を聴き出せないこともないではあろうが，そのために払う時間と労力の大きさは，病的体験詳述期での聴取の容易さに比べると雲泥の差がある。

妄想型の病者が発病の初期から，自分の体験（多くは自分がいかに不合理に扱われ，窮地に陥ることを余儀なくされているか，という内容）を，信頼できると病者自身が判断した周囲の人たちに訴え続ける，ということはよく経験することである。このような場合には医師や看護者が病者の訴えに，じっと耳を傾ける根気と関心がありさえすれば，病者の体験を十分詳しく聴きとることが出来る。しかし，この場合は，病者は自らの体験を確信して語るのであるし，体験に距離をおいて語る場合とはもちろん異なるものである。

要するに，精神分裂病急性期の幻覚妄想状態を経過した病者の一群には，残遺状態に至るまでの割合短い期間に，治療者の問いかけに応じて，急性期の病的体験を克明に，しかも客観的に述べてくれる時期が存在する。この時期の存在に注目することは，それにより，治療者が急性期での病者の体験をより詳細に理解することが出来るということからも重要である。

2）両類型間の相互移行について

筆者はこれまでに急性期を経過した分裂病者のある群が，病的体験詳述期を経た後に一過性残遺状態を呈すること，そしてこの残遺状態は，病者の態様により2つの型に類型化できることを述べてきた。それではこの2類型は，その回復の過程で1つの型から他の型に移行することがあるか否かが，次に問題となる。

この点に関して島崎ら[25]は「閉ざされた人生」型の病者が「断絶型」の病像を示すに至ることのあること，また石川[10]は「情意鈍麻傾向として一括し得る慢性状態」から「特殊な易反応性を主徴とする慢性状態」へと進む場合のあること，さらに中井[18]は彼の回復過程の図式に照らして「寛解前期」から「寛解後期」へと向かう経過の中で「欠陥状態の開始が云々される」状態から，疲労，消耗ついで逡巡，困惑，過敏，孤独，寂しさを呈する時期に移る[19]，とそれぞれ指摘している。これらの記述はこの時期の病像が決して固定化したものではなく微妙に推移していることを示している。

これらの記述を筆者の類型に照合してみるなら，情意弛緩型から過敏内省型への方向に向かう移行であると考えられる。もっとも向井[17]は逆に「自分が低格になった，と不安を訴える状態」から「幼児的・退行的状態」への推移を観察している。これは過敏内省型から情意弛緩型に向かう方向であると考えられる。この点を自験例を通して検討してみたい。

症例 A.T.は，すでに詳細に呈示したように急性期経過後の残遺状態では一

貫して過剰内省型の病像に終始している。一方症例 N.U. では情意弛緩型であった。しかし症例 N.U. の残遺状態における経過をより詳細に検討してみると，退院後7カ月の頃，自分が以前に比してものぐさになった，と感じている旨の陳述がある。当時の症例 N.U. の全体的印象から考えると，症例 N.U. を積極的に過敏内省型に属せしめなければならないとする根拠はないのであるが，それでもこの陳述に認められる如く，自己の心身の変化を客観的に見てとっている姿がある。このようなことはそれ以前には認められなかったものである。もっとも症例 N.U. では，自己の心身の変化を客観的に見てとる，というこの傾向は症例 A.T. に代表される過剰内省型の病者のように増強されることなく寛解に向かった。しかし，その7年後の再発に引き続く約2年にわたって認められた残遺状態が明らかに過敏内省型の病像を呈していたことは注目に値する。

　情意弛緩型に属する他の症例 T.M. では，急性期経過後，残遺状態の3, 4カ月目の頃，家族と共に晩秋の富士山を見にドライブに出かけたとき「富士山はとてもきれいだった。でも自分のこととしては感動しない。前はもっと感動した」と，その感想を述べ，自己の心身の変化を客観的に対象化して感じていることを示した。この後，面接のたびごとに「感情がうすれてしまった。前はこうではなかったのに……。自分が変ってしまった感じだ。何もできないことに対するイラだたしさがある」，あるいは「今の状態は自分でももどかしい。出来れば着ている縫いぐるみを全部脱いで走り出したい感じだ」と述べた。そして家人がテレビを見ていると，そのまわりをグルグル歩きまわったり，老いた祖父母の鼻を赤くなるほどつねったり，寝ている所に行き，わざと足のすねの上に尻もちをついて倒れたり，といういやがらせともいじわるともとれる行動が見られた。これは多分大森ら[22]の指摘した「おどけ」に当たるものと考えられる。

　以上のように見てくると急性期経過後の残遺状態においては，その回復過程が進むに従って情意弛緩型の病像が過敏内省型の方向に推移することがあり得ること，さらに再発後の残遺状態は，初発時の残遺状態が情意弛緩型であっても過敏内省型の病像を呈することがある，ということが分かる。自験例17例の残遺状態では情意弛緩型13例のうち2例が過敏内省型に推移していることが認められた。一方，向井[17]が述べている過敏内省型から情意弛緩型への推移は今回の自験例では確認できなかった。

3）両類型の病者に対する治療的対応

　文献的検討の項で諸家の報告を考察したが，その過程で明らかになったことは，これらの報告が意外に過敏内省型に傾き，情意弛緩型への言及が少ない点である。情意弛緩型の病像に明確に触れているのは島崎[25]，清田[14]，石川[10]，安永[26,27]そして中井[18,19]などであった。報告の多くは過敏内省型か，あるいは両型の混合した病像を一括して捉えている。もっとも現実の臨床場面では両型を明瞭に分離しえない場合もある。しかし治療的観点から考えると，両型のそれぞれの病者に対して治療者は微妙に異なる対応を要求される。

　例えば作業への誘導に関して考えてみると，情意弛緩型の病者では症例N.U.に見るように，外界に対する関心は極めて徐々にしか回復してこない。外からの「強力な働きかけ」で，その回復速度を少しでも速められないかとの考えもあろう。そして得てして家族，ときには治療者も，病者の無為好褥の状態に不安を感じ，すぐにでも何とかしないと，というあせりから，そのような考えをもちやすい。しかし，この型の病者の場合には，病者自身に外界に対する関心とそれに応じた動きが自然と生じてくる時を忍耐づよく待ち（この間病者との種々の精神療法的な関わりが要求されることはもちろんである），その程度に応じて病者の負担にならないような作業課題を準備し，関心の芽を育てていく，といった対応が必要であろう。症例N.U.では，この役割を家族（主治医も助言したが）が引き受けることによって寛解していった。

　これに対して過敏内省型の病者の場合には，また違った意味での慎重さが要求される。この型の病者は，自分の現状に対して極めて悲観的であるだけでなく，その絶望的な状況を何とか自分の頑張りで切りぬけなくては，とでもいったようなあせりの気持に駆り立てられる。治療者は病者に生じているこのあせりをしっかりと見ぬかなければならない。この型の病者の作業への誘導に関しては永田の指摘が重要である。すなわち「彼らに完全に遂行できる行為である，と治療者が判断したレベルから，更に数歩後方に彼らの実体がある，と考えた方がまちがいない。そのレベルの測定を誤らなかった場合に限りこの病相における，いわゆる『働きかけ』は有効性をもちうる，と考えられる」。この点に対する配慮が十分でない場合には，現実に自分の能力以上の作業内容に直面する病者はいっそう自分の無能力を実感することになる。これが病者のあせりを誘い，さらには絶望感を強め，不必要に病者を追いつめることになり，時には自殺企図に至らせることがある。

　以上のような治療的見地からも，従来いろいろな名称で呼ばれているこの

時期の様態に傾向の異なる二種の類型が存在し，たがいに異なった治療的対応が要求される，という認識は重要である。

ここで両型の睡眠状態の相異についてふれておきたい。両型ではこれが明らかに異なっている。過敏内省型の病者では，ほとんどの例で入眠時困難，中途覚醒，早朝覚醒などの睡眠障害が訴えられるのを常とするので治療者はこれに対する適切な対応を迫られる。これに対して情意弛緩型の病者に認められるものは睡眠の量的な過剰である。この型の病者は夜間はもちろん日中も睡眠ですごすことも多い。しかもこの傾向は残遺状態を呈しはじめる初期の頃に著しい。さらにこの異常な睡眠リズムからの回復が病像の回復とほぼ並行するように見える。すでに指摘されているように，この型の病者ではその過剰なままの睡眠を十分にとらせることが治療的なのであり，強いて日中の活動をすすめてもほとんどの場合成功しない。治療者や家族に忍耐が要求される点でもある。両型におけるこのような睡眠リズムの異常の現われ方の相異は，あるいはその基礎を何らかの生物学的過程においているのかもしれない。

最後に一過性残遺状態の両類型と病者の長期予後との関係について一言つけ加えたい。症例一覧表の転帰の欄を見ると，情意弛緩型の病者には再発が目立ち，過敏内省型では少ない。過敏内省型でも症例M.K.のように2度再発を繰りかえした例もたしかにあるが，他の例では再発はない。情意弛緩型の中で再発回数の少なかった症例N.U.（再発1回）も，再発後の残遺状態は過敏内省型であったことはすでに述べた。

症例数が少ないため断定的なことは言えないものの，過敏内省型の方が再発の頻度が少ないこと，また長期予後に関しても過敏内省型の方が情意弛緩型の病者よりも良好である，との印象を筆者はもつ。

いずれにしても，今後症例数を増やし，長期予後を実際に確認することが必要であることは言うまでもない。

3．今後の課題

すでに述べたように，一過性残遺状態寛解の経過をたどる病者は，どちらかといえば分裂病急性期を経た病者のうち比較的少数である。他の大多数では，すでに色あせてはいるが，何らかの形で急性期の病的体験が持続し，情意面を中心にした何らかの人格変化が長期にわたって存続する。これらの病者は一過性群に対して，いわば「持続性群」（「持続性残遺状態」）ともいう

るものである．本論考では焦点を一過性群にしぼったため持続性群に関する論議は割愛せざるを得なかった．

一体，一過性群と持続性群とは本質的に同じ病態であるのか，否か．同じであるならば両群の経過の相異は何によるのか．持続性群では，一過性群に認められた病的体験詳述期は存在するのか，また，病的体験詳述期はいわゆる病識の出現とどのように関わっているのか，などは興味ある問題である．

今回は詳しくはふれなかったが，一過性群の病者では再発が頻繁に認められる．このような再発のくりかえしは，一過性群から持続性群への転化を促す結果にはならないか．持続性群と従来いわれてきた「中核群」との関係はどのように考えるべきか，あるいは，一過性群の2類型における病像の相異をどのように説明すべきか，などなど残された問題は多い．今後，症例の綿密な観察と検討を通じてこれらの問題の一つ一つを考察していきたいと考えている．

文 献

1) Blankenburg, W.：Der Verlust der natürlichen Selbst verständlichkeit. Ein Beitrag zur Psychopathologie symptomarmer Schizophrenien. Ferdinand Enke Verlag, Stuttgart(1971), (木村 敏, 岡本 進, 島 弘嗣共訳：W. ブランケンブルグ：自明性の喪失, 分裂病の現象学. みすず書房, 東京 (1978)).
2) Bleuler, E.：Dementia praecox oder Gruppe der Schizophrenien. Leipzig und Wien, Franz Deuticke (1911). (飯田 真, 下坂幸三, 保崎秀夫, 安永 浩訳；早発性痴呆または精神分裂病群. 医学書院, 東京 (1974)).
3) Bleuler, M.：Eugen Bleuler；Lehrbuch der Psychiatrie. elfte Auflage, Springer Verlag, Berlin, Heiderberg, New York (1969).
4) Bowers, M. et al：Depression in acute schizophrenic psychosis. Amer. J. Psychiat., 123；976-979 (1967).
5) Conrad, K.：Die beginnende Schizophrenie. Versuch einer Gestaltanalyse des Wahns. Georg Thieme Verlag (1971), (吉永五郎訳；精神分裂病——その発動過程——妄想のゲシュタルト分析試論. 医学書院, 東京 (1973)).
6) Heinrich, K.：Zur Bedeutung des postremissiven Erschöpfungssyndroms für die Rehabilitation Schizophrener. Der Nervenarzt, 38；487-491 (1967).
7) Huber, G.：Reine Defektsyndrome und Basisstadien endgener Psychose. Fortschr. Neurol. Psychiat., 43；409-426 (1966).
8) Huber, G.：Aktuelle Aspekt der Schizophrenieforschung. Schizo-

phrenie und Zyklothymie. Ergebnisse und Probleme. hrsg. von Huber, G. Georg Thieme Verlag,Stuttgart（1969），（保崎秀夫，武正健一，浅井昌弘，仲村禎夫，岡本正夫，村上圀世訳；フーバー，G.：精神分裂病研究の現況．フーバー，G.編「精神分裂病と躁うつ病——臨床研究と問題点——」．医学書院，東京（1974））．
9) Huber, G.: Inzidien für die Somatosehypothese bei den Schizophrenien. Fortschr. Neurol. Psychiat., 44；77-94 (1976).
10) 石川　清：精神分裂病の「治癒」の精神病理学的基準について．精神医学，7；212-215（1965）．
11) Jaspers, K.: Allgemeine Psychopathologie Für Studierende Ärzte und Psychologen. Verlag von Julius Springer, Berlin (1913), （西丸四方訳：精神病理学原論．みすず書房，東京（1971））．
12) 梶谷哲男：病識のあり方と把え方について．精神医学，5；131-136（1963）．
13) Kayton, L.: Toward an integrated treatment of schizophrenia. Schizophrenia Bulletin, 12；60-70 (1975).
14) 清田一民：薬物療法下における分裂病者の異常体験の消退過程と心身の不全感．精神医学，18；501-508（1976）．
15) McGlashan, T.: Postpsychotic depression in schizophrenia. Arch. Gen. Psychiatry, 33；231-239 (1976).
16) Mayer-Gross, W.: Über die Stellungsnahme zur abgelaufenen akuten Psychose. Eine Studie über verständliche Zusammenhänge in der Schizophrenie. Z.f.d.g. Neur. u. Psych., 60；160-212 (1920).
17) 向井　巧，中里　均；急性精神病状態からの寛解過程における「対人遮断感」について．臨床精神病理，3；163-177（1983）．
18) 中井久夫：精神分裂病からの寛解過程——描画を併用せる精神療法をとおして見た縦断的観察——．宮本忠雄編「分裂病の精神病理」2．東大出版会，東京（1974）．
19) 中井久夫：精神科治療の覚え書．からだの科学選書，日本評論社，東京（1982）．
20) 中井久夫：妄想患者とのつき合いと折り合い——してはいけないらしいことと許されるだろうことと——．精神医学，21；138-142（1979）．
21) 永田俊彦：精神分裂病の急性症状消退直後の寛解後疲弊病相について．精神医学，23；123-131（1981）．
22) 大森健一，高江洲義英，入江　茂：分裂病寛解過程における対人関係の一様式——「おどけ」について——．臨床精神病理，1；169-179（1980）．
23) Roth, S.: The seemingly ubiquitous depression following acute schizophrenic episodes, a neglected area of clinical discussion. Amer. J. Psychiat., 127；91-98 (1970).
24) Schneider, K.: Klinische Psychopathologie. achte, ergänzte Auflage. Georg Thieme Verlag, Stuttgart (1967).
25) 島崎敏樹，阿部忠夫：精神分裂病の＜病識＞に関する一つのアプローチ．精神医学，5；97-103（1963）．

26) 安永　浩：分裂病症状機構に関する一仮説（その2）——慢性様態のファントム論——．木村　敏編「分裂病の精神病理」3，東大出版会，東京（1975）．
27) 安永　浩：分裂病の「記憶，想起」と「奇妙な思考」の問題点．村上靖彦編「分裂病の精神病理」12，東大出版会，東京（1983）．
28) 吉松和哉：精神分裂病者の入院治療，すべての治療スタッフのために．医学書院，東京（1979）．

4　精神科臨床における自殺－自験例を中心にして

はじめに

　精神科医にとってほとんど回避し難い経験の一つに，自分が主治医であった病者の自殺死の問題がある。一人の精神科医の臨床活動がどれくらいの期間にわたるかは一概に言えないとしても，およそ30〜40年というところであろうか。その間に，一体どれくらい，受け持ちの病者の自殺死に直面することになるだろうか。松本[5]は，その経験を「15年に10例」と記している。単純な計算で結論の出る問題ではないにしても，おおよそ20余名ということになる。それは決して小さな数字ではない。

　一方，これまで精神科領域でなされた自殺に関する諸研究は，日々の臨床に携わる者の実践にきわめて有用な多くの知識と経験を提供してきた。しかし他方では，吉川ら[13]の指摘のように，その研究方向が「ややもすると，単に生物学的要因としての精神病に由来するものとして結論づけられる危険をはらんでいる」ことも合わせて考慮する必要があろう。

　筆者は精神科医として臨床に携わって20余年になるが，この間に筆者が主治医として治療に関わり，自殺死した病者は11名であった。

　その11例の治療記録を検討しているとき，ふと，その事故発生前，筆者が治療者としてそれぞれの病者にどのような対応の仕方，関わり方をしていただろうかと，思い返してみた。そしてそこに，11例のそれぞれに対し，ずいぶん異なる治療関係にある治療者としての筆者自身を見いだした。その細部を回顧するときに，多少の苦痛を避けることはできなかった。ちょうどそのような時に吉川ら[13]の報告に接することになった。彼らの報告には，それまでの諸報告とは異なり，病者の精神病理，そのおかれた状況の検討などとともに，治療者側の対応の姿勢が，抑制されてではあるが，明瞭に記されていた。考えてみると，これまでの精神科領域での自殺研究のほとんどは，その焦点を病者の側の病理に圧倒的に集中させていたように思われる。それらの研究

が臨床の現場にあるわれわれ精神科医を益してきた有用性については既に記したところである。しかし少数ではあるが，精神科臨床における治療者・患者関係という現実をふまえ，病者の問題とともに，治療者側の現実の対応をも問題にして考察している報告[5,8,11,13]に接するとき，そこに臨床家としての自分の痛い経験との符号を見いだし，より深い学びを可能にするものがあるように思う。

本報告は以上のような視点から，治療者としての筆者の，対象11例の自殺死前の，それぞれの病者に対する対応の姿勢に焦点をあて検討し，今後の臨床において，いくばくかの有益な知見を得るべく考察を加えたものである。

対　象

この報告の対象は上述のように，筆者が精神科医としての活動を開始して以来20年余の間，直接主治医としてその治療に携わった病者のうち，自殺死によって治療が終結することになった11例である。その概要は，表1に示したとおりである。

研究方法とその視点

検討の資料は対象症例11例に関する治療記録である。その中から病者の事故前，病者に対する治療者としての筆者の対応のあり方を抽出して検討した。それは前述したように，精神科治療は，病者・治療者の関係を基本としており，病者の行動はこの関係に大きく影響されている，と考えたことによる。また，対象症例のそれぞれの診断は一様ではない。しかし，この報告では診断の相違は問題としないで，病者の自らの決意の行動として自殺死をとらえる立場をとった[2,3,5]。

結果と症例

「研究方法とその視点」で述べた観点から，対象の11例は次の3群に分類された。

1．介入困難群

治療者が，事前に事態の発生を全く予想できず，事後的に知るのみで何らの実質的な介入的行動をもとり得なかった群。

表1 症例一覧

	性別	初診時年齢	診断	事故までの受け持ち時間	分類**
1．A	女	29	分裂病	3年	I
2．B	女	36	分裂病	4.5月	II
3．C	男	21	神経症	1年10月	I
4．D	男	19	分裂病	3年11月	II
5．E	男	16	神経症	2.5月	I
6．F	女	25	分裂病	7年2月	III
7．G	男	23	神経症	5年4月	I
8．H	女	22	分裂病	11月	II
9．I	女	18	境界例	11年4月	II
10．J	女	39	うつ病	8月	III
11．K*	女	21	分裂病	3月	II

　　＊症例中　11.Kのみ入院例，他はすべて外来治療例である．
　　＊＊筆者の分類を示す．I：介入困難群，II：不適切関与群，
　　　III：陰性逆転移群

〔症例7　G男　初診時23歳〕
　同胞4人の4男．父は頑固でハシの上げ下ろしにまで口をはさむほどうるさく細かい．母はおとなしく人が良い．「不眠症」だとのこと．Y県で育ち著患はない．中学では演劇部に属し，主役をやったこともある．成績は中位．その後私立某商業学校に進む．卒業後勤めた会社にいつとはなく出社しなくなり，6カ月で退職．それ以後アルバイトくらいしかせず，ブラブラ過ごすようになった．浄化槽会社を営む長兄，新聞販売店をやっている次兄，調理士の3兄と比べてブラブラしている本人に不満でならない父は，ことあるごとに本人に文句を言って当たる．1981年7月，S精神科初診．両方の頬骨の突出が目立つ体格中等度の青年．両肩を張って終始うつむき加減．小声で話す．しかし，話が中学時代の演劇のことや自分のことになるとニコニコし人なつっこい面を見せる．「…いつも人に見られている．人なかに出ると特に感じる．自分の方を見て馬鹿にしているんじゃないか，と思う．自分の顔はおかしい．顔のまずさで自分に優る者はいないだろう．鼻も大きいし，目も大きい．右のこめかみの所どうしても手術したい…」と語る．醜形恐怖，被害念慮がある．自然の笑顔の人なつっこさがあり，分裂病とは思えない．神経症レベルの病態と考えて外来治療を続けることになった．不眠は imipramine, nitrazepam で改善した．

「人前で上がってしまう」〈上がってもいい。上手に話そうとするな〉「人と目が合ってしまう。見え過ぎる」〈みんなそうだ。異常だと思うな〉などと，多少森田療法的に対応するようにした。少しずつアルバイトも始めた。

「職場の人が，あいつの顔おかしいね，と言う。自分でもそう思う」〈顔がおかしいと思うのは病気だ。治療にきちんと通うこと〉本人は納得する。1982年7月，プレス機械の掃除の仕事。「働いている方が気が楽」と話す。当時の処方は perphenazine 4 mg, chlordiazepoxide 25 mg, amitriptyline 20 mg を 2 x 朝夕，levomepromazine 20 mg, amitryptyline 20 mg, nitrazepam 10 mg を 1 x 眠前であった。1982年8月4日，親から「なまけている」と言われてヤケを起こし，3日前に14日分の薬をのんでしまったと言う。「1日目は酔ったようでどうしようもなかった。もう懲りたからやりません…」と恥ずかしそうに笑う。8月25日，仕事は好きだが，人と顔を合わせるのがいや。「話をすると顔を見られるでしょう。それが辛い。自信がないから」〈男は顔じゃないよ，心だよ〉と寅さんのせりふで対応。「そう思う。でも女の人がいると馬鹿にされているようで…」と次のような話をしてくれた。「3年ほど前，仕事で沖縄に行ったことがある。そのとき飲みに行って，女性と向かい合ったとき，じっとみつめられた。その目を見て馬鹿にされている，と思ってから自信をなくした…」。独りで住みたい，という本人の希望を考え，また父の干渉を除くため，世帯分離して生保でアパートを借りてもらうことができた。デイケアの話も持ちかけてみるが，本人は気が向かない様子。1983年3月，職業訓練所を勧めると乗ってくる。屋内配線をやりたいと言う。6月末の試験に落ちてしまう。10月19日，父来院。「少し働く意欲が出てきたようだ。ときどき浄化槽工事の手伝いに行く。家に来ても長男の嫁とちっとも口をきかない」と，やはり不満そう。本人に余り注文をつけないように，しばらく見守ること，と伝える。1984年3月，訓練所の試験は受けなかった。11月「働きたい」と言うので職安の援護係を紹介する。ようやく出かけた面接で断られてしまう。就職はまだ無理かもしれないとのPSWの判断で，保健所のデイケアに通うことになった。1985年6月，デイケアに通っている (sulpilide 300 mg, thioridazine 75 mg, 3 x, levomepromazine 50 mg, pentobarbital 100 mg, promethazine 50 mg, 1 x 眠前の処方)。1986年3月，穏やかな表情，言葉もだいぶ出る。訓練所「また落ちた」と。9月，顔のことはあまり気にならなくなった。ときどき求人広告を見ている。「薬ないと寝られない」と言う。10月，「履歴書の空白をどう書いたらよいか」〈不眠症でよい〉。11月5

日，父のみ来院。80歳だというが，一方的に「家に来ても何もしゃべらない。何かをするという気にもならない。自分の身の周りのこともできない」と，本人のマイナス面のみ強調する。〈本人はやる気になっている。もう少し待とう〉という主治医の言葉にやや不満そうにではあるがうなずく。

1986年11月26日，父より電話あり，「11月17日午後7時過ぎ，中央線に飛び込み，死亡した」とのことであった。

主治医としては，やや唐突の思いを禁じえなかった。父の，本人に対する圧力に対してもっと積極的に介入し，抑制しておくべきだった。
　診断：重症神経症

2．不適切関与群

何らかの形で，病者の希死念慮の存在に気づいておりながら，治療者が，必要な有効な介入をなす術を知らなかった群。
〔症例4　D男　初診時19歳〕

東京生まれ。警察官の父と主婦である母の長男として生まれ，3歳下の弟がいる。都下某私立高校を卒業し，初診時は受験勉強中であった。小学校4年の時鼻炎を患っているほか著患はない。筋肉質で大柄な体格。元来小心で感じやすいところがある，と本人。母によれば，温厚だけど意気地がない。

「他人が自分の噂をしている」との訴えをもって単身でS精神科を受診してきた。「新聞広告で注文した美容整形の本が郵送されて来て以来，自分を中傷したり劣等感を刺激するような噂が聞こえるようになった。電車の中や予備校で，面と向かっては言わず，陰で言う。高一の頃から鼻の形が悪い，と気にしていた。駅で主婦が2，3人「若いのに鼻の整形なんてね」と言っている。岩手の田舎にも広まっている。盛岡の駅の食堂でも「鼻の整形」と言っていた。…自分が興味の対象，笑い者にされている。隣家の人が話に尾ヒレをつけて流しているのではないか。噂の輪がどんどん迫ってくる。自分が精神病扱いされているようだ。〈盗聴器，隠しカメラ？〉一度も考えたことはない。誤解されたままだと家の社会的信用にもかかわる。誤りだ，と証明する方法が欲しい」と話し続ける。限局されたテーマの被害関係妄想，幻聴。接触もよく「事態」を深刻に悩み，助けを切実に求めている。

分裂病の初発，または敏感関係妄想か。chlorpromazine, haloperidolによる外来通院療法を開始した。12月5日「少しずつ外に出ている。事実として

は注目されていた。自分の方でも敏感でありすぎた」。1976年3月5日「電車のなかでも試験場でも言われているようだ。夜な夜な自分が両親と話しているのを盗み聞きしているようだ。個人攻撃を面白がっている。あんな本買って勇気あるわね，など」。1976年12月3日「家人は病院なんかに行かずに親に話せ，と言う。しかし話せば，絶対にそんなことはないと言って少しも信じてくれない。隣家の人に生活を脅されている感じ。自分の言動が筒抜けになっている」。

1977年3月25日「家でやっていることは3日すれば世間に広まっている。噂の内容はだんだん下卑てくる。その声はテープで録音できるようなものではない。自分も聞こえるか聞こえないくらいなんだから」。礼容は整い，こちらの言うことにも素直に従おうとする。「隣家の人が家に旅行のみやげを持って来たりする。それがわからない。自分だけが目標なのか自分と家人の間を裂こうとしている」。1977年10月14日「自分一人のために家のなかがメチャメチャになっている。両親は何事もないかのように話している。もう自分のことをあきらめてしまったのではないか…」と，切れることなく自分のことを話す。話すことによって慰められるという感じ。

1978年2月10日「試験，全然準備できなかった。何で自分だけがこうなったのか分からない。事実無根のことも噂される。それを皆が信じこんでいる」〈わたしの所には何の噂もこない。関係づければ何でも説明できる。病気のこともありうる。そう考えるか否かはあなたの自由だが〉と伝える。

1978年5月26日「自分の病気は何だろうか，と気にしていろいろ本を読んでみる。でも事実なんです」〈とにかく自分の仕事に全力を尽くすこと〉本人納得して帰る。

1979年1月，現在試験中。「できなかった」「隣の人に人生を破壊された」。1979年6月「民法に人格権があるなら告訴したい。みんな知っているのに言わない」。1979年8月「コーラのアルバイトをしている。運んでいくと，これでコーラが売れなくなる，と態度とか言葉で言う。四面楚歌だ」「先生，僕のために具体的な行動をとって欲しい」。

1979年9月11日，目をショボショボさせて「先生，もうだめです」と言う。噂はわたしの所には何もない，と伝える。「それは矛盾だけどどうしようもない」と言って「先生，もうだめです」を連発する。主治医の話に耳を傾けるだけの余裕はある。希死念慮は否定する。「一度事実だと思いこんだので，もうそれを取り除くのが難しい」と溜め息をつく。短期間でも入院しな

いか，と勧めるが「入院はどうしてもしたくない」と。主治医の自宅の電話番号を教える。翌9月12日16時，背中と心臓部に電極をつけ，タイマーを装着して死んでいるのを家人が発見。弟あてに遺書。他に宛て名なしの一通の手紙に，「あまり弱い者いじめをするな！」とあった。

　切実に助けを求めている病者。本人の意に反しても家人の協力を得て，強制的に入院させるべきだったのか。「具体的に行動して欲しい」という求めに有効に応ずる術を知らなかった治療者。
　診断：精神分裂病

〔症例8　H女　初診時22歳〕
　会社員の父と看護婦として働く母の次女。姉が一人いる。周産期およびその後の精神身体発達に問題はない。父の仕事の関係で小，中学は各地を転々とした。私立高校（成績上）卒業後，上京し，看護専門学校に入学。
　元来，スポーツ好き。ピアノ，読書も好む。これというときに頼りにならないが，ひょうきんで人をよく笑わせた（姉）。1983年の夏（19歳）の頃から自室に閉じこもり授業に出ず，昼夜逆転の生活。留年の後，結局1984年5月に退学した。一時就職先を探す様子もあったが，まもなく臥床生活となった。1985年3月には，布団のなかで排尿排便するようになり，入浴もしなくなる。それを注意する母に暴力をふるう。某精神科医受診「思春期の挫折，様子をみるように」と言われたが，その後も状態が変わらないためS精神科を受診，即日入院となる。トイレを使わず，洗面器に排尿，入浴せず髪ボサボサ。一日中臥床している。家族の否認。sulpilide 150～300 mgを使用。最初服薬を拒否していたが，誘導により服薬。約1カ月後より穏やかになり接触がとれるようになった。3回の外泊の後，本人はもちろん，家族の早期退院希望もあり，3カ月で退院した。
　しかし，退院して帰宅した日の夕刻，手持ちの睡眠薬を多量に服用し自殺企図。服用した後，怖くなったのか母に告げたため直ちに救急病院で胃洗浄施行。そのまま再入院となった。「死にたいと思ったのは，退院1，2日前。中学時代の同級生のことを思い出してから。探しても見つからないだろうと思って」「両親は実の父母ではない。生活の仕方が全く違う。父も母も醬油やソースをジャブジャブかける。わたしは塩は1日2ｇで充分。将来は0ｇでよくなる。御飯も2膳で充分。他に水かお湯があればよい。血液の循環が違

うので入浴しなくてもよい」「金冠を被せた歯，息してないみたいで気持ち悪く死にたくなる」。haloperidol 35 mg まで使用。妄想は多少緩和するも好辱傾向強くなるため，漸減し perphenazine 追加。少し動けるようになり作業療法を開始した。9月から外泊開始。妄想的傾向は変わらないが，素直さが出てきている。年内に退院したいという要求。「無理だ」との答えに落胆するも従う。

　1987年3月「やっぱり本当の母ですね。違っていません」。家でも隔てなく話せるようになった，と母。退院後すぐに就職したいとの希望もあり，自分で職安に出向いたりするが，無理と分かり，自宅から病院の OT に通うことで納得する。この頃から眼球挙上が頻繁となり，抗パ剤で対処。1987年3月16日退院（退院処方 perphenazine 22 mg, haloperidol 4 mg, biperiden 9 mg 以上3 x．これに眼球挙上時 profenamine 50 mg錠2錠を屯用）。外来，OTに通う。3月18日「退院してよかった」と嬉しそう。「眼が上がっちゃうんです」。3月25日眼球挙上連日。このため perphenazine を 12 mg まで減量，haloperidol を中止し，かわりに bromperidol 12 mg, biperiden 6 mg とする。「いつまで通うんですか」〈今年いっぱいは！〉。4月1日，やはり眼球挙上がある。しかし睡眠はよくとれる。母と仲良くやれている（母）。「お母さんいなくなったらどうしたらいいの？などと言ってくれるんですよ」と嬉しそうな母。4月8日眼球上転は少なくなった。「朝起きられるが，だるいので通うのが大変だ」，4月15日「だるさ少し良い」，4月13日「姉とディズニーランドに行ったが，眼が上がりっぱなしだった」「今マフラーを作っている」。入浴はしている。〈塩のことは？〉「いらないということではないが，辛いのが嫌だったんです。母は少し多く使い過ぎるんですよ」と穏やかに話す。perphenazine 8 mg とする。

　1987年4月17日，K大学救命センターより電話あり「本日午前10時過ぎ，H氏救急車で来院。意識なく，胸部挫滅，腹部内臓破裂，脾摘するも間もなく死亡した」と。JR線K駅（半地下駅）のホームを外れたトンネル内で電車にはねられた，との駅員の話。

　OT場面では数日前から蛍光灯のことを気にしたり，入浴はしない，などの言動が認められ，来ても疲れやすく横になって休んでいることが多かった，という。

　退院後だるさがありながらもOTにはよく通って来ていた。頻繁な眼球挙上を減少させるため処方上の工夫を続け，全体としては減量の方向だった。

社会復帰を望みながら易疲労性，眼球挙上（ディズニーランドでのこと）など思うにまかせない事態に落胆したのか。眼球挙上のコントロールがもう少しうまくできなかったか。両親とくに母親の悲嘆は極めて大きかった。
　診断：精神分裂病

3．陰性逆転移群
　治療者が病者に対して明らかに陰性感情を抱き，それに影響されて対応した群。
　〔症例6　F女　初診時25歳〕
　某県離島の出身。同胞6人中5番目の4女。地元の中学卒業後半年家事手伝いの後，大阪の織物工場に勤めた後上京。歯科医院の見習い看護婦。次いで病院に勤めながら准看の資格をとる。元来内気で話し下手。人との交際が持続できず，すぐいやになる。1976年3月末，それまで5年間勤めた病院を，もっと自由に仕事をしたい，という理由でやめ，個人の内科クリニックに移った。しかしレセプト計算に慣れず職場も独り，アパートも独り，の生活に行き詰まり，不眠出現。生きているのが嫌になり，石で頭を叩いたりベルトで首を絞めつけたりしたが死にきれず，ある朝，近くの神社で石垣に頭をぶつけているところを発見され，警察に保護された。
　S精神科初診，診断は「不眠症（分裂病初発か）」。3回目の診察時，処方のみ4週間希望するも，希死念慮に留意して2週間分としたが，その日のうちに全量服薬して昏睡状態で発見され，某救急病院に入院。治療の結果，4日後に意識回復した。しかし，その後も執拗な希死念慮があるため，S精神科に転入院となった。その後，度重なる自傷行為，自殺企図あり，頑固な希死念慮が持続するため，電撃療法施行。入院5カ月目頃からようやく安定してきた。
　約1年1カ月の入院期間の後半は，中央材料部の手伝い，外勤作業にも出，完全寛解状態で退院した。1979年10月，以前から付き合っていた患者仲間のO（分裂病，軽い欠陥状態の人）と結婚し，夫の収入（夕刊配達）によるアパート暮らしを始めた。気がのると家事洗濯もやるが，日中寝ていることも多い。気にいらないと癇しゃくを起こし，ガス栓を開いたり，紙屑に火をつけたり，夫に物を投げつけたり，「こんな人とよく結婚したもんだ」と夫に当たり「離婚する」「自分なんか生きていてもしようがない。死ぬ」といった言葉を繰り返す。経過中の自殺企図は以下のとおりである。
　1979年1月（結婚前）失恋（？）で服薬し，公立N病院に3カ月入院。1980

年11月28日，夫に対する不満から5日分服薬。1981年1月28日「夫が寝てばかりいて，自分の相手をしてくれない」と自暴自棄になり2週間分服薬，S精神科に緊急入院（1週間）。1981年5月，再び大量服薬してS精神科に緊急入院（2週間）「パートに出て疲れた。生きているのが嫌になった」。以後2年間に3回，服薬による自殺企図未遂。そのうちS精神科に2回（5ヵ月，2週間），他病院に1回，短期間入院している。

　既遂に至る経過は次のとおりである。1983年8月10日，冗談がポンポン出てくる。働きに出たい，と言うので，日中ならOKと伝える。1983年9月13日，田舎に帰省してきた。「楽しかった！」とこれまでにない明るい表情。しかし，1983年10月9日，「わたしもう死にたいんです。生きていても何もできないし…」しばらく話を聞いているうちに少し落ち着き，笑顔も見えてくる。〈そのあなたの笑顔が，ご主人にとっても大切だよ〉（その日は笑顔で退室）。1983年11月9日，わりと元気そうである。

　1983年11月29日（主治医当直）18時30分，本人より電話が入る。「夫と別れたい。田舎に帰りたい。死にたい」と切迫した内容。すぐに来院を指示。ようやく21時30分に夫とともに来院。「わたしはもう死にたい。主人の顔を見るのも嫌なんです。同じことばかり言ってちっとも面白くない。もうあの人のところに帰りたくない。わたしにはもう行く所がないんです。結婚したのが間違いなんです。わたしはみんなに迷惑かけてばかりいる人間なんです。死んだ方がいいんです。精神病者には安楽死する権利はないんですか。薬があるのでアパートには帰りたくないんです。怖いんです。入院させてください」。夫を待たせて本人と約1時間話す。少し落ち着く。主治医に入院させることについての迷いがある。その後，夫を招じいれ，3人で話すうちに本人は苛立ちはじめ，突然立ち上がり「あなた来ないで！　わたしを探さないで！」と言って外来診察室を飛び出してしまう。夫には，本人の後を追わず家に帰って本人の帰宅を待つように伝えて面接を終わる。しばらくして23時15分S精神科前の私鉄踏み切り近くの線路で電車に飛び込み即死した女性がいる，との駅からの連絡が入り，主治医が現場にかけつけ，本人であることを確認した。

　経過中頻回の自殺企図，未遂あり。その性格傾向は衝動的，短絡的で感情の不安定な状態を来たしやすいところがあった。明白な希死念慮が表明されており，夫に対する強い嫌悪と攻撃が向けられ，本人からも希望があったの

だから，当然即刻入院の措置が取られるべきだった。それをしなかった主治医。何回も企図，未遂を繰り返す本人は既に以前から，治療病棟では喜ばれざる存在であった。そのような本人を深夜近くなって入院させることに対する病棟スタッフの反発を主治医はひどく重荷に感じた。それより以前に主治医自身のなかに，本人に対する陰性感情が生じていたことによる。

診断：精神分裂病

考 察

既に結果の項で述べたように，筆者は対象の症例群を3群に分類した。その分類の根拠について述べるのであるが，その前にまず2，3の報告を検討してみたい。

森山[9]は分裂病者の自殺を3群に分け，それぞれ離人症，妄想－幻聴型，病識型とした。この3型には共通した状況があり，それは「人間社会から隔絶されるという形で疎隔が具体的に体験される」という状況であり，このような根底にある Entfremdung を考えることによって初めて全体的に了解できる，と述べている。彼はこの考えを，うつ病をも含めた精神科領域の病者の自殺のみでなく，いわゆる正常自殺，「真の自殺」というものに対しても適用できる，と考えている。その根本は，病者であろうが非病者であろうが「自己と世界との関係の喪失した状況の中で，とりわけ社会のなかから隔絶されている自己の唯一の活路を求める，という形で自殺する」という点にある。森山は，分裂病者の自殺の検討のなかから見いだした「共通した状況」が精神科領域の自殺に対してのみではなく，いわゆる正常自殺にも適用される，と述べるなかで，はからずも，自殺というものが，診断名を超え疾病を超えて，その根底に共通した本質的な状況が存在することを明らかにすることになった（この点は笠原[2]もいくぶん言及している）。しかし，病者と密接にかかわるはずの治療者についての言及はない。

山上[10,11]は Farbelow に則って，自験例を拒否型，不満依存型，満足依存型に分類し，治療状況と自殺の関係を論じている。特に治療者が治療の名の下に加える事により生じる病者の外傷体験，喪失体験の深刻さに，治療者自身，より注意深い目を向ける必要のあることを指摘している点はきわめて印象深い。

平山[4]は分裂病者の経過中に認められる諸因子を抽出して論じている。急性期の病的体験因子，衝撃因子などは主として病勢に関係するものとして捉えられているが，慢性期寛解期には家族，職場での人間関係にさらされると

きに直面することになる病者自身の「共感性，常識の欠如，現実感覚の低下や疎隔体験」などの要因（労働，社会，家族因子），さらには病識出現，孤立，絶望などの実存因子がとり出されている。注目されるのは，病期全体にわたり，向精神薬の副作用による気分変調，衝動性の昂進，さらには錐体外路性の身体症状の苦痛（薬物因子）から逃避するために死を選ぶ例のあることが指摘されている点である。

すでに笠原[1]も指摘していることであるが，松本[5]は，濃厚な精神療法がかえって病者を追い詰めることもありうる，と述べている。さらに松本は，病者に対するある種の「逆転移」の力動が作用している可能性を指摘し，そのような状況におちいった「治療者は病者の〈苦悩の重圧〉にまきこまれ，フレキシビリティの乏しい治療関係の中にとらえられ」，「自由に開かれた治療関係ではなくなっている」と述べている。

なお，松浪[6]は心理療法と自殺に関して，総説している。

筆者が自験の11例の記録を前にして考察を重ねるうちに考えたことは，治療者としての筆者の，病者に対する対応のあり方の検討を避けて通れないという点であった。それはF例における経験が余りにも強い衝撃であったことによる。それは松本[5]の指摘にも重なるが，治療者が病者に対して明らかに陰性転移の状態におかれていた，という事実である。

明瞭な希死念慮を表明し，「わたしにはもう行く所がないんです。…薬があるのでアパートには帰りたくないんです。怖いんです。入院させてください」と主治医に頼むFはこのとき確かに追い詰められた状況にあり，そこからの救助を主治医に求めてきたことは明らかである。そのようなFに対し，筆者は対話によって，この危機を乗り越えようとした。症例の項で要約したような理由から，治療者としての筆者は「即刻入院」の判断を下すことに消極的になっていた。本人と2人だけのときは，もしかしたら入院を回避できるかもしれないとの思いがよぎった。以上が，当時の記録「少し落ち着く。主治医に入院させることにまよいがある」という表現の裏にあるものである。その後，夫と3人で話しているうちにFは苛立ちはじめ，突然立ち上がり，「あなたは来ないで！ わたしを探さないで！」と言って外来診察室を飛びだしてしまう。そのとき主治医は椅子に座ったまま動かなかったのである。

主治医は残された夫に，「本人の後を追わず家に帰って…云々」と伝えている。一体その時主治医はFがどこに行くと考えたのであろうか。治療者とし

ての自由な判断と、援助者としての能力が制限された状態におかれていた、と言わざるを得ない。このFの例に代表される主治医の対応の群を、筆者は「陰性逆転移群」と名付けた。この群に該当する病者は2例であった。

　この群に対して明らかに対極にあるのがA, G, Cの例であった。その企図はあまりにも唐突で、治療者は何らの予測をも持ちえず、病者から独り取り残されたような思いを隠せなかった（もちろん、治療者の視野に十分入っていなかった問題のあることが後で明らかになった、ということはある）。筆者はこの群を「介入困難群」と呼んだ。この群に関しては後にふれる。

　そしてこの両者の間に「不適切関与群」が入る。この名称の意味は、病者に希死念慮が存在していること、あるいは、その出没の危険性を面接中何らかの形で意識しながら、それに対して治療者が適切な手を打つ術を知らなかった、そのような病者の群である。この群に属するのは6例であった。

　H例では明らかに薬物因子[4]が問題であった。haloperidolの大量使用に端を発した眼球挙上のコントロールこそ要点であったが、それに手間取り、本人の社会復帰への希望にブレーキをかける結果になった可能性は否定できない（一方、OT場面での、蛍光灯のことを気にしたり、入浴はしないなどの、抗精神病薬の減量による再燃の傾向もあった）。Dの例では、「先生、もうだめです」を連発する本人を前にして、自宅の電話番号を教えることくらいしかできなかった治療者。症例呈示時の要約に記した通り、その対応があまりにも消極的に過ぎたと思われる例である。

　一治療者の立場からの見方に過ぎないこの分類は、全く主観的であり、対象例のすべてにおいて不適切関与の要素は払拭しきれないことも事実である。さらに、治療者の技術によっては陰性逆転移群を経験せずにすむこともありえようし、また一見何事もなさそうに見える病者（筆者は介入困難群を念頭においている）の背後にしのび寄る状況の変化、影響を見抜いて、あらかじめ対処し、その危険の到来を未然に回避することもできるかもしれない。さらには不適切関与群の病者の諸問題をも、その経験と技術の蓄積から、もしかしたら避け得るということも考えられよう。つまり、治療者の技量、力量によって各群の幅は大きく伸縮することがあるかもしれない。

　しかし、ここで筆者が強調したいことは、精神科領域での病者の自殺死は、特にその生物学的原因により、ある意味で必然的に生起するもののみではなく、治療者との関わりの中で生起したと考えられる例も意外に多い、という

点である。

　わたしが今回この報告を，治療者の病者に対する対応という視点から考えようとした契機となったのは，すでに記したように吉川ら[13]の報告を読んだことである。そこには病者の精神病理の記述とともに治療者の対応の姿勢も共に記されてあった。精神科医療が治療者－患者関係を基本とする以上，その治療関係の中で生起する事態が，一方的に病者の側の要因にのみ焦点があてられるとすれば，それはきわめて重要な視点を見失うことになろう。

　陰性逆転移群と不適切関与群については，特に治療者側の問題点が明らかになっている点で，これはそれなりに今後の対策に向けて学ぶ点が多い。実はこの3群で一番問題をはらんでいるのは，「介入困難群」ではないだろうか，と筆者は考えている。何故なら，事故が起こった後で，治療関係を回顧するとき，そこに必ず，治療者がそれほど重要視していなかった点が，浮き上がってくる場合があるからである。筆者の対象例のうちこの群に属する病者は3例であった。そのいずれもが森山[8]の指摘する「社会，家族からの疎隔状況」が病者をめぐって生起していることを視野にとらえていなかった。

　症例Aでは，事故の1～2カ月前「母が側にいると安心だ」と言い，父（伯父）に「死んでもわたしを病院に入れないでね」と頼んだという。「死んでも」という表現は，拒絶の強調表現ととれる。生育史からすでに両親の愛情から疎隔されていたAが，自分の将来を託した伯父伯母から自分が再び疎隔され，精神病院に入院させられ，一生そこで過ごさなければならない自分の行く末を見通し，絶望して死を選んだとも解釈できよう（もちろん，そうではないかもしれないという可能性はある）。それを治療者が明確に理解したとしても，優れて有効な手段をどれだけとりうるかはまた別問題ではあるが，それを自覚していると否とでは，治療者の姿勢はやはり異なってこよう。

　症例Cは，教師である厳格な父と優しい母をもつ長男である。初めて親元を離れ遠方の医科大学に入学したが，学生生活に適応できず不眠を来たした後に，頭痛・背痛が生じたことから，自分が不治の病に罹患したと思いこみ，自殺未遂そして精神科入院，結局は退学した。2年の経過中にも復学の夢を捨てきれず，2度の未遂はあったが，アルバイトに喜んで行くまでになっていた。その年の夏，休みを利用して働く大学生達とともに元気に働いていた。9月になり大学が始まると同時に，学生達は皆やめていき，本人独りが後に残されることになった。「大学生ではない自分，皆からとり残された自分を見いだして絶望したのではないか」と母は筆者に話してくれた。そのような要

因が本人をとり囲んでいたことに治療者は気付づいていなかった。

　症例Gの場合は，おそらく日々精を出して働くことが，ごく普通の社会人の生活であるという確信のもとに，一日中何もしないで家の中にいる息子の姿にたえられず，叱責する明治生まれの頑固一徹の父。その圧力の下に，普通の人のように働けない自分，そして将来もやはり同じであろうことを思い，絶望しての死の選択であった，と筆者は考えている。しかし，当時2度3度とこの父と会い，その性格を充分につかみながら，Gと父の間に働いたであろう力動にそれほど注目することがなかった。

　これらの例は，その生起の仕方はまことに唐突であり，それを防ぐべく介入することはほぼ不可能であった。生起の仕方が唐突であったとしても，その病者のおかれた力動的状況布置を改めて検討してみるとき，充分に了解しうる場合がある（もちろんこの了解は，治療者としての筆者による病歴の再構成に過ぎないのではあるが）。このことからも，介入困難群についての治療者としての筆者の反省は，他の2群と並んで深いものがある。

　最後にきわめて付随的なことであるが，2点ふれておく。それは筆者の自験例11例のうち，分裂病圏の病者が6例を数えたことである。全く統計的意味はないのだが，自殺企図はうつ病者に多いという先入観を改めるに充分だった。自殺企図はうつ病者に優るとも劣らず分裂病者に多い。しかも，未遂歴のある分裂病者は，決して油断できないという痛い教訓を与えられた[7,12]。

　また自験例11例は，筆者の臨床活動20年の後半に集中している。そしてその時期は明らかに筆者の日常が診療等で多忙をきわめた時期に集中している。やはり精神科医にとり，多忙であることは大きな問題であるという自明の理を示された思いである[7]。

文　献

1) 笠原　嘉：自殺の臨床的研究－自殺予防のために－. 大原健士郎編：現代のエスプリ別冊「自殺学」自殺の精神病理, 至文堂, 東京, 1974.
2) 笠原　嘉：精神科医にとっての自殺－精神科医のノート－. みすず書房, 東京, 1976.
3) 梶谷哲男：精神分裂病者の自殺（前編）－病識ある病者の自殺－. 精神医学, 7, 1 ; 37-41, 1965.
4) 平山正実：分裂病と自殺. 精神経誌, 82 ; 769-786, 1980.
5) 松本雅彦, 毛利充宏：分裂病の自殺について－治療の流れの中から－. 湯浅修一編：分裂病の精神病理と治療2. 星和書店, 東京, 1989.

6) 松浪克文：心理療法と自殺．季刊精神療法，13；106－117，1987．
7) 西山　詮：自殺と精神科外来－自殺の小社会学－．精神経誌，81；311－341，1979．
8) 下坂幸三：自殺の危機に対する二つの提言．季刊精神療法，13；144－148，1987．
9) 新福尚武，加藤正明，森山公夫ほか：座談会 Suicidoology について．精神医学，12；52－69，1970．
10) 山上　皓：社会復帰をめぐる慢性分裂病者の自殺．季刊精神療法，2；121－131，1976．
11) 山上　皓：精神分裂病者の自殺．臨床精神医学，8；1269－1278，1979．
12) 山田広美：精神病者の自殺行為－その予告徴候と動機について－．精神医学，4；183－188，1962．
13) 吉川武彦，矢野　徹，米沢照夫ほか：精神病者の自殺への力動的接近－治療者・患者関係を中心にした症例検討を通じて．精神医学，10；876－882，1968．
14) 吉松和哉：自殺．岩波講座「精神の科学」10 有限と無限．岩波書店，東京，1983．

5 「嫉妬妄想」に関する一考察

はじめに

いわゆる嫉妬妄想を精神病理学的に考察しようとする時，そこに含まれているまったく別個の問題を明確に区別しておかなければならない。すなわち病的体験の形式としての"妄想"と，その「内容」としての"嫉妬"とである。もちろん妄想という形式とその内容とは密接に結びついており，内容の検討によって初めてその観念が妄想であることを同定できるのであって，内容の検討を抜きにしては妄想を語ることはできないのであるが，しかし，妄想という形式そのものは，内容とは無関係に定式化された概念であることも明らかである。

Jaspers,K.[2]は，「嫉妬妄想」のきわめて詳細な症例報告を通じて，妄想形成における「病的過程」と「人格発展」の概念を提示し，精神生活の理解の一手段である「了解」の方法によって両者の区別が可能である，としたことはよく知られている。彼の業績は，精神医学徒にとって，常に1つの出発点を指し示している。

しかし，批判がない訳ではない。「了解」という方法を用いても，この2つを明瞭に区別することは実際には極めて困難な症例が少なくない，としたPauleikhoff[8]の指摘もその1つである。さらにJaspersは「嫉妬妄想」を対象にしていながら，単に4つの類型を示したのみで，嫉妬そのものに関しては検討を殆ど加えていない。

問題は次のような点にある。Jaspersの分類した4類型(実は，非妄想性と妄想性の2類型である)は純粋に嫉妬そのものに関する類型ではなくて，本質的には，嫉妬の発生過程に関する分類なのであるが，それがあたかも4つの"別々の質をもった嫉妬"が存在するかのように読まれる危険性をはらんでいる点である。

宮本[6]は，嫉妬がありふれた人間の情念であるのに精神病理学の主題とし

てはなかなか扱いにくいと述べ，その理由として4点を挙げているが，その最初に，嫉妬が「常態から異常を経て妄想態に至る幅広いスペクトルをもち，これらを単一の現象として通分することを妨げている」点を挙げている。しかし，ここでもJaspersの場合に見られたものと同じ混乱が認められる。「常態から異常を経て妄想態に至る幅広いスペクトル」といわれているが，それは確かなことなのであろうか。「常態」の嫉妬の対極にあるのは「妄想態」の嫉妬なのであろうか。たとえ「妄想態」の嫉妬ではあっても，嫉妬そのものとしては常態といい得る場合があるのではないか。また，この場合の「異常」な嫉妬といわゆる「病的嫉妬」とはどのような関係にあるのであろうか。

　筆者は唐突に「病的嫉妬」という語を用いたが，この語もまたあいまいなままに使われている。山本[13]の場合は「嫉妬妄想」という表現を意図的に避け，あえて「病的嫉妬」の語を採用したが，それは，「病者の確信の度合いないし自己批判力は経過と共に動揺し得る」という彼自身の経験からであったのだが，明らかに宮本のいう「妄想態」としての嫉妬を射程に置いている。一方Jaspersはpsychologische Eifersuchtとkrankhafte Eifersuchtとを一括して，wahnhafte EifersuchtおよびEifersuchtswahnから区別しているところを見ると，Jaspersのいうkrankhafte Eifersucht（和訳すれば「病的嫉妬」とならざるをえないだろう）は，直ちに「妄想態」を指しているとは考えにくい。もっとも山本は「病的嫉妬」の語にpathologische Eifersuchtの独語訳を当てている。

　いずれにしても嫉妬の病態に関する概念の混乱は覆うべくもない。筆者はこの混乱を少しく整理するべく，この論考において形式としての妄想と，その内容である嫉妬とを分離しようと試みた。ちなみにJaspersの「人格の発展か病的過程か」の論議はただ妄想の発生に関するものであり，その内容とは何の関係もない，すなわち，嫉妬に関しては「人格の発展か病的過程か」，という論議は成り立たない。さらに言うならば，嫉妬は常に人格の反応によって惹起される，ということをまず最初に断っておきたい。このように考えてみるならば，「嫉妬妄想」という概念そのものが再検討されねばならなくなる。この点については，さらに考察の部分で触れるつもりである。

　まず一症例を呈示する。この症例は，十数年自分の片腕以上の存在として，生活と仕事の全般において自分に連れ添ってくれた妻を，「浮気」を理由に殺害したのであるが，その背後に精神疾患の存在を疑われ，鑑定になったある中年の男性の例であり，筆者がその鑑定にあたったものである。

症例呈示

K（初回面接時　52歳の男性）

〔生育歴および生活史〕

　Kは19＊＊年に鮮魚商を営む両親の下に，四男三女の次男（3番目）として東京の○○に生まれた。胎生期，周産期に異常なく，その後の精神身体発達も順調であった。幼稚園から尋常小学校へ，そして地元の高等小学校に進んだ。このころから将来は，父親のような魚屋をやりたいと思っていたという。戦時中のことで学徒動員があり，はじめは某工場に，ついで別の工場に卒業まで勤めた。2年で卒業，ちょうど戦争が終わった。その年の9月頃，街を歩いていたら，動員時に勤めていた工場の上司に出会い，仕事に誘われ，その工場に2年勤めた。この間近くの実業高等学校夜間部に通った。成績は中以下であった。16歳の時，やっぱり魚屋をやりたくて，そこを辞めた。当時父の店は手が余っていたこともあり，別の店で3年間働いた。19歳の時，父から「家に戻って来ないか」といわれたので父の店に移り，5年働いた。その後父の指示で，近くのスーパーに移った。都内で初めて出来たスーパーで，親方とよく仕入れにも行った。そこに3年勤めたのち，27歳の時に都下H市の某百貨店の食品コーナーに自分の店を出した。商売は順調であった。29歳になった時，仕事関係の人（妻の伯母）から勧められて見合いをし，現在の妻と結婚した。

〔家族歴〕

　父（80歳）は○○で長く鮮魚商を営んでいたが，現在は引退して店を長男に任せ，四男の店を，妻（本人の母）と一緒に手伝っている。性格は温和で，物わかりもよい。アルコールは30歳まで口にしたことはなく，それ以後も機会があれば飲む程度で，あまり好きな方ではない。

　母（76歳）は夫と共に四男の店を手伝っている。面倒見のよい働き者。

　生活歴で記したように，Kは同胞7人中3番目次男である。他の同胞は，7番目（四男）の弟を除いてすべて既婚，自営業に従事，あるいは勤務し，自立している。

　なお，Kには妻との間に一男一女がおり，長男は専門学校卒業後，現在自立して働いている。長女は高校卒業後，家事を手伝っている。

　家族内および親族には，本人のほかには精神障害を疑わせる者はない。

〔飲酒歴〕

　Kによれば，飲酒は19歳の頃，父の店に戻ったあたりからで，スーパーにいく頃（25～6歳）には，日に3～5合ぐらい飲んだ，と言う。H市に来てから（27歳～）は，休みの前日には，清酒で1升ぐらい飲んだこともある。この当時は，ご飯も食べないで，おかずだけだった。前の晩に飲むと，翌日，飲んだ時のことがよく思い出せないことがあった。殆どの場合，家で飲み，外で飲むことは稀だった。飲むと，大体よく眠れた，とのことであった。
　Kの店で，Kが40歳の時から2年間，さらにKが49歳の時から3年弱の間，パートとして働いていた近所の主婦Yによれば，「Kは酒好きで，いつも酒やビールの空きビンが玄関先にたくさん置いてあった。しかし，仕事中に飲むことはなかった」と言う。
　Kは42歳の時にM病院（精神科）に入院するが，これは，かかりつけのO医師から「アルコールをたくさん飲む」ということで紹介されたものであった。これに関してはあとで詳しく述べる。
　家族によれば，この当時，酒の勢いで，妻にいろいろといったり，昼間から飲んだり，飲んで入浴し，そのまま卒倒したこともある。約2カ月後に退院した。その後5年あまりまったく飲酒しなかった。それ以後も休みの日に時たまビールを1本飲むか飲まないかくらいであった。
　51歳の年の秋，右下肢の血栓性静脈炎をわずらって以来，また飲まなくなった。事件のあった年に入ってからは，1月末か2月の初めにビール1本位飲んだだけである。手指振戦，幻覚の既往は否定している。以上のことから，Kはアルコールに関しては多少の問題があったとしても，アルコール依存症ではなかった，と結論し得る。

〔覚醒剤使用歴〕

　22～3歳の頃，友人に勧められてヒロポンを腕の静脈に注射したことがある。日に5～6本で約半年くらい続けた。そのうちに眠れなくなって，某精神科に一時入院したことがある。詳しいことは忘れた，とKはいう。

〔M病院への入院とその後の経過〕

　同病院への初診は42歳の時であり，O医師の紹介であることはすでに記した。しかし，この入院が単にアルコールの問題だけではなかったことは同病院のカルテに記載されている現病歴から明らかである。「14年来，魚屋経営，

3年前に好条件で一度店を出してやったがうまくいかなかった店員が急に，本年（同院初診の年）春にやめた頃から，店を取られる等と被害的になった。アルコール症があり，近医の加療で一時軽快，最近また被害的になった。本年3月から停酒し，ずっと仕事は続けている。胸元が苦しいとよく言っている。不眠出現，食思不振，猜疑的で関係念慮的，同業組合の会費を払っていないからつまはじきされる，とか，元店員に店を取られる，等という。動物幻視（－）」

　診断は　1．未熟人格を基礎とした心因反応　2．アルコール嗜癖

「ちょっとした身体症状でも大げさに訴え，時に歯の浮くような，見え透いた調子のよい受け答えをし，入院に至った経緯などに関し，殆ど内省もせず，洞察に欠ける。2度無断離院して帰宅し，妻に諭されて病院に戻った」との記載もみられた。

　以上の記録から，入院中に明らかとなったKの人格像は次のようにまとめられる。

　冗談を真に受け，被暗示的で，些細なことに固執し，猜疑的被害的となり，取り越し苦労して落ち着かなくなり，妻に諭されてやっと安定を取り戻す。すべてのことで妻に依存的であるが，それでいて，その妻に対し一方的に他罰的で，わがままである。仕事は勝手気ままで，積極的には働かず，実務は弟，指揮は妻任せである。物事を一人合点して決め込み，簡単に返事したり，約束したりしてしまう。口下手でもあり，自分の考えを言葉に表現するのが困難である。妻に逃げられる，と思ったことも一度はあったようだが，嫉妬的になったことはない。

　入院中，診断的に精神分裂病が問題になったことは一度もない。

　Kは同病院を，その年の暮れに軽快退院した。その後，2週間あるいは1カ月に1度の間隔で，ほぼ規則的に外来受診を続けていたが，それは今回の事件の13日前まで続いている。この間の外来でのKの主訴は「睡眠不足」に集中していた。

〔精神的現在症〕

　Kは中背で，多少肥満してはいるものの，決して太りすぎてはおらず，また肩幅も狭くはなく，割とがっしりとした体格の持ち主である。太い眉，やや大きな目，大きな鼻そして厚い唇が特徴的である。数回の面接から受ける印象は，犯行から予想される印象とは異なり，温和で従順すぎるほど素直で，

その接触に拒否的猜疑的な、相手を窺うような構えはまったくない。その穏やかな表情にはどこか人のよさ、人なつっこささえも感じられる。この感じは面接の回数を重ねる度にいよいよはっきりしてくる。問いにも協力的で、その答え方は、多少こちらの意を迎えるような印象もなくはないが、一応まともである。そこには精神分裂病を直ちに疑わせるような硬さ冷たさ、物事に対する奇妙な無関心さなどはない。多少の不眠傾向はあるものの、食欲もあり、抑うつ的なところはない。結婚の年月日、妻の年齢に関しては、一生懸命思い出そうとするが、なかなか思い出せないということがあったが、その他の点では生育史、家族史、事件が起きた時の状況などを筋を追って、正確に、しっかりした口調で話す。妻のことに話が及ぶと、涙は見せないまでも「妻には申しわけないことをした」と言って目頭を赤くして、しきりに両手で目をこする、といった感情の動きを見せる。しかし妻の「浮気」に関しては、「まあ……ちょっとおかしいな、と思うところがあるんですよね」と、未だに疑いを完全には拭いきれないでいる。幻覚症状、自我障害の存在を疑わせるような症状は認めない。

　WAISによればIQ93であり、平均値下段階（93〜83）であり、知的には問題はない。

〔K自身が語ってくれた経過〕

　去年までは妻には男がいるなどと思ったことは一度もありませんでした。事の起こりは、事件の1、2カ月前に、妻が枕元に懐中電灯を置くようになったことでした。部屋に電灯がついているのにどうしてなんだろう、ととても気になったんです。それにドテラ姿で寝ていたり……。ドテラを着て出ていって寒いからそのまま寝てしまったんだと思いますけど……。わたしはいつも午後10時から11時の間に床に就いておりました。病院からもらった薬を飲むと、仕入れに行くために起きる翌朝の4時から5時頃まで何も分からずに寝込んでしまい、途中目が覚めることはないのです。だから、妻が、わたしの寝ている間に何かしているのではないか、と思ってしまったんです。

　それに去年の暮れ、朝起きたら、いつも一緒に寝ているはずの妻の布団が敷いてなくて、妻の姿も見えないことがあったのです。2月に入ってから、マーケットの中で、八百屋の店員のMちゃん（男性）と妻が立ち話をしており、その際Mちゃんが「12時頃電話で示し合わせて2時か3時頃朝帰りする」と言い、妻はそれに相槌を打って「それもまた楽しみだわね」などと言って

ました。わたしは，浮気のことかな，と，徹底的にそうだとは思わないまでも相当の確かさでそう思ったのです。その翌日，妻はわたしに「Mちゃんの話では，12時頃示し合わせて，2時か3時頃朝帰りする人もいるんだそうよ」などと言っていましたが，わたしはそれを聞き，妻は自分のことを言っているんだろう，と感じ取ったのです。

　わたしはこのことでいろいろ悩み，仕事の方もうまく出来なくなってしまったような気がいたします。事件の1週間前の夜，自宅で問い質したんです。「懐中電灯もあることだし，夜出歩くことがあるのか」って。そしたら妻は「出歩くこともある」と言っておりました。どういう用で出歩くのかは聞かなかったけれども……。わたしも別にこれといって何の証拠もないので，強く責めることも出来ず，その時はそれだけで終わってしまったのです。しかし，わたしとしては，夜出掛けていることを認めたので「妻は浮気している」と，ますます思い込んでしまったのです。わたしは物事を考え込んでしまう質なので，妻の浮気のことを，している，と思うと落ち着かず，1日に10本くらいだったタバコも20本ぐらい吸うようになってしまったんです。翌日仕入れのない日には，薬を飲まないで，眠った振りをしていた日もありました。しかし，その日には，わたしの素振りから気付いたのか，妻は外出しませんでした。

　わたしは金の管理や保管もすべて妻に任せ切りにしていましたが，わたし名義の預金を妻が勝手に自分名義に変えているのではないか，と疑い，預金のことをしつっこく聞いたんです。妻は「一銭もごまかしてはいない。そんなにしつっこく言うなら家を出て行く」と言っていました。その時，わたしは本当に妻に家から出て行かれてしまうのではないかと，とても心配になりました。

　事件の当日，夜9時すぎに家に帰りましたら，妻は「薬飲め」と勧めるんです。いつもは勧めたりしないのに「変だな」と思い，気分もモヤモヤしてきたのですが，わたしは妻の言う通りに薬を飲んだのです。その後少したってから妻が「ちょっと忘れ物をした」と言って懐中電灯を持ってドテラを着て出て行ったんです。その時の出て行く姿が印象に残ったんです。わたしは「浮気をしに行くのでは？」と直感したんです。いつもこんな風にして出て行くんではないかと思って……。そう思うと血がカーッと頭に上がってしまったんです。妻は出て行くとすぐに戻ってきたのでわたしの直感はまちがっていたと分かったんですが，すぐに落ち着きを取り戻せないでいるところへ，

妻が娘と2人で食事をしながら，2回目の薬を「早く飲め」としつこく言ったので，わたしは「妻はわたしを薬で眠らせて夜出掛けるのでは……」と思ったらどうしても妻の浮気を赦すことが出来なくなり，咄嗟に「殺してしまおう，そして自分も死のう」と考えてしまい，出刃包丁を取りに店に行ったんです。……確証はないけれども妻は確かに浮気をしていると思います。

〔長男，そして長女の見た父親像〕

「……何とも頼りにならない感じだ。たとえば仕入れに関しても自分の意志がまったくないし，お母さんの言うまま。仕事は，刺身を切るなど奥の仕事だけ。客相手はみな母の仕事。店が忙しくても自分の仕事が終われば何もしないで奥にいる。隣近所，店のまわりの人とは顔見知りであるが，付き合いはそんなにはなく，あっても必ずしもよくはなかった。独りでどこかに行くという人ではなく，店と市場と家以外は殆ど何も知らない人，同じ道しか通らないだろう。それに物事をわりと自分のせいにして悩む人だ。黙ってずっと悩んでいると思ったら突然ポツッと何かを言って，またずっと考え込んでしまうような人。新聞も読むのはチラシぐらい。それも他の店で少しでも安く売っていると，どうしてだろう，と悩んでしまう。母はよく「ケツの青い子供がもう1人いる」と言っていた。父に似ている，と言われると頭に来る。血はつながっているけれど，気持ちのつながりはまったくない。親というと母しか思い出せない。甘えるとかふざけるということがない。向こうがしゃべってくれば，それに対して必要なことをしゃべるだけ。何か用があっても母を介して言う。まともに差し向かいで飯を食べたりしたことはない。そうしたいと思ったこともない」

長女もほぼこの見方に同調し，かつ次のように付け加えている。

「……父は家では内気で，物事に対しても悩むタイプで，カッとなりやすかった。母に対しては急に怒りだしてケンカをするようなこともあり，母が家を出るといったことが何度かあった。余り気にしなくてもよいことをしつこく母に言い，母が説明してもまた同じことを持ち出すのです」。

〔K自身が見た自己像〕

自分の性格をどのように思うか，と問われると，やや照れながらも次のように述べる。「ルーズな割に人を使うのがうまい，って妻が言っていました。人に頼まれると，いやと言えない，割と義理がたい所がありますね。友人は

少ないですね。趣味はパチンコです。あとはテレビで大岡越前や水戸黄門を見ます。スポーツは見ません」。
　妻にとって良い夫だったか，の問いに，「まあまあでしょうね」と言って，少し微笑む。息子，娘にとっては？の問いには，「まあまあ以下かも知れませんね。……妻に仕事をたくさんやらせていたし……」。

　以上を総合すると，次のようなK像が浮かび上がってくる。
　Kは仕事の他にこれといって趣味ももたず，周囲に対する関心も余りなく，人付き合いも少なく，家と市場と店だけを生活の場としている。
　他人には一見，おとなしく義理がたく，真面目に映る。しかし，ちょっと何かあると，自分に関係づけて，自分のせいにして独りで悩む。妻には，気持ちの上でも仕事の上でも依存しながら，時としてカッとなり，感情的になってあたることがある。万事につけて自分の意志がなく，息子達からは頼りにされず，相手にもされないで，家族の中では独り浮き上がった存在であり，わずかに妻を介して息子，娘とつながっている。それにもかかわらずK自身はこの事実を殆ど自覚しておらず，悩んでもいない，等の現実認識の甘さがある。

〔1年後の面接時の記録〕
　1年ぶりにもかかわらず，筆者のことを覚えており，丁寧に挨拶をしてくれる。顔色もよく，元気そうである。話をしている途中で，ふと耳を押える。
　〈今もあったの？〉ええ（と言って少し笑う。）……もうやめてもらったらどうだ，と言って来ました。森村さんとか鈴木さんとか菅沼さんといった人達が話し掛けてくるんです。わたしが，将来のことをどうしたらよいか，と思っていると，こうしたら良い，ああしたら良い，と言ってくれるんです。小さな声ですが頭に響くんです。この間は大島に行ったらどうだ，などと言ってきたんで，主治医の先生に相談したんです。60号室にいた時，その前の13号室にいた時から通信が始まったんです。……にいた時にも部屋の隅から聞こえてきました。自分の考えていることを先に言われたりするんです。
　事件について問うと，「妻にも皆さんにもご迷惑かけて本当に済まないと思っています……。でも確かにあったんですよね……」と，やや当惑したように答える。

〔症例Kの要約〕
　親族，家族はみなそれぞれに社会的責任を果たしている市民であり，知り得た限りでは精神医学的負因は認めない．飲酒歴，覚醒剤使用歴はあるものの，結婚前後（30歳頃）までは一応安定した生活史である．しかしM病院入院前後（40歳頃）にはすでにある種の人格変化が認められ，それは，かつてのような，周囲の人々とそれなりに協調しながら，自分の進路を自分で考えて切り開いていく，という安定した人格の傾向とは異なり，どちらかというと，自分の狭い世界に閉じこもりがちな，必要な人間関係も出来るだけ持たないでおき，毎日殆ど同じ生活のパターンを繰り返す中で初めて安定している．無力性性格傾向の顕著な人格構造をそこに見出す．52歳に至り，ごく日常的なきっかけから「嫉妬妄想」を抱くに至り，わりあい短期間のうちに犯行に及んでいる．妄想に対する批判は欠如している．1年後の面接で，犯行後収監されていた頃にまで遡り得る対話性の幻聴，さらには思考化声様の体験の存在が明らかになった．
　以上の検討を総合して診断は，過去にアルコール歴，覚醒剤使用歴をもつ分裂病者の，妻に対する「嫉妬妄想」およびそれに支配された犯行，とした．

考　察
1．嫉妬の定義について
　これまでに数多くの嫉妬の定義がなされてきた．Friedmann[10]によれば，嫉妬は「強く感情強調された活動領域での，張り合いまたは他人の関与だけでも発生する感情ないしは情動であり，それは競争者を押し退けたいという衝動と結び付いた苦痛な心の動きの感情として現れる」とされる．また，Tellenbach[11]は，「嫉妬は所有欲求（Haben-wollen）ではなく，保持欲求（Halten-wollen）であり，嫉妬が働くところでは常に自己に属する（と自分が思っている）何かが喪失する恐れにさらされている」と述べている．さらにドゥピェール[1]はこれを「自分自身の所有物を持ち続けようとするときの邪推深い気遣い」であり，「われわれの所有から逃れて他人に与えられてしまったもの，……，われわれから退いて他人のところへ行ったものに関する不満の感情である」と分析している．以上のいくつかの定義から理解されるように，嫉妬は感情の動きである．しかも，発生的に了解可能な感情の動きである．それは，ある状況におかれた，あるいは陥った主体の人格的な反応として，理解し得る，ということを意味する．「ある状況におかれた，あるいは

陥った」という時，その状況が問題となる。いったい嫉妬感情が主体に生ずる状況とはどのような状況であろうか。このことに関して極めて明快に核心を突いて記述していると思われる，笠原らの症例を引用させていただいて考察してみたい。

　　＜笠原敏彦，千葉泰二による症例Ａ＞
　Ａは結婚以来，頑固で横暴な夫に仕えて家庭を守ってきた。夫は職場では勤勉率直で真面目な銀行員であったが，人間関係を豊かに形成する能力に欠け，家族に対しても暖かく優しい感情を表現することの出来ない性格であった。Ａはそうした人となりが自分の父親とかなり類似していたこともあって，夫婦とはこのようなものと思い，とくに反発することなく生活してきた。子供が長ずるにつれて趣味をもちサークルに入って交際範囲を広げ，比較的充実した生活を送っていたが，46歳の時に遠縁のＢと個人的に付き合い始め，恋愛関係になった。Ａは当初から罪責感もあり，自分のほうからＢに連絡をとることもなく，すべてＢ主導で行われていた。そのような関係が約1年程続いた頃から，Ｂの態度が次第に冷たくなった。しかしＡはＢを責めようとはせず，むしろこのまま別れたほうがよい，何もなかったことにしよう，と考え，次第に疎遠になっていく二人の関係を比較的冷静な気持ちで受け入れようとしていた。ところが，Ｂが別の女性と付き合っていることを偶然知ってから，それまでの気持ちは一変し，Ａの心は激しく揺れ動いた。Ａは，「これが別れる潮時だ」と考えながらもＢに対して腹が立ち，その女性に対しても気持ちが納まらず，Ｂの妻に「あなたのご主人は女の人をつくっている」と密告の電話をし，さらにその女性の夫に対しても同様の電話をした。Ａはのちに，当時の心境について，「Ｂに別の女が出来たことを知ってから，彼を取られたような気がして悔しくて，憎らしくてどうしようもなかった。それであんな電話をしてしまった」と述べている。（「嫉妬を契機に発症した迫害妄想の一女性例，臨床精神病理　9：297，1988」より引用）
　Ａは，Ｂが自分を離れていく，ということに関する限り，嫉妬を感じることはなかった。別れなければならない淋しさ，本当は失いたくないものを失わなくてはならない，という苦痛はあったであろう。しかし，それは別離の苦痛ではあっても嫉妬ではない。しかし，Ａのこの感情は，Ｂが別の女性（以後Ｃと記す）に近づいていることを知った時から，まったく別の様相を示すに至る。「Ａの心は激しく揺れ動いた」「Ｂに対しても腹が立ち，その女性

対しても気持ちが納まら」なくなってしまう。この心境をのちにAは「彼を取られたような気がして悔しくて，憎らしくてどうしようもなかった」と述べている。ここに嫉妬とはいかなるものかが明瞭にその姿を現している。〈Aにとって，自分と感情的に結び付いているために自分だけのものとしておきたいBが，A自身の意に反して，ある特定の他者（C）に結び付こうとしている状況に対して生じる，この状況に対する否の感情に突き動かされた情動の激しい動き〉をそこに見てとれる。これこそ，嫉妬のありのままの姿である。これを要約するなら，嫉妬とは次のように定式化することができよう。すなわち，感情的に強く結び付いている存在が，自分に代わる他の特定の人と結び付こうとしている，そのような状況に対して，否の感情に突き動かされて生じる人格の反応としての情動の動き，である。そしてこのような情動の動きの全体をその基本において枠付けているのが特有の三者構造なのであるが，これについては後に詳しく述べることにする。

2．症例Kについての考察

ここでは症例Kに関して2つの点，すなわち1）Kにおける妄想の成立，及び　2）Kの妄想の内容としての「妻の不実」，について考察してみたい。

1）Kにおける妄想の成立

Kは，「確証はないけど」と，断りながらも「妻の不実」を疑った理由として，次の3点をあげている。
（1）事件の1，2カ月前に妻が懐中電灯を枕元に置くようになった。
（2）妻がドテラ姿で寝ていることがあった。
（3）朝起きた時，いつも1階で，一緒に寝ている妻の布団が敷いてなく，妻の姿が見えないことがあった。

Kのこれらの言葉に対して息子達は，「母が枕元に懐中電灯を置く，ということは昔からの習慣であり，これは夜中に，目を覚ましやすい父を起こす心配なしに，目覚まし時計を見るのに使うと言っていた。それに母は父のイビキがうるさい，と言って何度か2階に寝たことがある」とも言っている。また，ドテラについては，事件当日も妻はこれを着ていたことから，妻はこれを日常的に着用していた，と推測できる。すなわち，Kが挙げたこれらのことについては，K自身は気付いてなかったが，K以外の家族にはそれなりに充分理由のある，共通の理解に達していた事柄であった。

しかし，これらの事があってから，「Kは妻が自分の寝ている間に何かしているのではないか，と思うようになった」。これは「これらの事があってから」妻の夜間の行動についてなんらかの疑念を抱きはじめたことを窺わせる。しかし，この時点では，「疑念を抱きはじめた」とはいえ，この疑念が直ちに「妻の不実」に結晶化したわけではない。それは，「妻の不実」という事態に対して引き起こされるであろう反応としての嫉妬感情の存在を示す「不実究明行動」が，この時点では未だ出現していないからである。それ故，この疑念は，彼の記憶には残ったとしても，彼の行動に影響を与えるほどの強力なものではなかったことが分かる。

その後，2月に入ってから，マーケットの中で八百屋の店員のMちゃんが妻と立ち話をしており，これを見，かつ2人の立ち話の内容をこぼれ聞いたKは，「浮気のことかな，徹底的にそうだとは思わない迄も，相当の確かさでそう思った」ということがあった。その翌日，妻はKに，前日Mから聞いたこととして，その内容をそのままKに伝えた。妻とすれば，近所の顔見知りから聞いた，たわいもない茶飲み話の1つとして，それをKとの共通の話題にしようと思って語ったものであろう。

しかし，Kは，妻のそのような意図とはまったく別に，この妻の話を，「妻は自分のことを言っているんだろう，と感じ取った」のである，このこと以後，Kは「いろいろ悩み，仕事の方もうまく出来なくなってしま」う。犯行の1週間前には，帰宅後妻に「夜出歩くことがあるのか」と，直接追求し，仕入れのない前の日の夜には薬を飲まずに妻の動向を探ったり，また，いつになく頻繁に性交渉を求めたりするようになった。また，娘によれば，Kが仕入れに出た後，よくいたずら電話がかかって来たことがあり，「母がそのことを父に話したら，その後はピタッとなくなった」という。

以上いくつかあげた，これらの事柄は，いずれも「妻の不実」を確かめようとする「不実究明行動」と考えられ，この時には，すでにKには「妻の不実」に対する嫉妬感情が活発化していたことは明らかである。そして，その契機が「マーケット内での立ち話」であり，より直接には「妻の言葉」であったことが見て取れる。

「マーケット内での立ち話」の内容は，当然「浮気のこと」も意味し得る可能性を含んでおり，Kがこれを「浮気のこと」と取った判断は，必ずしも誤っているとは言えない。

それでは，翌日の「妻の言葉」に対し，Kが「妻は自分のことを言ってい

るんだろう，と感じ取った」という点はどうであろうか．Mにより妻に語られ，Kによって「浮気のこと」と意味付けられた内容が，無媒介的に，妻自身のこととして，「妻は自分のことを言っている」，すなわち「妻は浮気をしている」と意味付けられている．つまりこの時点でKは妻の不実を確信したのである．

Kは，いくつかの特定された，具体的な知覚体験をし，これらのことが「とても気になった」と述べている．このことは，Kが体験し得る殆ど無数の知覚の中で，ある限られた種類の体験だけに対してK自身の注意が，すでに，特別に集中していることを示している．言い換えれば，生活の全体から，これらのごくわずかな知覚体験のみがKの観念に固着して残り，他の無数の体験の全体よりも優位に保持されている，ということを示している．このことはまた，Kの体験のあり方が，すでに柔軟性を失い，ある種の硬直状態に陥っている，と考えられよう．この事態は，Matussek[5]が述べている「自然の知覚連関の弛緩」あるいは「知覚の硬直」に相当する，と考えてよいだろう．

彼は，妄想知覚が顕現化する前に，病者の知覚体験にはいくつかの著明な変化が確認される，と述べている．その1つが，「特定の対象物に内在する本質属性の顕著な出現」であり，これと平行して現れるのが，前述の「自然の知覚連関の弛緩」そして「知覚の硬直」という事態である．「特定の対象物に内在する本質属性の顕著な出現」という点については，この時点ではその同定が困難かもしれない．しかし，Kにとってのこれらの知覚体験が，Kの連想を刺激したであろうことは充分に想像できる．「懐中電灯のこと」は，「単なるいつもの懐中電灯ではなく，なにか特別の意味を持っており，それは，この懐中電灯を使ったであろう人の，あるいは夜，暗闇のなかでの行動」をも意味し得るものであり，「ドテラのこと」は「外出する時の寒さ」，あるいは「寝るときにはまったく必要のない，その場に不似合いな，あったらかえって奇妙なもの」であり，そして，「布団のこと」は，直接的に「妻がある時刻から自分の傍らに居なかった」などである．Kにとっての「本質属性の顕著な出現」は，犯行の直前に明瞭に現れることになるが，この点については後に述べる．

これらの体験にK自身にとっての確定的な意味内容，すなわち「妻の不実」という内容が付与されるのは，「マーケットの中での立ち話」と「妻の言葉」によってである．このことは，K自身の言葉，「妻は自分のことを言っているんだろう，と感じ取った」あるいは，「浮気のことだ，と徹底的にそうだ，と

は思わないまでも相当の確かさでそう思った」という表現から見て取れる。

これを再び Matussek の所論に当てはめるならば，K の「弛緩していた自然の知覚連関」に，「妻の言葉」が直接の契機となって「新しい知覚連関」が形成されて，K は「妻の不実」を確信し，ここに K の妄想が成立した，と考えてよいだろう。

しかし，なぜ K は「マーケットの中での立ち話」あるいは「妻の言葉」を，自分に関係があると感じ取ったのか，言い換えるなら「新しい知覚連関」が「妻の不実」という核の下に形成されるに至ったのか，という問いに対する解答は，今までの議論からは出てこない。次にこの点を考えてみたい。

2）K において成立した妄想の内容が「妻の不実」であることについての考察

K が「懐中電灯のこと」，「ドテラのこと」，そして「布団のこと」に異常な注意を呼び覚まされた時，それは単に個物としての「懐中電灯」「ドテラ」「布団」に対するものではなく，そこには常に「妻の影」が付きまとっていることに気付かされる。

K は魚市場に勤める妻の伯母を介して，29歳の時に妻と結婚している。K は当時の妻の印象を「わりとおとなしい感じの人で，好感がもてた。しばらく一緒に働いてもらわなくてはならない，と言ったが，自分としてはいい結婚だと思っていた」と語っており，この結婚に対して K が積極的に応じていたことが分かる。

しかし，42歳の時，アルコールの問題，さらには不眠，被害的言動のために某精神科に入院するが，この時のカルテによれば，K は「すべてにおいて妻に依存的であり，些細なことに固執し，猜疑的，被害的となって落ち着かず，妻にさとされてやっと安定を取り戻す」とあり，さらに「仕事は勝手気ままで，積極的には働かず，実務は弟，指揮は妻任せ」とあり，症例の要約の項ですでに述べたように，結婚当初とはその性格像がガラッと変っていることに気づく。長男はこのような父を評し，「何とも頼りにならない感じ。仕入れに関してもまったく自分の意志がないし母の言うまま。店が忙しくても客相手はみな母の仕事。物事を自分のせいにして悩む。母はいつも"ケツの青い子供がもう1人いる"と言っていた。血はつながっているけど気持ちのつながりはまったくない」と言い，長女も「退院後，父はお酒を飲まなくなり，ひどくおとなしくなってしまった。親子の対話などもまったくありませんでした。しかし，母に対しては急に怒りだしてケンカをすることもあり，

母が家を出る，と言ったことも何度か覚えています。こんな父でしたから，ずいぶん前から，わたしの家では父は独りだけ関係ない人という感じになっていたのです」と述べている。一方，弟は「マーケット内の立ち話」の時より少し前のこととして，Kが電話で弟に「女房の田舎で一周忌があって，女房に行かれると，店で働き手がなくなって困る」と言っていた，と語っている。これらのことから，Kは気持ちの上でも仕事の上でも妻に依存していたこと，一方，妻はKを，一人前でない，世話の焼ける存在と考えていたこと，息子，娘から相手にもされず，家庭内で独り浮き立った存在であり，妻との間に辛うじてつながりを保っており，さらに，妻が自分から離れて行ってしまうのではないかと不安を感じていたこと，等が分かる。(下線は筆者による。以下同様)

山本[13]は病的嫉妬者のおかれた家庭内力動関係を考察し，彼の提示した症例のすべてが「自分を家庭内での〈余計者〉として捉えている」ことを指摘し，「彼ら(病者)の世界では，他者はいつも，ある〈われわれ〉を構成して，彼ら(病者)の主体性，ひいては存在を受け入れず，これに無関心の態度を取り，あるいはこれを排除しようとする。すなわち，彼ら(病者)を疎外するものとして現れる」としている。Kの妻や息子，娘達が，Kを積極的に「排除しようと」したか否かについては確証はないが，少なくともKに対する態度は，妻も，息子達ほどではないにしても，やはり消極的あるいは無関心に傾いていたことは想像できる。Kの場合に山本の図式を当てはめると，妻と息子，娘達はKに対して他者「われわれ」を形成し，Kがそこに加わることが困難な状況が生じている，ということが分かる。

さらに山本は，他者「われわれ」に対する概念として，夫婦「われわれ」という概念を提示しているが，これは夫婦の安定した結びつきを表現するものである。そして，山本は，この夫婦「われわれ」が病者の意に反して崩壊の危機に瀕するときに病的嫉妬の発生が準備される，とする。

このことを再びKに当てはめてみる時，すでに明らかなように，Kにおいては，一方でKに対する妻，息子，娘による他者「われわれ」が形成され，他方ではKと妻との間の夫婦「われわれ」の存在が，Kの意に反して極めておぼつかない状況にあることが分かる。このような状況にあってはKが異常な注意を呼び覚まされるもの，すなわちMatussekの言う「意味指向」は，自分の存在にとってもっとも重要な契機ともいうべき，妻に関連したものに向かいやすい傾向をはらんでいた，と考えられる。このような準備状態にあ

ったとき，あの，マーケットでのエピソードが起こった。Ｋは自分のおかれている不安定な状況と，このエピソードを分けて考えるほどに充分理性的ではありえなかった。このエピソードのテーマである「浮気」が，自分のおかれた不安定な状況，そして最近のいくつかの出来事を１つの全体，すなわち，妻の浮気，として一挙にＫに読み取らしめる結果となり，ここにＫの妄想が，妻の不実をその内容とするに至った，と考えられる。言い換えれば，Ｋのおかれていた状況そのものの中に，Ｋには，妻の浮気という以外には取りようのない状況布置が成立していた，ということになる。たとえ，マーケットのエピソードがなかったとしても，男女関係のゴシップや噂話に事欠かない日常では，いずれは同じような事態になった，とも言い得るのかもしれない。なぜならＫ自身がそのような状況布置に陥りやすい基本的傾向を自らの内に孕んでいると言えるからである。

　しかし，ここで確認しておかなくてはならないのは，Ｋの場合，最初に嫉妬があり，それがある時点から妄想化したのではないことである。あの，マーケットでのエピソードがその出発点であり，彼が「妻は自分のことを言っているのだ」と確信したことから嫉妬感情が刺激され，今回の犯行に至ったのである。まず，妻の不実という妄想の成立があり，それに対する人格の反応としての嫉妬感情の発生があったのである。この順序の確認は重要である。この点を次に考えてみたい。

3．嫉妬の発生する基本枠としての「三者構造」について

　これまでの考察において，Ｋ自身が彼の家庭の中で置かれている特異な状況について，山本の所論によって理解を深めてきた。

　Ｋは彼の家庭の中でのそのような不安定な自分の位置を，わずかに妻との間の結びつきによって保っていた。Ｋは妻にはほぼ全面的に依存し，その保護の下にあった。Ｋは恐らく妻なしには，店の仕事はもちろんその日常生活も充分には立ち行かなかったとすら思われる。それは息子，娘の言葉からも窺われるところである。このような状況の中で，Ｋは，すでに考察を加えてきたような偶然の知覚体験をすることになった。それは，自分が毎晩欠かさずに服んでいる睡眠剤で完全に眠り込んでいる時に，妻が自分の知らない行動を取っているかもしれない，ということの発見であった。このことは，Ｋの，妻に対するそれまでの信頼の思いに微かな，動揺の影をもたらすことになった。自分がまったく安心し切って眠っていた時間が，もしかしたら妻が

自分から自由に離れて行動しているかもしれないという疑惑によって，必ずしも安心しきれないことが明らかになった。

ここで，この時期のKの精神内界を理解するために岡野[7]の所説を引用してみることにしたい。彼は，嫉妬にともなう苦痛は，論理的に次のような三段階を経て考えると理解しやすい，としているが，それは次のようなものである。

(1) 不特定の原因で愛情対象を失うという体験一般に共通した苦痛
(2) (1) の体験がとくに目の前でまざまざと起った場合に限定した場合の苦痛
(3) (2) がさらに特定化され，その愛情対象が第三者により奪い去られることにより失われる場合の苦痛

そして，岡野はさらに，「嫉妬妄想の成立の前段階における苦痛」を次のように述べている。すなわち「患者の主観においてはこの段階で愛情対象（配偶者）からの愛は失われつつあり，そのために象徴的な意味での「愛情対象を失うことによる苦痛」をすでに体験している」と。Kの場合このような形での苦痛が生じていたか否かについては確かめようもないのであるが，「妻がわたしの寝ている間に何かしているのではないかと，と思ってしまったんです」というK自身の言葉からすれば，少なくとも今までの妻への信頼の思いが，より不確かな，不安定なものに変化したであろうこと，そしてこのことがKにとってある種の苦痛を生じさせていたであろうことは確かである。しかしこの時点では嫉妬そのものは生じていないことはすでに述べた。

岡野はこの時期の特徴を次のように記している。「無論これがまだ嫉妬の苦痛とはいえないのは，そこに第三者が登場していないことから明らかである。ただし，この状況は，第三者を介さずに愛情対象を失うといった状態とも奇妙な形で異なっている。なぜならこの第三者はやがて占められるべき空席としてすでに存在しているかのように見受けられるからである。」（下線は引用者）この指摘は「嫉妬妄想」成立を考えるうえで重要である。

以上のような岡野の所説を要約して考えるならば，この段階は将来の嫉妬の発生に向かう準備期とでも言うべき時期として特徴づけられよう。

そのような時に「マーケットのエピソード」が生じたのである。この時以後Kは妻の浮気を確信し，嫉妬の感情に突き動かされることになることもすでに述べた。

再び岡野の所説を引用することになるが，彼は「嫉妬妄想の成立過程は……

段階的に生じているとみなせる」とし，次のように述べている。「まず(1)の愛情対象を失うことによる苦痛が独立して経験される。しかし，それは……第三者(後の嫉妬者)の出現による(3)の嫉妬状況の完成をはじめから指向しているかのようである。そしてある日ふと，患者によってそこに第三者の存在が思いつかれて空席を占め，一気に嫉妬妄想の三者構造が成立してしまうのである。」(下線は引用者)

このことはKの場合にもよく当てはまる。すなわち，「懐中電灯のこと」「ドテラのこと」そして「布団が敷いてなく，一緒に寝ているはずの妻の姿が見えなかったこと」は，Kにとっては妻という唯一の愛情対象の喪失をほのめかしかねない事態(岡野の(1)に相当する)であった。それが「マーケットでの立ち話」というエピソード，そして，「妻の言葉」によって「そこに第三者の存在が思いつかれて空席を占め，一気に嫉妬妄想の三者構造が成立し」た(岡野の(3)に相当)，と考えることによって極めてよく理解できる。そしてこのような三者構造の成立を助長しているのが，Kの置かれた家庭内の状況であったことは言うまでもない。これを山本との関連で考えるならば，山本が「病的嫉妬」の発生に関して言っている，夫婦「われわれ」が崩壊の危機に瀕した時とは，すなわち，この三者構造が成立する時である，と言えよう。

4. 症例Kにおける妄想知覚の本質について

筆者はこれまでKの嫉妬妄想について，その形式としての妄想と内容としての嫉妬に分けて考察してきた。その中で，すでにKのおかれている日常性の中に，いつKがこのような観念を抱くようになってもおかしくないような準備状態としての三者構造が存在していたことを明らかにしてた。しかし問題は未だ残っている。Kの妄想が成立したのは，すでに述べたように，「マーケット内の立ち話」のあった翌日の，妻の話を「妻自身のこと」と確信したときであった。これが妄想知覚であることは明らかである。

一体，妄想知覚はそれ自身正常な知覚に対する異常な意味付けと定義されてきた。勿論，Matussek[5]はこれに対して知覚そのものに変化が生じている可能性を強く示唆したことは周知のことである。しかし，知覚のされ方そのものの正常異常にかかわらず，妄想知覚という体験形式において成立している本質はそれとは別のところにあるように思える。Schneider[9]の有名な例を考えてみよう。

「カトリックの修道院の階段の上に，一匹の犬が直立の姿勢でわたしを待

ち伏せていて，わたしが側によると，真面目な顔でわたしを見つめ，一方の前脚を高くあげました。たまたまわたしの数メートル前を男の人が歩いていたので，大急ぎで追いついて彼にも犬が挙手の礼をしたかどうか急いでたずねました。その人が驚いたように，「いいえ」と答えたのを聞いて，わたしはこれは明らかに天の啓示に違いないという確信を持つようになりました。」

　この場合，犬の「挙手の礼」（これがすでに異常な意味づけになっている！）を「天の啓示」と意味付けたことが問題とされている。しかし問題はそこにはなく，すでにそれよりも先に「一匹の犬が直立の姿勢でわたしを待ち伏せていて」，「真面目な顔でわたしを見つめ」，「一方の前脚を（わたしに向かって）高くあげました」と，下線で強調したように（カッコ内は筆者の補足したもの），自分への関係づけが存在している事実である。「直立の姿勢で」「真面目な顔で」は，Matussek によれば，本質属性の現れとされているが，筆者に言わせるなら，これすらも既に生起している自己関係づけの結果としての二次的な意味付けと理解され得るものである。

　このように考えてくるとき，Kにおける妄想の成立において問題なのは，既に「症例Kについての考察の2）」において述べたように，「マーケットの中での立ち話」を伝える翌日の「妻の言葉」を，それがまったく他人についての伝達内容であるにもかかわらず，Kが「妻は自分のことを言っているんだろう」と，つまり，直接K自身に関係あることとして受けとめた点である。その中核は，Kに認められた異常な（本来自分にまったく関係のないことを，自分のこととして受けとめてしまう，という意味での）自己関係づけである。このことから筆者は，従来妄想知覚が，異常な意味付けという点にその特徴があるとされてきたことに対し，それよりも先に生起している「理由のない自己関係づけ」（Gruhle　文献3より引用）こそ，妄想知覚の本質ではないか，と考えるに至った。しかし，この点に関しては，症例に基づくなお一層の検討が積み重ねられるべきであることは論を待たない。

5．その他の2，3の問題点

　（I）Kにおける「本質属性の顕著な出現」（Matussek[5]）について

　Kに関する考察2）において Matussek を引用しつつ，Kにおける妄想成立の場合の「本質属性の顕著な出現」について触れたが，不十分のままであった。すでに示唆しておいたように，Kにおいてこれがもっとも顕著に現れたのは犯行の直前であった。これはKの次の言葉がはっきりと示している。

「……その後少したってから妻が『ちょっと忘れ物をした』といって懐中電灯を持ってドテラを着て出て行ったんです。<u>その時の出ていく姿が印象に残ったんです。わたしは『浮気をしに行くのでは？』と直感したんです。いつもこんな風にして出ていくんではないか，と思って……</u>。」下線を施した部分がそれに相当する。このようにしてKの確信は一層揺らぎのないものとなり，犯行につながることになった。

（2）嫉妬の概念に関する混乱について

「嫉妬」についての概念の混乱があることはすでに述べた。ここではその混乱を少し整理することを試みたい。

すでに述べたごとく，嫉妬の発生にはその前提として必ず，特有な三者構造がある。これは「愛情対象の不実」が事実である場合も，事実でない（すなわち妄想）場合でも変わりはない。この三者構造の成立こそ嫉妬発生の欠かせない前提である。すなわち「嫉妬妄想」の場合は，「愛情の対象者の不実」こそその出発点であり，これに対する人格の感情反応として嫉妬は理解される。逆にいえば，嫉妬が生じているところには，すでにこの特異な三者構造が妄想者の観念のなかに成立している確実な印であるとも言えよう。

嫉妬はこのように，その特有な三者構造の存在をまって発生するのであるが，この三者構造を軸にして次のような分類が考えられる。

1）嫉妬の三者構造が現実に存在する場合。

　ⅰ）嫉妬に耐えて，じっと自制して乗り越える。（自制）

　　　Jaspers の psychologische Eifersucht に相当する。この場合は，嫉妬感情が理性の支配下にコントロールされている。すなわち行動化にまで至らない。

　ⅱ）笠原等の症例Aのように，競争者に対して，あるいはそれ以外の人に対してまでその報復行動が広がっていく。（行動化）

　　　（「行動化」の極端な場合，激情に駆られての傷害や殺傷等の犯行に及ぶ。「犯行」例「クロイツェルソナタ」のポズドヌイシェフスキー[11]等の場合）

　　　このⅱ）は Jaspers の krankhafte Eifersucht としてまとめられる。

2）嫉妬の三者構造が現実と符合しない場合，すなわち妄想が問題になる場合。理論的には次の2つの場合が考えられる。

ⅰ) 状況からその発生が自然で, 充分によく分かる場合。(妄想様嫉妬, Jaspers の wahnhafte Eifersucht に相当する。)
　　ⅱ) 妄想者における三者構造の発生が不自然で理解できない場合。(嫉妬妄想, Jaspers の Eifersuchtowahn に相当する。)

　Kの場合は「妻が浮気をしている」という妄想を抱いていたわけであるから, この2つのうちのどちらかに分類されるはずである。すでに考察において筆者は,「妻の浮気」というKの妄想が, その置かれた家庭状況から, あるいは立て続けに起こったいくつかの知覚体験から, 充分に理解できることを述べてきた。この点に重点を置けば, Kの妄想は 2) の ⅰ), すなわち, wahnhafte Eifersucht に分類されることになろう。しかし, これもすでに述べたが, Kが妻の浮気を確信したきっかけとなった「マーケットでのエピソード」そして「妻の言葉」は, 本来Kとは何の関係もないことであった。その, K自身に何の関係もないことを, まったく根拠なく自分と結びつけてしまった点は自然の理解を超えている。この点を重視するなら, 2) の ⅱ) の Eifersuchtswahn に分類されることになる。すなわち, Kの場合にも「人格の発展か病的過程か」の二者択一は困難であり, Pauleikhoff[8]の指摘が当てはまることになる。

　さらに重要なことは, この 2) における ⅰ), ⅱ) の2つは, いずれも「嫉妬」という表現を身にまとってはいるが, 実はすでに「嫉妬」とは直接関係するものではなく, その本質は, 妄想の発生の仕方に関する分類である。このいずれもが, 1) のいずれの場合とも組み合わされ得るのである。このように考える時, 山本の言う Pathologische Eifersucht と, 1) の ⅱ) に対して冠せられた Jaspers の krankhafte Eifersucht とはまったく別の概念であることが分かる。すなわち, 前者 pathologische Eifersucht は妄想によって生じた嫉妬に関する概念, つまり嫉妬そのものよりも, その嫉妬が妄想をきっかけに生じたことに強調点を置いた概念であり, 後者 krankhafte Eifersucht は妄想によって生じようが, 事実にそのきっかけを置こうが, 嫉妬の発生の仕方には無関係に, 嫉妬そのものの現われ方の異常(嫉妬感情に突き動かされての「行動化」, そして「犯行」)についての概念である, ということが出来よう。

　(3)「嫉妬妄想」という表現について
　これまで「嫉妬妄想」について述べてきたが, 最後に名称について述べる。

従来「嫉妬妄想」という表現は，正確には「不実妄想」，あるいは「不貞妄想」とすべきだ，との指摘がなされてきた[4,7]。筆者もこれに組するものである。その理由は，すでに述べたごとく，妄想の内容は，配偶者（あるいは愛情対象者）の浮気，つまり不実（不貞）であり，嫉妬は妄想に対して二次的に発生するに過ぎないからである。一般的に「〇〇妄想」という場合，〇〇の部分は，その妄想の内容を示している（被害妄想，恋愛妄想など）が，「嫉妬妄想」では，妄想の内容が「嫉妬」というのは，「嫉妬」が妄想ということになり，論理的でないことは明らかである。しかし，そのような論理的矛盾があるとはいえ，「嫉妬妄想」という語のもつ迫力は，これに代えて他の語をあてるにはあまりにも強烈で印象深いものがあることは確かである。それが，このような論理的矛盾をはらみながらも未だにこの語が用いられている1つの理由ではなかろうか。このような理解の上に立っての引き続きの使用ならば容認されて然るべきではなかろうか。なお，本論考では，このような理由から，嫉妬妄想の語にはすべて「　」を付して用いたことを断っておく。

文　献

1) G.ドウピェール：嫉妬の心理．荻野　恒，杉田英一郎訳，中央出版社（1961）
2) Jaspers, K.: Eifersuchtswahn. Ein Beitrag zur Frage: "Entwicklung einer Personlichket" oder "Prozeß" Z. ges. Neurol. Psychiat. 1; 567-637 (1910)（藤森英之訳：嫉妬妄想——「人格の発展」か「病的過程」かの問題への寄与．精神病理学研究1，みすず書房（1969））．
3) Jaspers, K.: Allgemeine Psychopathologie, neunte, unveränderte Auflage, Springer-Verlag, Berlin, Heidelberg, New York (1973).
4) 小久保享郎：嫉妬妄想について．精神医学，8；479-483（1966）．
5) Matussek, P.: Untersuchungen über die Wahnwahrnehmung. I. Mitteilung. Veränderungen der Wahrnehmungswelt bei beginnendem, primären Wahn. Archiv für Psychiatrie und Neurologie, 180; 279-319 (1952)（伊東昇太，河合　真，仲谷　誠共訳：妄想知覚の研究　妄想知覚論とその周辺．金剛出版（1983））．
6) 宮本忠雄：特集にあたって　特集　嫉妬の精神病理．臨床精神病理，9；277（1988）．
7) 岡野憲一郎：嫉妬における苦痛の精神病理，臨床精神病理，9；315-326（1988）．
8) Pauleikhoff, B.: Der Eifersuchtswahn. Fortschr. Neurol. Psychiat., 18; 516-539 (1967).
9) Schneider, K.; Klinische Psychopatholgie 13. unveränderte Auflage mit einem Komentar von Gerd Huber und Giesela Gross. George Thieme Verlag, Stuttgart, New York (1987)（平井静也，鹿子木敏範訳：改訂増補

第六版　Schneider，臨床精神病理学．文光堂（1989））．
10) 高橋俊彦，大磯英雄：M. Friedmann の「嫉妬の心理学について」——その 1．臨床精神病理，9；343-351（1988）．
11) Tellenbach, H.: Zur Phänomenologie der Eifersucht. Der Nervenarzt, 38; 333-336 (1967).
12) トルストイ：クロイツェルソナタ．原　卓也訳，新潮社．
13) 山本巌夫：病的嫉妬，とくにその成立について——現象学的精神病理学の試み——．精神経誌，69；1210-1236（1967）．

　なお，次の諸著書からも大きな示唆を与えられたことを付記させていただく．
　荻野恒一：嫉妬の構造．紀伊國屋書店（1983）．
　倉持　弘：愛と嫉妬　感性体験の精神病理．創元社（1979）．

6 精神分裂病の幻覚体験について

はじめに

かつて精神分裂病の特異的な症状と見なされていた幻覚・妄想は Bleuler, E.[1]そして Blankenburg, W.[2]の分裂病論の提唱により，分裂病の本態にとっては非特異的なものである，との見方が強調されるようになってすでに久しい。本邦を代表する精神病理学者の一人である木村[3]は，分裂病の症状論について述べるなかでその特異的症状として，1．原発的自閉，2．無媒介的な妄想的自覚，3．自然な自明性の喪失，4．自他の逆対応，の4つをあげ，次いでその非特異的症状6つをあげるが，その第4番目に初めて「幻覚体験」をあげているに過ぎない。その理由として木村は次のように述べている「事実精神分裂病の特異的症状は非特異的症状の出現に先駆して，あるいは全く非特異的症状を伴うことなしに（「単純性分裂病」schizophrenia simplex もしくは「非分裂病性分裂病」 schizophrenia sine schizophrenia）出現しうるし，また薬物その他の治療によって非特異的症状が除かれた後にも依然として存続しうる。それは，両者がその発現の場所あるいは次元を異にしているからである」。この木村の発言は，その影響力の大きさとともに，分裂病の臨床と精神病理学の方向を寡症状性分裂病，単純型分裂病こそ分裂病の本態を最もよく現しているとする考え方を勇気づけ，分裂病の精神病理学の深化を促した。しかし，その一方で，分裂病の臨床は人格障害との境界の曖昧さに悩むことになり，他方では，現実の日常臨床で最も遭遇することの多い幻覚・妄想症状に対して，その「非特異的」という形容詞が暗にほのめかすように，必ずしも本態に直結したものではないという感覚を醸しだし，妙な的外れ感を感じるようになっている。

しかし幻覚・妄想症状が分裂病にとってどの程度「非特異的」症状なのか。あるいは木村の述べるように「全く非特異的，偶発的症状」に過ぎないのであろうか。

よく知られているように，Schneider, K.[4]は，分裂病者における幻聴と妄想の特異な現象形態に着目して，「控えめながら」これを「一級症状」と呼んで，分裂病診断の一つの基準と考えた。またConrad,K.[5]はApophonieを分裂病の特徴的な体験のあり方と考え，これを基に分裂病の症状，経過を説明した。

安永[6,7]は分裂病性の幻覚（特に幻聴に関して）次のような特徴をあげている。1）全くの意識清明と思われる状態において現れる，2）患者は幻覚状態が過ぎても病識を持たない，3）幻覚の「現実性」は真の知覚とはまた別の次元の，「より高い」現実性であるかのように見える，4）感覚性の希薄，5）被強制性の性格，6）「声」の「発生源」や「受容」に関する定位の奇妙さ，等をあげ，総じて分裂病性の幻覚においては"「対象性」が「主体性」に先行し，「主体性」を支配する状態"であり，この状態は"人間が体験において主体性を保持しうる最後の線がすでに突破された事態"として捉えている。この「対象性」の語は，さらに正確には「他性」と言い換えてもいいだろう。いずれにしても，Schneider,K. も安永も，またConrad,K. にしても，木村の視点とは逆に，分裂病の幻覚・妄想体験にその特異性を見いだそうとしたと言えよう。これに渡辺[8]を加えてもよい。

この論考は，特に分裂病の幻覚体験を自験例において再検討し，その幻覚体験の様相を記述，考察して，分裂病臨床において，その症候論上なおも中心的な症状の一つである幻覚の特徴的な性格を描き出そうとする一つの小さな試みである。なお，以下にあげる症例は，いずれも筆者が，一定期間以上，自分自身でその主治医として治療の責任に与らせていただいた方たちである。なお，分裂病の診断はBleuler,E.[1]/Schneider,K.[4]の基準を採用した。

〈症例1−A子　初診時28歳の女性　実験助手〉
生来健康。両親健在。同胞3人。姉と弟がいる。小学校3年の時に上京。某美術大学を卒業。約1年前より，ある大学の研究室の実験助手として働いている。ある時，研究室の同僚に「Z先生がわたしの考えていることをみんな喋っている」と訴えたことから，同僚に勧められてわれわれの外来を受診した。研究室での日常生活では，仕事が遅いほかは特に目立ったことには気づかれてはいない。彼女が話してくれたことは次のようであった。
——Z先生がわたしの考えていることだけではなく，今まで自分がどこに

いて，何をしていたか，何を経験したか，ということの一部を言葉で喋る。気がついたのは去年のクリスマスの時。わたしが教会に行って歌った賛美歌をZ先生が研究室で歌った。その時は偶然だと思っていたが，それ以後いろいろなことが起こり，単なる偶然ではないと思うようになった。

　わたしが家で，あるいは電車の中で考えたこと，あるいは日記の中に書いたことをZ先生が話す。わたしが家で「医学は科学だ」と思ったら，翌日Z先生は「医学は科学ではない」とおっしゃった。これは先生に，わたしが何を考えているのかを推察する能力があるのだと思う。

　「最近頭の中でいろんなことが聞こえてくるんです」。わたしが「Z先生はどこにいるんですか」と聞くと，「先生はスキーに行っています」と言う。ところがZ先生は本当にスキーに行っておられる。ある時，鍵をバッグの中に入れておいたと思ったのが見つからなくなった。「声」が「コートの中ではないの？」と言うので探してみたら，確かにコートの中にあった。「声」は家でも電車の中でも，どこにいても聞こえてくる。「ああしなさい」とか「こうしなさい」とか，褒めたりけなしたり，返事したりしてくる。驚いたりもする。知らない男性の声で，何か良く響く。同じことを何回も繰り返すが，1回だけのこともある。言葉の語尾がメチャメチャ。そうだと思ったかもしれないけれど，とか。逆にはっきり言い切ることもある。診察を受けている今も聞こえてくる。自分の名前を「A子！A子！」と繰り返して呼ぶ。「わたしはA子だ」とも言う。「おれは悪魔だ」「キリストだ」，また「Zだ」と言ったりもする。雑談している時などは，みんなの会話が聞けなくて困ってしまう。「声」に負けないように他のことに気を向けようと努力している。「今までこういうことが起こるとは思ったこともなかったので本当に悲しいです。」（自分の考えかもしれない，ということはないの？）その声が自分の内側から出ているようには思えない。全然別の人が話している，と思われてならない。わたしが「いる」と考えると，「声」は「いない」と言うし，聖書に「……です」と書いてあると「……ではない」と言ってくる。時々自分の手足が，自分の考えではなく，自分の意志以外の力によって動かされてしまう気がする。

A子の幻覚体験の要約

　「声」は直接語りかけて来，A子との間に対話が成立する。家でも電車の中でも職場でも，また診察中にも聞こえ，その出現は場所や状況に依らない。明瞭な感覚性を持ち，単純に「声」として体験されている。「全然別の人が話

しているように思われてならない」と言うように、自己違和的体験である。自分の考えたことをある特定の他者（この例ではＺ先生）が語る、という「思考察知」「思考伝播」にも類似するような、妄想知覚的自己関係付けが先行し、それに続く形で幻覚体験が生じている。この場合、もし「Ｚ先生」が特定されない形で出現するなら、「思考化声」に限りなく近づくことになろう。「声」は自分の疑問に答え、指示を与え、しかもそれが現実に適合していることが多い。当初は、その聞こえる場所を「頭の中」に定位していた。「声」はＡ子のことをＡ子自身よりよく知っている。時に現実の声（雑談時の友達の声）を聞き難くさせてしまうほどに優位性をもっている。それを聞かないためには、注意を他に向けるなど努力が必要なほどである。

「声の主」は「一人の男性」と同定されているが、その一方で「おれはＡ子だ」と言ったり、また「悪魔だ」「キリストだ」などとも言い、その同一性は不明瞭である。しかし、その語りかけてくる内容はＡ子の日常を全く超越しているわけではない。論理的には矛盾したところもある（「Ａ子！Ａ子！」と呼びかける一方で「この声はＡ子自身だ」と言ったりする）。一種の遊びの要素もある（同じことを何度も繰り返す、Ａ子とは逆のことを言う、など。この点でも「声」と「Ｚ先生」との類似性が窺える）。「声」は驚いたりもし、感情も伴っている。関係者の観察した範囲ではＡ子には独語はない。最近は四肢軀幹の運動領域における被影響体験としての自我障害の症状が出現している。思考察知、思考伝播に近縁の自己関係付け体験が先行し、これに幻覚症状（幻聴）が随伴し、かつ自我障害が出現している。Ａ子には、これらの体験が自分の何らかの内的変化であるとする視点は見られない。

〈症例２－Ｂ子　初診時37歳の主婦〉

父は会社員、母は主婦。4人同胞の第一子長女として地方都市に生まれ、幼少時父方祖母にかわいがられて育った。弟2人と妹がいる。県立高校卒業後、地元の事務系の会社に就職、25歳の時、3歳年上の、写真の仕事をしている現在の夫と結婚。小学校5年と2年の二人の娘がいる。夫によると、一昨年からＵＦＯの研究会などに参加するようになった。この2月頃から「悪霊が憑いている」と言い出した。ごく短期間精神科病院に入院。しかし退院後、家を飛び出し、各地を転々、その間自殺企図もあった。

初診時の状態：「頭の中が大変なんです。人を殺せって言ってくるんです」

と，診察室内を落ち着きなく歩き回る。昨年の夏頃から，何か耳にささやいてくるようになった，という。「先生，脳波の検査か脳の手術をして下さい。そうでないとわたし，これから人を殺さなくてはならなくなってしまう。何とかして下さい」と言ってヒーヒー泣き続ける。

　霊現象で聞こえてくるんです。「子供を殺す」って。……彼らはわたしに自殺を勧めているんです。わたしがその通りにならないものだから，今度は子供を殺させようとしているんです。……（声の主は）自分が誰々だと名乗らない。耳に聞こえるし，心の中にもある。わたしの意志と彼らの意志とが一緒になってしまう。……死ぬまで付いてくる，と言う。声とはちゃんと話もできる。わたしが知っていることはすべて知っている。わたしが言おうとすると，その前に「声」がみんな言ってしまう。脳をいじられるような，鼻にも変な臭いが脳から流れてくる様な気がする。わたしを次元の違うところに連れていこうとしているのではないか。

　前みたいに聞こえてくることはなくなった。しかし自分で呼び止めればまだある。今まで4カ月も続いていたので，聞こえなくなったらかえって不安になり，聞いてしまった。
　独りでいる時に，ふっと思い出すことがあって怖いことがある。耳の方から聞こえてくる予感がする。聞こえてくるのか，自分の方から内面的に拾えるのかわからない。意識的に自分で拾おうとすれば聞くこともできるような気がする。自分の中の葛藤だったので，それを他人に言うのは難しい。明らかにわたしの意識とは違った意識と出会った。それはわたしの潜在意識にもなかったこと。流れがすごく利口な意識が働いて……。UFOはもう10年近くやってきていたが，この一月くらいから，「やってはいけない」などと言ってくるようになった。2年くらい前から夜空を望遠鏡で覗いたりしているが，「夜空を覗くな」と言ってくる。夢の中まで潜入してきて操るという風だった。
　「霊聴」はないが身体で感じることがある。頭からじわっと来る。プラスとマイナスの磁石が引き付けられるような感じがする。音に対して不安がある。ボイラーの音など，何にでも乗って言葉が聞こえてきていたから。声だけではなく金属的な音もある（しばらく来院せず）。

半年後：身体ではずっと感じがあった。今年になってからまた聞こえてくる。同じ二人の男性。身体の中から聞こえてくる。霊には，助けるのと，殺すのとある。自分が無駄使いすると，それを教えてくれたりもするので，どうしても受け入れてしまう。自分の心を完全に取られてしまったような感じ。（主治医がカルテを書いていると，「あれは何を書いているのだ。医学の立場ではそんなことは信じないだろうな」などと言ってくる。自分自身は全くそんなことは思わないのに，と言う。）

相手がいるんです。急に言ってきた。最初は「聞こえてきた」と言ってもよいが，今は自分の意識の中に入り込んでしまっている。相手が話すとわたしが自分の意識ですでに読みとることができるようになっている。今自分がいる次元と違う次元にいて話しかけてくる。テレパシーかなんかで，わたしの中に入ったり，別の次元に出たりしている。ひどいときには，昔の船長さんのような人が透明人間みたいに，天井いっぱいに見えた。怖くなって外に出たら，空いっぱいに見えた。わたしが25歳の時のこと。日中，青い空にヘリコプターが飛んでいた。その背後に黒い物体が見えた。ヘリコプターはどんどん行ってしまうのに，その物体はゆっくり進む。驚いて走って橋の上に行ってみたら，ちょうど自分の真上に来てパッと消えた。その時初めて，自分のいる次元とは違う次元がある，と思い，それからいろいろ本を読み始め，UFOに興味を持つようになり，宇宙人にも会ってみたいと思うようになった。もうああいう状態には戻りたくない。でもわたしのは心霊現象だから，薬ではなく心霊術で治したい（以後来院せず）。

B子の幻覚体験の要約

「声」は最初は「耳にささやいてくるよう」な語りかけとして，そのうち「心にもある」ようになり，「身体の中から聞こえる」ようになった。「自分とは違う次元にいる」とも受け取られている。「声」の主は「二人の男性」で対話もできる。「子供を殺す」とか脅迫的なことを命令し，強要し，迫ってくる。このためにB子は家を出て転々とし，自殺企図まで起こしたほど。一方，自分を助ける内容もある。その時は従ってしまう。「声」は自分の考えていることをすべて知っており，自分が何かを言おうとすると，すべて前もって言ってしまう。時には自分が考えてもいないようなことまでも言う。まさにB子のすべては「声の主」に対して「筒抜け」であり，思考察知，思考伝

播，思考化声に類似した現象が体験されている。「声の主」はB子の内にありながら，B子を越えて，B子を包摂し，その支配・操作は夢の中にまで及んでいる。「脳をいじられる感じ」や，「鼻にも変な臭いが流れてくる」というような身体領域へも侵襲して体感幻覚を構成している。B子は「自分の心を完全に取られてしまったような感じ」を持つ一方で，「相手が話すと，自分が意識ですでに読みとることができるようになっている」とも述べ，「声の主」と自分の意識がどこかでつながっており，その連続性を暗に感じているかのよう。思考化声の逆現象とも言えるような体験。また「テレパシーか何かで」自由に自分の中に入ったり「別の次元に出たり」して，自分の自他の境界を自由に越えてしまう。単なる「声」以上に「意識」として捉えられており，しかも自分とは違った「意識」であり，「わたしの潜在意識の中にもなかった」ものであり，「流れがすごく，利口な意識」と捉えられている。

　「声」としてはっきり同定されない時期（治療が進み，一時的に回復が見られた時期）には，それは「身体に感じられ」，「頭にジワッと来る。プラスとマイナスの磁石が引き付けられるような感じ」と表現される。幻聴が消退してついには身体領域の中に影を潜める，とでもいうかのような，聴覚領域の幻覚と身体領域との間のある種の連続性を暗示する。「声」が聞こえないとかえって不安になり，自分から「聴いてしまった」りもする。「自分で呼び止めることもできる」，「耳の方から聞こえてくる予感がする」などの中間的な状態もある。「声」は物理音，生活音に乗って聞こえており，金属音のみのこともあった。このため，B子はこれらの日常音，生活音に対する感受性が高まっていた。幻覚が消退したとき，B子は「もうああいう状態には戻りたくない」とは言うが，体験自体は実在の霊現象と考えており，客観的な批判力を示すには至らなかった。

〈症例3－C男　初診時23歳　専門学校志願者〉

　父は下水道職人55歳，母は主婦52歳。同胞3人，C男は二番目次男で弟がいる。兄はすでに結婚，独立している。母によれば兄も弟も活動的であるが，C男はおとなしく優しい性格で，幼少時から他人に迷惑をかけることがなかった。地元の公立高校を卒業後しばらくアルバイトなどしていたが，専門学校進学を希望していた。

　その願書を出しに行く途中何がなんだかわからなくなり，「声」が聞こえてくるようになった，という。

C男によれば，その「声」の言うままに電車に乗ったり降りたりした。「声」が電車のガタン，ゴトンという音に乗って聞こえてくる。ヘッドホーンでラジオを聴いていると，別の声が聞こえてくる。番組のアナウンサーの声が二重に聞こえてくる。自分のことを言ってくる。昔のこと，自分の動作のこと，今何をしている，とか言うので身動きができなくなってしまう。身体のあちこちの神経をいじられたり，眠くなったり，イライラさせられたりする。自分の考えを先に言われてしまうこともある。自分が考えていないようなことも考えさせられてしまう。
　耳鳴り，というより言葉で入ってくる。命令されるような……。入ってくると，背中の神経が痛む。車の音とか，物音がするとそれと一緒に自分が動いているような感じがする。朝起きると同時に入ってくる。今日はバイクで来たが，バイクが「たばこをふかしてはいけませんよ」などと喋っているように思った。自分の声ではないし，誰の声かわからない。電波というか……。言葉が重なってくるので耳鳴りではないと思う。内容ははっきりしないが，何か命令する内容。たばこやめろ，とか，早く起きろ，とか。

　物音が二重に聞こえる。音楽を聴いていて，歌っている人の声が自分の名前を呼んでいたり，いろいろ話しかけてくるような感じがある。自動車やヘリコプターの音や，音楽に乗って「声」が聞こえてくる。肩から背骨にかけて重く，神経痛のような感じがある。普通では経験したことのないような感じ。ヘッドホーンから実際聞こえてくる言葉に乗って，それとは別に，聞いていると気分が良くなったり，逆に悪くなったりする物語みたいなものが聞こえてくる。自分の幼い頃のこととか，何か心を揺さぶられるような内容。
　デパートの案内とか街の放送に乗って聞こえてくる。今ヘリコプターが飛んでいるけれど，こういうのに乗って聞こえてくる。何か陰口っぽく，意地悪っぽく感じる。寝ているとき，耳で聞いているのか頭で聞こえるのかわかんないが，小学生の声がしている。夢の形で入ってくる，言葉で表現するのは難しい。頭に全然考えもしないようないろんな反応が入ってしまい動けなくなってしまう。
　スピーカーでラジオを聴いていると，外で起こっている物音の方が気になって，ラジオが聴けなくなってしまう。音楽を聴いていてもじっくり聴いているというのではなく，ただ感じているだけ。それに乗ってくる言葉が気になる。しかしリズムは足で取っている。隣の家の人の声がする。聞きたくな

いのでヘッドホンをかける。それでも聞こえてくる。しかし聞こえてくるのは別の声。ポップス，ロックで歌っている声の質は同じだが別の声がする。リズムが言葉に聞こえてくる。気分を揺さぶるような言葉。何を喋っているかわかるけど，記憶には残らない。

その人が喋っていないのに，その人と同じ声が伝わってくる。圧力っぽく感じる。喋っていても，喋っていないことが聞こえてくる。歩いている音，ハイヒールのコツコツいう音，ネオン街の街頭放送，電車の音がなんだか言葉らしく聞こえる。どんな内容かはいうのも恥ずかしい。人の名前で話し込んできたり，文章みたいにいろんな内容のことを話している。もうとっくに寝ているはずの時間に，近所の人の声が遠くから山彦みたいに二間くらい先から聞こえてくるような気がする。実際の声も聞こえてくるけれども，同じ声で，それとは違う声が聞こえてくる。

ラジオの音楽に乗っていろいろ言ってくる。何か首が落ち着かない。それを止めようとすると筋肉がつってきてしまう。たまに肩が上がってくるようなこともある。重力で持ち上げられているような感じ。たばこをふかしていると「馬鹿だ」とか「カブキ」とか「やせた」とか言ってくる。筋肉が切られているような，削られているような感じの音がする。ピリピリと，なにか線でも切られているような……。音楽の声と同じ声で聞こえてくるからわかんない。衛星放送みたいに一つの声が複数で聞こえてくる。自分で喋ろうとしていることが先に言われてしまう感じ。自分の頭の中にあるものがみんなすでに読まれているようだ。自分の身体が何かにコントロールされているような，偶然とは言えないことが起こる。タイマーで回すと4とか3とかに妙に合ってしまうし，もうすぐ隣の女の子がピアノを弾くな，と思うとやっぱり弾き始めたりする。漫画で描かれていることが自分の中で起こっているような気がする。自分の頭の中を読んだり，作用を及ぼす人が誰だかわからない。見えない。

電波が入ってくる。YESだと首が自然に頷き，NOだと横に振ってしまう。犬がわんわんいうとそれが自分の名前を呼ばれているように聞こえる。電波とは別の声で「馬鹿」といってくる。顔のこめかみあたりをキュッと押されるような感じ。耳の鼓膜の脇をギュッと押されるような。顔の血管の中

に何か詰まってヒュッと押される感じ。心の中を模索されているようだ。言ってくることに反論するようなことを考えると首が自然に動いてしまう。頭の中にいろいろ入ってきて，気分が小さくなってしまい，何かいじめられているような感じ。偶然考えたことがパッと頭にひらめいたり，聞こえたり，自分の考えていることや次の行動まで読まれていて，そう言われたりする。これまで自分が経験してきたことがすべて頭の中にあって話しかけてくる。背中や左の肩胛骨の筋が神経をいじられて，それが腕に響いてくる感じ。肺のはじの方がおかしい感じ。薬の効きが悪くなっているようだ。そこまでコンピューターで管理されている感じ。自分の行動すべてが自分で動いているようには思えず，自分の本当の落ち着いた気分でいられない。何となく束縛されている感じがする。

　音がすると頭から背中まで緊張してしまう。身動きできないで枕にしがみついている。音に敏感で，いろいろな音で気分が変わる。雨戸が閉まる音とか，人の声とか，声の質によって違う。じっとしていられない。自分がだんだん縮こまって小さくなってしまう感じがする。身体の神経が何となくジワーッと感じる。そうなると物音と自分の考えていることが妙に合ってしまったりする。隣や裏の家の雨戸を閉める音に，妙に反応してしまったり，ムカムカして怒りたくなってしまったり，また身動きがとれなくなってしまう。恐怖感があるわけではないが反応してしまう。家の前の犬の声が妙に大きく響いて聞こえてくる。そんなに近くで吠えているはずはないのに。自分で音を立てたりすると，その音が自分に返ってくるような気がする。家の前の犬の吠える声が，別の方から入ってくる。自分の頭で考えていたことが後々そのとおり起こってくるので，もしかしたら自分には予知能力があるのかもしれない。

　人の声，ドアの音などがすると威圧感を与えられ，呼吸が止まるような感じで動けなくなってしまう。だからじっと同じ姿勢をとったまま。普通に喋っている人の会話にもつい自分のことが言われているのかな，と思ってしまう。物音が全くしないと不安になり，物音がしてもまた不安になってしまう。音に敏感になって，近所の人に囲まれちゃっているような感じ。裏の人の声がすると，頭にピンと来る。自分が錯覚しているのか本当に聞こえてくるのか，直接声が聞こえてくる。夜中に起きると二間くらい先から聞こえてくる。

この声に逆らったりすると首が曲がってしまったりする。身内だと別に気にしないが近所の人の喋る声が自分の身体に響いてくるというか，頭に血が上るというか，身体に反応するというか，変な感じになる。犬が吠えるとそれに声が重なってくる。すると身体が反応してしまう。雨の音やコップのチャリチャリッという音に刺激を受けることがある。何か背中をくすぐられているような，わざとやられているような，いじめられているような気になる。いろんな物音がして神経がそちらに集中していると，思考力が悪くなってしまった。頭に浮かんだことを話そうとするが，話しているうちに忘れてしまう。

C 男の幻覚体験の要約

「声」あるいは「電波」と表現されているものには4つの種類がある。第一は単純に自分に話しかけ，呼びかけてくる「声」，第二は日常の何らかの物理音，生活音に乗って聞こえてくる「声」（いわゆる機能性幻聴），そして第三に実在の声が二重になって（複数になって）聞こえるもの（機能性幻聴の特別な形？），もう一つは生活音，物理音がそのまま，言葉らしく聞こえるもの（錯聴？）。自分で喋ろうとすることが先に言われてしまう感じ（思考化声），自分の頭の中にあるものがすべてすでに読まれてしまっている（思考察知），これまで自分が経験してきたことすべてが頭の中にあって話しかけてくる（来歴化声とでも言うべきか？），自分の考えていないことまでも考えさせられる（強制思考？），自分の動作，行為のことをあれこれ言われる（行為批評）など，いわゆるSchneiderの一級症状の存在が確認される。「声」には心理的な強制力がある。また，聞いていると気分が良くなったり，悪くなったり，感情が揺さぶられるような情動面への影響力も持っており，さらには身体領域にまで影響を与え，時には身体幻覚とも言いうる体験につながっている。症例B子と同様に，聴覚領域の刺激（物理音，生活音，家人や近所の人の声など）に対する感受性が過剰なほどに昂進して共在している。実在の生活音，物理音により，神経がいじくられ，あるいは身体が縮小してしまうかのように感じ，また，自分の体が動かされてしまうかのように体験されている。音刺激の発生源との距離が極端に短縮されたり，異なった方角から聞こえてきたり，音刺激に関する限り，距離感覚や方向感覚が変容して体験されている。しかもこれらの実在の音刺激の主体に対する影響の仕方は，「声」が主体に及ぼす影響の仕方に極めて類似している。

〈症例4－D男 初診時24歳〉
　地方都市に生まれ育ち，公立高校を卒業後単身上京，専門学校に入り，寮生活となった。2年目の頃から通学しなくなり，寮から下宿に移った。その後半年くらいコンピューター会社や不動産店でアルバイトなどしていたが，そのうち働かなくなり，一日中ぶらぶら過ごすようになった。生活費は父からの仕送りに頼っていたが，飲まず食わずの時もあったようだ。父はトラックの運転手，母はD男が専門学校を中退した頃家を出てそれ以来音信不通。D男は3人兄弟の長男，二人の弟はそれぞれ上京して独立している。
　約2年前，音で頭にショックを受けたみたいになって，ステレオを聴いていても，右は聞こえすぎるほどなのに，左は聞こえない，ということがあった。頭が働かなくなって昔のことなどがどんどん浮かんでくる。消そうと思うがうまくいかない。同じ頃から雰囲気にいろいろ敏感に感じてしまうようになった。もう何を言われたか忘れたが，男の人と女の人の声も聞こえた。その声に従って動いてしまったこともあった，などの訴えをもって受診した。

　音がしたりすると，その音が自分のことを言っているような，自分の悪口を言われているような気になる。心臓の音が右でもしているように思う。自分の頭に勝手に浮かんだことが他の所に飛んで，そこから聞こえてくる。電源の入ってないステレオや家具（冷蔵庫など）から音が出る。きしんだ音とか金属をたたいている音とかプラスチックに空気を入れたときのような音。すごくはっきり聞こえる。聞こえるはずがないのに聞こえてくる。

　音楽が右では聞こえるのに，左では聞こえない。それがある時，周りで音がした時から聞こえるようになった。カセットが故障したのかと思うほど，右の音が左に移って，今まで聞こえなかった音が聞こえるようになった。額の左側に何か柔らかいものがあって，その柔らかいものが音で叩かれてピタッと固まって残っている感じがする。歌の声は右の方がよく聞こえる。前に音楽を聴いていた時，耳に当たったみたいで，額のあたりが痛かったことがあった。左の側頭部が隙間になっていてボヤーッとした感じで，ここに声や音がこもってしまったような感じになる。深呼吸すると治る。

　平衡感覚がない。目をつむって寝ていると，額のあたりがぐるぐると回る

ようで，まっすぐ立っていても，自分の目の位置がどこにあるのだかわからなくなってしまう。音を聴いても右と左の感じが違ってきて，自分が前を向いているのか横を向いているのかわからなくなる。道を曲がろうとして曲がるが，曲がった気がしなかったり，曲がっているのかと思ったりして不安になる。

　何か考えたり，まとまり始めた時に音がすると途端にバラバラになってしまう。何かしようとしたりものを考えている時などに音や人の話し声が聞こえると，自分は他のことをしているのではないかと思ってしまう。自分は果たして自分の考えで動いているのか不安になることがある。声がすると，自分の考えが声のした方に引かれてしまうことがあった。

　音がすると感覚が変わるんで，気持ちが変わってしまう。感情が感覚になって現れるのがわかる。その時音がすると全部消えてしまう。気持ちの変わり目とか感覚の変わり目に音がすると，わざとやっているみたいで腹が立つ。腹が立たないように自分を押さえると自分が変わってしまうような，音が聞こえなくなるような気がして不安になる。物音やテレビで刺激を受けたり，人を見ると笑いそうになってしまう。

　自然の音は気にならないが，人が出す音，たとえば自転車のブレーキとか，車のクラクションとかが気になってしまう。突然大きな音を聴くと，びっくりはしないが動転し，そのあと訳がわからなくなる。音がすると何かに叩かれたような気になることがある。オートバイや車の音がすると身体の力が抜けてものが考えられなくなる。神経が麻痺してしまうようになる，もっともすぐ元に戻るけど……。歩いていても不安になる。ドアを強く閉める音とか……。時には人の足音でも強く感じる時がある。イメージや考えが勝手に出てきて一人歩きすることがある。

　喜怒哀楽がわからなくなってしまった。テレビでも単純なことがわかんない。たとえばドラマの筋とか。感情が伴わない。テレビを見ているとき，自分のことが言われているとは思わないが，自分の過去に少しでも関係があることをやっていると，自分のことではないかと思ってしまう。

D 男の幻覚体験の要約

直接語りかけてくる形の幻聴は，かつてあった（D 男の陳述が正しいとして）としても，今回の受診時には確認できなかった。「自分の頭に勝手に浮かんだことが，他の所に飛んで，そこから聞こえてくる」という体験は，基本的には思考化声であるが，単なる「思考」の「化声」ではなく「自生思考」が「外界に定位される」という，自己所属性がいっそう希薄になっている点が特徴である。冷蔵庫や電源の切れているステレオなど，聞こえるはずのないところから，金属音など物理的要素音が「聞こえる」と体験されている。また，「左の側頭葉が隙間になってボヤーッとした感じで，ここに声や音がこもってしまったような感じ」などの体感幻覚。しかしこの例での体験の特徴は実在の生活音，物理音の主体の存在そのものを脅かすような，精神活動に対する深刻な影響である。自分の思考が外部からの音刺激によって簡単に崩されてしまったり，感情や行動が人の声などによってひどく動揺させられてしまうなど自我機能の著しい減弱の様子が見て取れる。自己意識の連続性の途絶感（「自分が自分だというはっきりした意識が薄れてしまう。それが時々戻ってきて，自分だと思う」），実在の音刺激に対する聴機能の半側不全感とその対側への変移（「音楽が右で聞こえるのに，左では聞こえない。それがある時，……カセットが故障したかと思うほど，右の音が左に移って，今まで聞こえなかった音が聞こえるようになった。」），奇妙な共感覚（「音がすると何か叩かれたような感じになる」），方向感覚，身体定位感覚の不安定さ。「音がしたりすると，その音が，……自分の悪口を言っているような気になる」というのは，聴覚領域の妄想知覚と言ってよいかもしれない。

〈症例5－E 子　現在64歳の入院継続中の女性〉

22歳の時に初回入院して以来，過去に7回の入院歴があり，今回は入院からすでに25年を経過している。この間24歳の時に結婚，一子をもうけたが，病状再燃し入院，離婚となり，子供は相手が引き取って現在に至っている。看護記録に再三「病棟の奥で，浴室の前で，独語空笑しきり」「まるで誰かと話しているみたいだ」などの記載がある。日常生活はほぼ自立しており，化粧気がなく，いつも同じ服装をしていることをのぞけば，まことに穏やかで問題行動はない。しかし，ある時ひょんなことから次のようなことを話してくれた。

聞こえてくるんです。いろいろと。相手があるんです。向こうから話して

くるんです。だから幻聴ではないんです。電話も手紙もこないんですけど，耳と頭を通して聞こえてくるんです。(わたしの声が今あなたに聞こえるようにですか？) 違います。耳と頭を通して聞こえてくるんです。わたしの知らない話がどんどん入ってくるんです。「踏まえていけばひらめく」とも言ってきます。毎日「……時に電話」と聞こえてくる。日本のことも世界のこともみんなわかるらしいんです。Y(声の主)が退院も外泊もこれからのわたしのすべてを決めるんです。わたしの心が心電図みたいにわかられているんです。これはもうずっと前から。(じゃ，筒抜け？) そうなの。わたしをすでに入籍して待っていると言うんです。離婚はそのためのものだったんです。わたしは離婚したくはなかったんです。あの人もそうだと思います。でもYが中に入って話をつけたみたいです。Yは力があるからそういうことができ，また聞こえさせることもできる家なんです。全部聞こえてくるんです……。

E子の幻覚体験の要約

　圧倒的な優位性をもった声の主からの一方的語りかけの形で聞こえてくる形の幻聴。客観的に観察されるのは昼夜分かたずに繰り返される激しい独語。思考察知あるいは筒抜け体験（ただし「声の主」に対してだけ）。そして声の存在を確信してそれに自分の人生を委ねているかのような日常。しかしその他にはこれといった顕在的な病的症状，体験，思考障害などはない。生活音，物理音など音刺激に対する感受性の増強も認めない。「声の主」が彼女に語りかけてくる内容は，彼女の結婚，発病，離婚，入院，「声の主」との結婚への期待など，彼女の人生経歴の妄想的改変の過程を如実に表しているが，一方で荒唐無稽なところもあり，また意味不明の言葉が聞こえてくることもある。彼女の体験は，「発病」という自覚できない部分のために不可解となっている自分の人生を何とか納得できるものとして捉えようとする自己救済の試み，あるいは「患者の過去の生活史上の対人状況を表現している」[9]とも言いうる。

考　察
1：分裂病の幻覚体験の横断的，かつ縦断的連続性

　分裂病の幻聴は単に「聞こえる」というような単純なものではなく，他の諸症状とも関連した複雑多様な形で出現することはすでに指摘されている[10,11,12,13]。たとえば，C男の「幻聴」体験は，それを詳細に検討すると少な

くても4つの様相を指摘することができることはすでに述べた。これとは別に,「声」と主体の関係においても,実に多彩な面が見えてくる。ここにあげた全症例で,主体が体験していたことは「筒抜け体験」(あるいは特殊な形での思考察知,あるいは思考伝播,とも言いうる),自分の考えていることが言われてしまう「思考化声」,自分の知らないことまで言ってくる(これはある意味では,「思考吹入」と近い体験かもしれない)。これまで自分が体験してきたことが頭の中にあって語りかけてくる(「来歴化声」)。自分のその都度の行動を批評する声もある(行為批評)。これらはすでに,言うまでもなく Schneider,K. の一級症状である。このほかに「聞いていると気分が良くなったり,悪くなったり,感情を揺さぶられる」ような情動に対する影響もゆるがせにできない。B子の場合のように,その内容が脅迫的で命令的に迫ってきて,これに従ってしまう。「声」には強要して従わせてしまう圧倒的な力がある。さらに今回注目されたことは,「声」の影響が身体領域にまで及んでいるということである。「声」に対する心理的な反応ともとれないこともないが,しかし,それにしては影響はもっと深刻である。「声」を「電波」とも表現するC男が「(電波が入ってくる。) YESだと首が自然に頷き,NOだと横に振ってしまう」と言う時,すでに問題は聴覚領域を越えて身体の領域へと連続して移行していることが見て取れる。C男は次のようにまで言っている,「これまで自分が経験してきたことがすべて頭の中にあって話しかけてくる。背中や左の肩胛骨の筋が神経をいじくられて,それが腕に響いてくる。肺の端の方がおかしい感じ。そこまでコンピューターで管理されている感じ」。また「(ラジオの音楽に乗って色々聞こえてくる)。何か落ち着かない。それを止めようとすると筋肉が攣ってしまう。重力で持ち上げられているような感じ。……筋肉が切られているような,削り取られている感じの音がする。ピリピリと,何か線でも切られているような……」とも言う。これはまさにこれらの諸症状が横断的に連続して密接に体験されており,切り離して考えることができないことを示している。さらにB子は「声」がほとんど聞こえなくなった頃,「身体で感じることがある。頭からジワッと来る。プラスとマイナスの磁石が引き付けられるような感じ」と言い,そして,約半年後に「声」が再び聞こえ出した時,「身体ではずっと感じがあった」と言った。このことから考えると,縦断的経過においても「声」はその根底においては身体領域へと連続的に移行するものとして体験されていることを推測させる。Ey[14]は,幻覚は本来的には「感覚的なものではない」と言い,次のように述べて

いる，"五感それぞれの機能に応じて幻覚活動をいわば「区画」し裁断することは，……誤りであり，恣意的なものである……"。小木[15]は，幻覚を「他律型」と「無律型」とに分けているが，上記の横断的，縦断的連続性は，この二型の間に移行が存在することを示している。

2：生活音に対する主体の感受性の昂進

今回の検討でさらに注目されたことは，このような幻覚体験が主体に及ぼす影響と極めて似通った現象が，実在の生活音に対して主体に認められたことである。すでにB子でもわずかには認められていることではあるが，それは実在する生活音に対する主体の側の感受性の昂進である。これはC男，より極端にはD男に認められた。ちょうど「声」（あるいは「電波」）により「顔のこめかみあたりをキュッと押されるような感じ。耳の鼓膜の脇をギュッと押されるような。顔の血管の中に何か詰まってヒュッと押されるような感じ」のように，近所の人の喋る声は「自分の身体に響いてくるというか，頭に血が上るというか，身体に反応するというか，変な感じになる」あるいは「音がすると，頭から背中まで緊張してしまう」「神経がいじくられるようだ。自分がだんだん縮こまって小さくなってしまう感じがする」ように体験される。不意に聞こえてくる実在の生活音と「声」とは，いずれも主体が今，現に聞いているヘッドホーンやラジオの音声よりも遙かに優位性をもって入ってくる，という点でも類似している。このような特徴が特に顕著であった症例D男では，このため，突然聞こえる生活音のために自分の精神生活が完全に影響され，考えることすら十分には行えなくなっている。「何か考えたり，まとめ始めたときに音がすると，途端にバラバラになってしまう」「音がすると感覚が変わるんで，気持ちが変わってしまう」あるいは「突然大きな音を聞くと，ビックリはしないが動転し，後はわからなくなる。音がすると何かに叩かれたような気になることがある。……身体の力が抜けて，ものが考えられなくなる。神経が麻痺してしまうようになる」。症例C男，D男ではさらに，実在の音刺激に関して，主体は方向感覚，距離感覚まで怪しくなっており，主体の外界知覚を含めての精神生活全体の混乱を推測させる。このことから考えられることは，ある一群の分裂病者では，幻覚（幻聴）体験とともに，実在の生活音，人の声，あるいは物理的人工音に対して，感受性が異常に昂進している場合がある，と言えよう。そしてこの二つの現象，すなわち幻覚体験と実在の生活音に対する感受性の異常な昂進とは，互いに無関係とはと

ても思えない。

3：「実体的被侵襲感」，幻覚体験の根底にある妄想的態度

現在の精神医学では，その状態像の分類において，幻覚は妄想とともに「幻覚妄想状態」と一括されている。この二つの状態像を一括して考える根拠はどこにあるのであろうか。Ey[14]は幻覚を二つの群に分けて考えている。「理性と両立する幻覚」と「理性と両立しない幻覚」とである。前者を「妄想を欠く幻覚性エイドリー」(Éidolies hallucinosiques)と呼び，後者を「妄想性幻覚」(Hallucinations délirantes)と名付けた。前者は基本的に当の本人によって病態として明瞭に自覚されうるもの，後者はこれに対してその批判力を欠いている。この分類に従うなら，分裂病者の幻覚は後者，すなわち「妄想性幻覚」に属することになる。Ey[14]は，「幻覚は本来的に感覚的なものではない」と言い，さらに，「幻覚がせん妄状態もしくは『妄想的観念化』において現れる」と述べている。これによれば，「意識障害」を一応度外視して考えてよい分裂病の場合，「幻覚が観念化して現れる」ということである。今回の症例に則して言えば，分裂病者は感覚的に単純に「声」を「聞いている」のではない。もちろんその様にしか記述しようのない場合（たとえばＡ子）もあるが，彼（彼女）らは，自らではない，ある他なるものからの，「声」とも「音」とも「電波」とも，あるいは「意識」とも表現しうる，逆に言えばそれより他に言い表しようのない，時には全く不明瞭なものに一方的に「曝されている」あるいは文字通り「侵襲されている」のである。彼（彼女）ら以外の者にとっては，該当する何ものをも確認できないのであるが，そんなことが全然問題にならないほどに，彼（彼女）らは「これら」をもろに「現実的に」「実体的に」[8,16,17]体験している。あるいは「現実に体験している」と確信して疑わないでいる彼らのこの姿勢[18]こそ，彼らに生じている根本的な事態であるとも言えよう。これは従来の概念から言えば，やはり「妄想」的態度と言わざるを得ない。分裂病者にとっては「幻視」よりも特徴的な体験のあり方が，「見られている」という被注察感であるのと同じく，「聞こえる」というよりも，一方的にある実体的性格をもった「声」に「侵襲されている」と確信していること（「実体的被侵襲感」とでも言うべきか）であり，その本質は両者で全く同じであることがよくわかる。このように，従来「幻覚」と捉えられている現象の根底に，妄想的構造が存在することが明らかに推測される（"Die Halluzination ist ein wahnhaftes Erlebnis." [19]）。「幻覚妄想状

態」と一括して考察されうる所以である。

文献

1) Bleuler,E.：Dementia Praecox oder Gruppe der Schizophrenien, Leipzig und Wien, Franz Deuticke, 1911(飯田　真，下坂幸三，保崎秀夫，安永　浩訳「E.ブロイラー　早発性痴呆または精神分裂病群」，医学書院，1974).
2) Blankenburg,W.：Der Verlust der natürlichen Selbstverständlichkeit Ein Beitrag zur Psychopathologie symptomarmer Schizophrenien, Ferdinand Enke Verlag, Stuttgart, 1971 (木村　敏，岡本　進，島　弘嗣訳「自明性の喪失」，みすず書房，1978).
3) 木村　敏：精神分裂病の症状論，横井　晋，佐藤壱三，宮本忠雄編「精神分裂病」，医学書院，1975.
4) Schneider,K.：Klinische Psychopathologie, 13. unveränderte Auflage, mit einem Komentar von Gerd Huber und Gisela Gross, Georg Thieme Verlag, Stuttgart 1987 (平井静也，鹿子木敏範共訳「臨床精神病理学」文光堂，1962).
5) Conrad,K.：Die beginnende Schizophrenie Versuch einer Gestaltanalyse des Wahns, George Thieme Verlag, Stuttgart, 1971 (山口直彦，安　克昌，中井久夫訳　クラウス・コンラート　分裂病のはじまり，岩崎学術出版社，1994).
6) 安永　浩：分裂病の基本障害について，分裂病の論理学的精神病理「ファントム空間」論，医学書院，1977.
7) 安永　浩：分裂病の症状論，安永浩著作集4「症状論と精神療法」，金剛出版，1992.
8) 渡辺哲夫：分裂病性幻覚の実体性について，村上靖彦編「分裂病の精神病理12」，東京大学出版会，1983.
9) 荻野恒一：VisionとStimme 幻覚の人間学的研究，精神神経学雑誌64, 1962(精神病理学研究1，誠信書房，1974).
10) 加藤　敏：幻覚，異常心理学講座 VI，神経症と精神病3，みすず書房，1990.
11) 井上晴雄：幻覚と妄想，高橋　良，宮本忠雄，宮坂松衛編集「幻覚の基礎と臨床」，医学書院，1970.
12) 村上　仁：幻聴に関する精神病理学的研究，精神神経学雑誌，43,1939(村上　仁　精神病理学論集2，みすず書房，1971).
13) 村上　仁：幻覚，異常心理学講座，みすず書房，1954(村上仁　精神病理学論集2，みすず書房，1971).
14) Ey,H.：Traité des Hallucinations, Masson et Cie, Éditours, 1973 (宮本忠雄，小宮山実監訳，景山任佐，古川冬彦訳「幻覚」1　幻覚総論，金剛出版，1994).
15) 小木貞孝：他律幻覚と無律幻覚　薬物療法を通じてみた分裂病性幻覚，高橋良，宮本忠雄，宮坂松衛編集「幻覚の基礎と臨床」，医学書院，1970.
16) Jaspers,K.：Allgemeine Psychopathologie, Verlag von Julius, Springer, Berlin, 1913 (西丸四方訳　K.ヤスパース　精神病理学原論，みすず書房，1971).

17) 宮本忠雄：実体的意識性について　精神分裂病者における他者の現象学, 精神神経学雑誌, 61, 1959 (「妄想研究とその周辺」, 弘文堂, 1983).
18) Mayer-Gross, Slater and Roth : Clinical　Psychiatry, p.275, Bailliere, Tindall & Cassell, London, 1954, Third edition, 1969.
19) Worpert, J. : Über die Halluzination der Schizophrenen, Allg. Z. Psychiatr. 86 : 302 1927.

7 精神医学と言語
　―症状としての言語に関する一考察―

はじめに

　精神医学にとって言語は，宮本[7]の所論を待つまでもなく特別に枢要な位置を占めている。

　診断のための特別な測定器械があるわけではなく，有効な画像所見に頼ることもできず，言ってみれば病者と共にあることを基礎とし，傾聴と観察のみを手段とするしか方法を持たない精神医学はその傾聴と観察から得られたもの，さらには傾聴し観察する者自身の判断，考察などを言語的に記録，記述することをもっとも大切にしてきた。そればかりではなく，その主要と思われる症状のほとんどが言語と密接な関係の中に表出される分裂病は，ことさらに言語との深い関わりを別にしては考えられない。さらに治療を考えるとき，なるほど，薬物療法を抜きにしては現代の精神科医療は成り立たないとはいうものの，とくにその傾向が強い急性期も含めて，回復期に至るまでの長い過程にあって「言語」を介しての心的交流を中心とした，安定した治療関係がその基礎になければ，精神の医療は成り立たないと言っても言い過ぎではないだろう。そこでは治療者が患者に対してどのような言葉を，いかに語るか，ということが治療の展開に大きな影響を与える。

　もっとも言語の重要性を強調しすぎることも臨床的事実に反することになる。「言語」を介さない非言語的な接触，たとえば混迷状態にある病者への清拭や入浴介助などの身体接触もまた重要な要素であるからである。さらにSchwing夫人の経験を待つまでもなく，「病者の傍らに共にあること」はおそらく言語的交流の基礎として欠くことのできないものであろう。さらにまた治療に携わる者の不用意な，慎重さを欠いた一言が病者に与える侵襲は時として回復を大幅に遅らせる。もちろんそうは言っても治療者が病者に語るということ，その言葉が病者にとって重要であることには変わりない。

　一方，病者が語ってくれることによってわれわれがかいま見ることを許さ

れるその体験の世界，そして病者の表出する言語のあり様は，病者の病態を理解する上でこの上なく重要である。それは症状としての言語であるが，「病者の体験」そのものとしての言語でもあり，また病者の「思想の表出」でもある。

　本論では分裂病を取りあげる。もちろん分裂病と言語の問題は一朝一夕で論じられるほど生やさしいものではないが，今回は自験2症例を取り上げて，主としてその症状形成と言語の関わりを考察することを通して分裂病の病理の一面を考えてみたい。

　まず症例を提示する。

〈症例A〉
　22歳の時に，おそらくは幻覚妄想状態で初めて入院して以来7回も入退院を繰り返している初老の分裂病女性である。今回の入院は彼女の40歳の時で，すでに22年になる。糖尿があるが，経口薬と食事療法でよくコントロールされている。そのほかには治療を要するような身体疾患の合併はない。ナースによれば，彼女は廊下を歩きながら，あるいは洗面所の奥で，病棟の隅で，あたかも誰かと話してでもいるかのように大きな声で独り言を言っている，という。面接の時にこのことを尋ねてみると，最初は頑としてこれを否定し「わたしにはそういうことはありません」の一点張りであった。しかしそれから1年がたった頃から，少しずつ次のようなことを話してくれるようになった。「相手があるんですよ。向こうから話してきて，それにわたしは答えているんですよ」「電話も手紙もこないけれど，耳と頭とを通して聞こえてくるんです」「今食事を終わって廊下を歩いていたら，○○さんの声が入ってきて，話をしました。いつも自然とそうなるんです」「話はいつもわたしの退院のことや外泊のことなんです。その○○さんが先生と相談して決めるんですって……」「日本のことも世界のこともみんなわかるらしい。これから3年も5年も先のことも」「わたしの知らないような話がどんどん入ってくる」「自分がちっとも考えていないことが出てくるんです」「踏まえていけばひらめく，って言ってきます」「あちらの方はみんな600歳とか700歳の人ばかりで死なない。だからお墓がないんですって！」……。

　彼女は中背，丸顔の，ややずんぐりとした身体付きで，陽に焼けて，肌の色は浅黒い。お化粧っ気はほとんどなく，一見して身なりにあまり構わない

ことが見て取れるかのような粗末な，しかし，それなりにさっぱりとした服装をしている。人懐こそうな穏やかな笑顔を絶えず見せている。終始落ち着いた話し方。礼容も整っており，身のこなしも自然である。しかし20年にもわたる長期の入院にもかかわらず「わたしどこも悪くないんですよ。もうそろそろ退院してもいいんじゃあないかと思うんです」と，あたかもそんなに大したことではないかのように笑って言う。彼女は病棟での日常生活にはほとんど不自由していない。ラジオも聴くし，テレビも見ているし，看護婦さんとも，仲の良い友人とも楽しそうに話している。

症例 A の体験の特徴

彼女の症状を精神医学特有の術語で表現するなら，さしずめ「独語」「幻声」「対話性の幻聴」「病識欠如」などと記載されることになろう。しかしそれよりも注目されることは，彼女が，普通誰もが体験しているのとは全く異なった他者体験をしている，ということである。彼女は客観的には誰もいないところで「向こうから話してくる」，「耳と頭を通して聞こえてくる」ある他者の声を聞いている。彼女の言うことによれば，「独語」は実は「相手がいて，向こうから話してくる。わたしはそれに応えている」のであり，決して「独り言」（彼女はこの「独り言」という表現で病気の症状ということを考えているのであるが）ではない（つまり，自分は病気ではない）のだ，という。

このような彼女の体験の仕方にはいくつかの特徴がある。まず第一に，彼女は，聞こえてくる「声」に対してそれを拒否することなく受け入れている，全く受け身の立場をとっている，というよりも自分の意志がどうのという前にすでに，いつの間にか，そのような関係の中に入ってしまっていることである。「声が入ってくる」「自然とそうなる」と彼女が表現しているとおりである。さらに，彼女のことはすべて「声の主」に「心電図みたいに」わかられてしまっている。「筒抜けなの？」と聞いてみると，「そうなの！」と笑いながら答える。第三に，彼女の「考えが及ばないことを言ってくる」「わたしの知らないようなことがどんどん入ってくる」という点である。いずれの点においても，「声の主」である「他者」の，Aに対する優位性は明らかである。しかもそのような状況を決して不快なこととは考えていないらしく，この状況にAは甘んじているように見える。このような超常的体験をしながら，当の本人は驚く様子もなく終始ニコニコしており，自分の体験のあり様

を当たり前のことでもあるかのように受けとめていて，何の疑問も感じていないかのようである。この点は急性期の患者が，時として自分の存在を震撼させるような「声」に動転し，驚愕するのとは異なり，ある意味では慢性期分裂病者の特徴と言えよう。

彼女によれば「声」は「朝起きると聞こえ始める」，「夜中にトイレに起きたときも」あるいは「ご飯とトイレの時以外はずっと聞こえている」という。覚醒意識と関係があるのであろうか。「ご飯とトイレ以外は」ということは何かに集中しているときは聞こえない，ということだろうか。確かに「ほっとして，気がゆるんだときに聞こえてくる。何かに集中していると聞こえない」と言う人もいる。しかし逆に，緊張すると聞こえる，あるいは聞こえるかな，と思って耳を澄ますと聞こえてくる，という人もいる。

病的体験としての言語

かつてわたしが駆け出しの頃，当時東京医科歯科大学生理学教室の勝木保次先生の「聴覚生理学への道」という紀伊國屋新書があった。外界からの聴覚刺激が聴神経を伝わってパルス信号に変換され，聴覚伝道路から中枢システムに伝達されていくと書かれてあるのを読んで，外部からの刺激がなくても，聴覚伝道路から中枢に至る経路のどこかで何らかの刺激が発生するならば，主体はあたかもそれを外部からの刺激でもあるかのように体験することがあるのではないか，などと考えたことを思い出す。今ならさしずめ「側頭葉の一次聴覚野の異常発火」とでも表現されるのであろうか。

しかし本当にそうなのだろうか。彼女が聞いている「声」の場合，普通の声とは違い，「耳と頭を通して聞こえてくる」という。「耳」はよいとして「頭を通して，あるいは胸のあたりから聞こえる」ということをどう考えるか。別の患者は「お腹の中から」と言う。また別の患者は「霊聴ではないが身体で感じる」と言ったり，幻聴が再燃してきたとき，「体の中にはずっとあった，それが今年になってまた聞こえだした」[10]と言った。このことは，いわゆる分裂病性の幻聴が，すでに単なる聴覚野の領域に局限された体験ではなく，感覚のモードとして拡散していることを示唆しているようにも思われる。

「幻声（幻聴）」では外界に聴覚刺激の音源はないのだから，すべてこれを体験する本人の内部での変化であるはずである。精神病理学的理解の視点には「表象の偽知覚化」（安永[13]），「背景思考の聴覚化」（中安[4]）などがある。

しかし主体の表象が限りなく知覚的性格を帯びることが分裂病の特性としてあり得ても，表象は元来主体の自己所属性の内に現れるはずである。「背景思考の聴覚化」の理論にしても，背景化している記憶のすべてが聴覚化の対象になっているとは思えず，ごく単純な日常語が体験されることも多いのはどうしてか。それは必ずしも「背景思考」というほどのことはないのではないのか，等々の疑問が残る。なによりも，なぜ背景思考が自己所属性を持ち得ないで「聴覚化」するのか。「幻声」はどのような理由からか自分の内にその源があるにしても，この自己所属性が完全に失われ，明らかに「他者の声」「他者の言葉」として聞かれている。

　内容的なことでも特徴がある。彼女の場合，その多くは自分の身の上に関することであるが，時には全く荒唐無稽なこともあり，また「自分の考えたことのない様なこと，思い及ばないようなこと」もある。時として，意味不明の言葉が混じってくることである。彼女の場合はそう多くはなかったが，「日本中踏まえていけば，ひらめくこともある」と聞こえたという。一種の「言語新作」なのであろうか。しかしこの言葉の意味は彼女自身にもわからない。彼女の記憶の中にこのような言葉があらかじめ納められており，それが何かのきっかけで出てきた，というように単純に考えることはできそうもない。しかも，その表現は彼女が意識して自分で作り出したのではなく，全く一方的に彼女に聞こえてきたのだから「言語新作」には当たらないだろう。もちろん彼女にはこれが「自分の言葉」などという思いは全くなく，「他者の言葉」として捉えられている。

「他者の言葉」としての幻声

　この点，最近「独語幻覚」を論じて「言語は究極的には主体にとって異質で，主体に属さないという意味で他性の次元にあり，しかも主体に対して優位な位置を占める」というラカンの言葉を引用している小林ら[2]の説明は魅力的である。彼らは，ラカンとともにヴィゴツキーの説を引いて，「言語とは元々他者が喋るものである」と言う。その理由は「言語を獲得しつつある幼児は大人の話す言葉を意味もわからぬままにただ反復するが，その時喋っている主体は果たして幼児なのか大人なのか極めて曖昧と言わざるを得ない」と言っている。側から見ても喋っているのは確かに幼児であり，幼児自身も自分が口を動かして，声を出しているという主体としての感覚はあるであろうが，彼が喋っている言葉の意味については，幼児自体は，主体として自分

で語っているのではなく，大人の語ったことをそのまま繰り返すのみである。これが「自己中心言語」と言われるものを構成するのであるが，これがさらに発展して「内言」になる。「自己中心言語」は，「主体がある意味で言語の器官となり，言葉が主体の場で喋っていると見なすことができる」つまり主体が意味もわからずに喋っているところに特徴があるのであるが，小林らはこの考え方を発展させて，彼らの症例の「独語幻覚」とは，意味もなく喋る「発声を欠く自己中心言語」である，とする。

　しかし考えてみると，幼児は大人の言葉を繰り返すと言っても，ただ何の意味もなく繰り返すのではなく，それを自分に取り入れよう，「自分のもの」にしようという姿勢があるのではなかろうか。それは例の，母親不在に遭遇して，玩具（糸巻き）を投げてはそれをまた引き寄せ，また投げては引き寄せることを繰り返しながら，そのたびに「いない」「いた」を繰り返している幼児を思い出す。Waelhens[11)]によれば，これには二重の意味があるという。まず第一に「この幼児は玩具の出没によって母親の身体が現れたりいなくなったりすることを意味させようとしてお」り，さらに「母親の身体と玩具の不在や現前とを，「いない」「いた」という言葉で意味させようとしているから」である。このことに関してさらに敷衍してわたしが強調したいのは，幼児は自分のおかれた不安な状況にただ受動的に甘んじているのではなく，その不安な状況から自分を守るために，積極的に主体的に言葉を自分の支配下におこうとしていること，その具体的な現れが，同じ言葉を繰り返し繰り返し語り続けることの意味だ，という点である。つまり，主体は絶えず「内言」を自分のものとするためにこれを繰り返している，と言うことができよう。この，初めは他者から語られた言葉を自分のものとして捉えようとする自覚的あるいは無自覚的な絶え間ない繰り返しこそ，言語を自分のものとしうる基本的な構えなのではないだろうか。もちろんこの構えは，個体の精神身体発達の内に自然に備えられたエネルギーの発露でもある。しかし，もしこの「自己中心言語」あるいは「内言」を絶えず自分のものとして捉えておく，という構えが，何らかの理由によって減弱する時（もちろんここで，分裂病の場合を考えているのであるが），元々他者の語った言語を反復するところにその根源を持つ「内言」は自己所属性を失い，本来がその様な起源を持つ「他者の言葉」そのものとして現れてくるのではないであろうか。またもし，他者の語る言葉が自分を窮地に陥れるような言葉だとしたら，それを自分の言

葉として取り入れようなどとしないのはもちろん，たとえ，必然的に記憶には残ってしまうとはいえ，半永久的に自分の世界から一番遠いところに遠ざけておこうとするだろう。もっと言えば，そのように意識的に判別する以前に，一瞬のうちに意識下で選別機構が働いて，自分の意識の関与しないところで，この選別が行われることすらあるかもしれない。とすれば主体は，そのようなことが身に起こっていることすら知らないことになる。するとその言葉が何らかのきっかけを得て意識に上るときには，文字通りそのままに「他者の言葉」として現れることになる。

しかし，問題はそう簡単に解決するわけではない。言葉が元々他者の言葉で，それを自覚的に自らのものとすることができなくなったとするなら，なぜ一部の「内言」のみが「他者化」し，かつ聴覚化するのか，なぜ日常語はそのまま侵害を受けずに使用可能なのだろうか。内言を管理する領域と，日常語の領域とは機能分離しているのであろうか。内言は元々自己に属さず，言葉として語られる間際にはじめて自己に捉えられ自己の言葉として語られるのであろうか。もしそうであるなら，この両領域が分断され，内言が日常語の領域から自由になって語り出すということがあるのかもしれない。

最近大谷ら[9]は脳イメージングの研究で，MacGuireの報告を引いて「幻聴とは，内言語を生成する領域とそれを補足する領域との関連の障害によって，内言語を自分のものと自覚できなくなった状態，すなわち内言語のモニタリングの障害」の可能性を指摘している。精神病理学的考察と脳科学の所見とがどのように結びつくのかわからないが，興味あることではある。

〈症例B〉
30歳の時に初診して以来40年以上にもわたって入院している破瓜型分裂病の婦人である。入院の1，2年前から急に神信心に熱心になり，道ばたから石を拾ってきてはタンスにしまい込み，それを出しては拝んでいる。一方，火を弄ぶようになり，「この家を焼いてから○○神宮に行く」などと言うため，家人が心配して入院させた。

わたしが初めて面接した時にはすでに60歳を過ぎていた。小柄で，歯もほとんど抜けている，顔中しわだらけの，しかも髪を黒々と染め，時には顔におしろいをやや強く塗り，眉を左右でちぐはぐに描いたり，口に紅を入れたりすることもある，年の割には元気のよい女性である。この方が毎週1回の

面接の時必ず持参してわたしにくれるものがあった。それは新聞の折り込み広告の裏を使って，多くの場合は鉛筆書きされた書き物（図1参照）である。第1行目には，漢字らしきものが数個書いてあり，その下に「8000　9000　1000……」といった数字が何行にもわたって繰り返し記されている。彼女によればこれは「金券」であり，これを小さく折って，病院の食堂のそばにある自動販売機に入れると，お米を買うことができる，と言う。この数字をどう読むかと聞かれて，「八千九億一千……」と堂々と読み上げ，その顔に恥ずかしげは少しもなかった。第1行目はなんと読むのか，と問うと「セイホ，シゲオ，XXX」と読む。「セイホ」は生活保護のこと，「シゲオ」はその生活保護の係りの人の名前，そして「XXX」は自分の名前だという。そう言ってから彼女は，何事もなかったかのように，「今日これから外出してザブ（粉石鹸）を買ってくるからお金を出してくれ」と言う。いくら欲しいか，と聞くと，指を4本出して急に小声になって，ニヤニヤしながら「40万円」などと言う。数観念に自信がない彼女の様子に気づいた筆者が，時にわざと，彼女と同じように4本の指を出して「400円だね？」と言うと，彼女は何か少しおかしいな，という顔をしながらも特別に反対もしないで，うなずいている。またわたしが「この金券は使えないの？」と言うと，これは病院の自動販売機以外では使えないのだ，と言ってケロッとしている。いつか，この「金券」で一緒に何かおいしいものを食べに外出しようよ，と誘ったことがあるが，その時は笑いながら，自分は行かない，先生一人で行っておいでよ，と言われてしまった。時々「自分の夫は病院のボイラー室にいて歯科医をしているので，そこに外泊退院させてくれ」と言ったり，自分のこれまでのことを「お母さんとわたしがアメリカに行ったとき，飛行機から一人で飛び降りた。網ですくわれて助けられた。高い山でお産をしたんです。助けてくれたのは明治神宮の政府の人……」などと話す。彼女はかつて図2，図3のようなメモも書いてきている。分厚いカルテには，かつての彼女のこのような作品がいずれのページにもたくさん挟まって残っている。

　彼女の日常生活は，身の回りのことで多少看護婦さんの手助けを受けることはあるにしても食事も入浴も一応独りでこなしている。その身なりはちぐはぐで，暑い夏の日に冬物の厚手のシャツを着込んだり，旧式の大小のショルダーバッグを2つ両肩からさげたり，である。お金の観念はでたらめではあるが，看護者から受け取ったお金をもって，独りで近くの商店に行って日用品の範囲の必要な買い物をしてくる。面接の時の会話も，少し込み入った

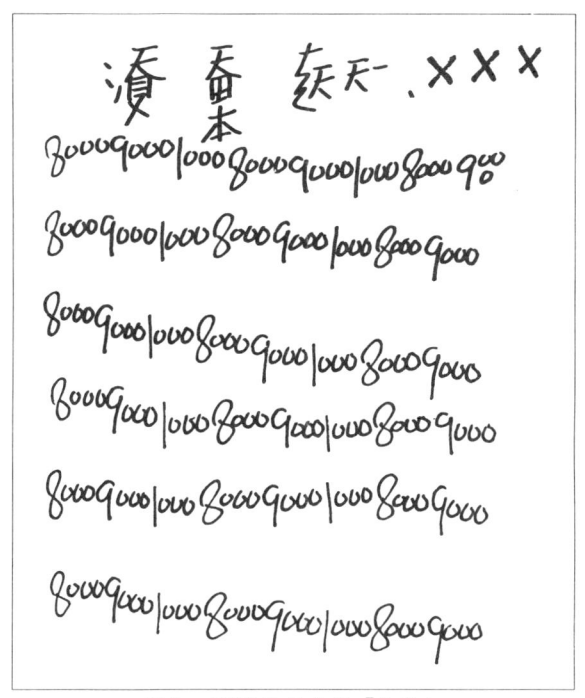

図1　症例Bによる「金券」

内容の話は別として，ごく表面的な話，たとえば「外出していいか」とか，「お金下ろして」などといったようなレベルの話であれば対話は一応成立する。

症例Bの言語表現の特徴
ここで彼女に現れた言語表現の特徴について考察をしてみたい。

まず，ごく表面的な習慣的，日常的な会話は，その語彙範囲が限られ，内容も決して豊かではないとはいえ，可能であることはすでに述べた。しかし，いったん彼女の書字表現になると図1で見るとおり，全く理解が困難になる。しかし，すでに述べたように，筆者が図1の書き物を前にして，彼女に，読んでみてくれないか，との頼みに応じて彼女の口をついて出てきた言葉は「セイホ，シゲオ，XXX」で，それなりに意味の通るものであった。ただ，どう

してこの文字がその様な読み方になるのかについては彼女は何も説明してはくれず，ただ笑っているだけであった。「金券」の数字も彼女独特の単位の取り方になっている。しかもこの「金券」でお米が買える，というところなどは，戦後のある時期に彼女が過ごした歴史の痕跡をかすかにかいま見る思いがする。もっとも彼女はこの「金券」が病院の自動販売機でしか使えず，院外のお店では使えない，ということを知っているかのようである。ある意味では二重見当識とも言えよう。

さらに図2，図3を考えてみたい。全体としてみると，彼女の書く文字は確かに日常に使われている漢字がつかわれ，ひらがな，カタカナも登場する。しかしそれに混じって独特の形，作りを持った文字が所々に見られる。それがとうてい他者には通じるものではないということに関しては，彼女自身は全く無頓着である。このことからも彼女の書字表現が他者への伝達とか，他者の理解を得ようとすることを第一の目標としているものでないことは明らかである。彼女の書く文字のあるものはもちろん辞書には載っておらず，全く彼女独自の創出になるものであり，まさに「言語（＝文字）新作」である。

その内容を見てみたい。

まず題名であるが，これは「若者時代」は明白に読める。それに続く「第い」は，別のメモから「第い」が三本線で消してあり，その横に「題」と書き加えてあるのでその意味するところがわかる。

可能な限り歌詞を感情移入して読んでみる。

```
        図2                              図3
(一)背中にささるお前の（視線？），
    俺はまたやる事が，             ……はまた（だ）やる事が（あるので）
    ……いじゃないさお前のことを     俺いじゃないさお前のことを
    （嫌い？）                      （「嫌」を「俺」と書き違えた？）
    可愛いと思うけど
    今は抱いてやれない
2  （胸？）が（燃？）えるばかりで      （以下の3行は同左）
    サマにならない
    これが若者時代
    君は……て泣いてくれるか         君は菊で泣いてくれるか
3   死んた(だ)兄貫（貴？）が俺をなぐった  風吹く日にはひとりでいたい
    その意味がやっと今               そんなとき思い出す
```

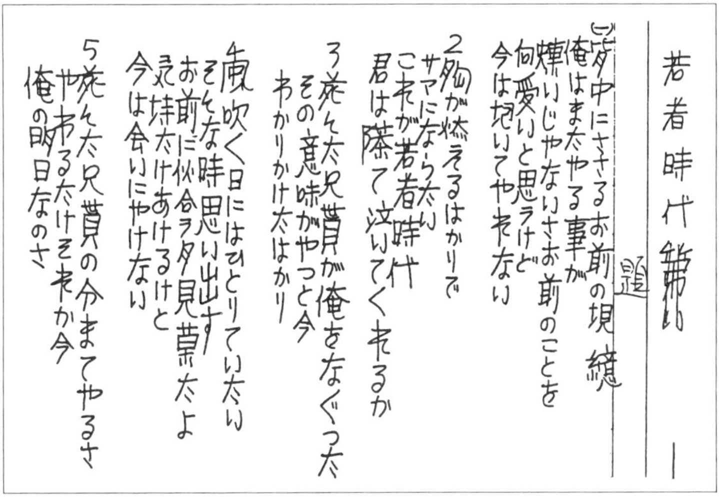

図2 症例Bのメモ（1）

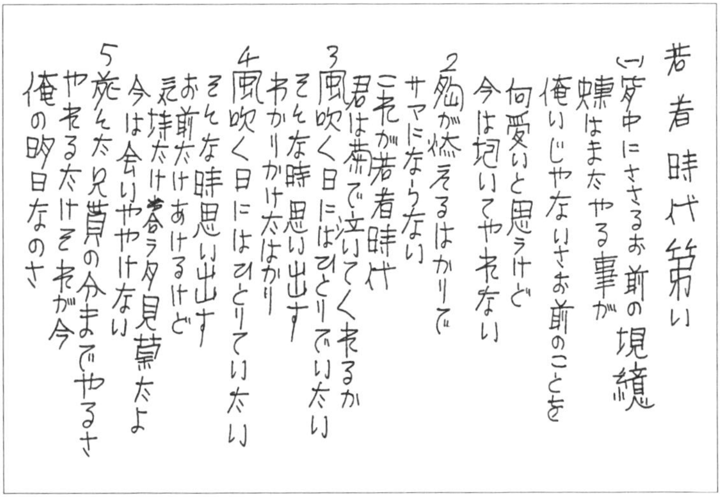

若者時代第い 題

夜中にささるお前の視線
俺はまだやる事が
嫌いじゃないさお前のことを
何可愛いと思うけど
今は抱いてやれない

2 痴が燃えるばかりで
サマにならない
これが若者時代
君は陰で泣いてくれるか
その意味がやっと今
わかりかけたばかり

3 荒んだ気質が俺をなぐった
風吹く日にはひとりでいたい
そんな時思い出す
お前に似合うタ見薫たよ
今は会いにやけない

5 荒んだ気質の分までやるさ
俺の明日なのさ

図3 症例Bのメモ（2）

若者時代第い
1 夜中にささるお前の視線
嫌いはまだやる事が
俺いじゃないさお前のことを
何可愛いと思うけど
今は抱いてやれない

2 痴が燃えるばかりで
サマにならない
これが若者時代
君は陰で泣いてくれるか
その意味がやっと今
わかりかけたばかり

3 風吹く日にはひとりでいたい
そんな時思い出す
わかりかけたばかり

4 風吹く日にはひとりでいたい
そんな時思い出す
お前に似合うタ見薫たよ
今は会いにやけない

5 荒んだ気質の分までやるさ
俺の明日なのさ

わかりかけたは（ば）かり	わかりかけたはかり
4　風吹く日にはひとりでいたい	（この部分は4の前半の重複）
そんな時思い出す	
お前に（似？）合う月見（草？）た（だ）よ	お前た（だ）けあけ（げ）るけど
気持だけあけ（げ）るけど	気持た（だ）け合う月見（草？）た（だ）よ
今は会いにや（い）けない	今は会いや（に）や（い）けない
5　（死？）んだ兄貴（貴？）の分まてやるさ	（死？）んだ兄貴（貴？）の分までやるさ
やれるた（だ）けそれか（が）今	やれるた（だ）けそれが今
俺の明日なのさ	俺の明日なのさ

　　　　……はBの新作文字と思われるもの　　（？）は筆者の推測

　図4の「花を咲かそう」になるともっと文字も内容も理解，判読が難しくなる。図5の「はがき」に至ってはほとんど判読はできず，わずかに「京」，「町」，「六月一日」などを拾いうるに過ぎない。理解の困難さから考えると，「花を咲かそう」や「はがき」は「若者時代」よりも後の「作品」と思われる。

　以上のような彼女の言語表出の特徴をまとめると，発語には問題はないが，書字は字体も，その内容も，他者と伝達を可能にする共通の規則性が著しく欠けている，あるいはその規則性から甚だしく逸脱している，と言えよう。しかも彼女自身は，その欠けていること，逸脱していること自体に無頓着である，ということも重要な特徴である。これは従来の精神医学から言うならもちろん思考障害の結果の表出書字の障害と結論できよう。ただしそれではどのような性質を持った障害なのかをもう少し探ってみたい。

ラング，ランガージュそしてパロール
　彼女の思考過程の混乱，その表現としての言語（主として書字）表出の異常をどのように理解したらよいだろうか。
　Saussure[3,5,6]以来「言語」はラング，ランガージュそしてパロールに区別して考えられている。彼は言う，「個々人は分節言語能力と呼ぶことができる一つの能力（シンボル化能力としてのランガージュ）がある……しかし，これ

精神医学と言語　135

図4　症例Bのメモ（3）

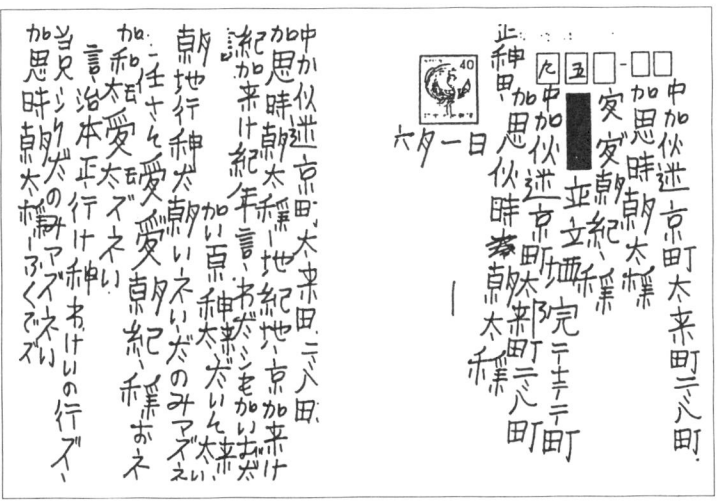

図5　症例Bのはがき

はあくまでも能力に過ぎず，外から与えられるもう一つのもの，すなわちラングなしにこれを行使することは事実上不可能であろう。……ランガージュは抽象的なものであり，それが現前するためには人間存在を必要とする。……ラングは社会的産物なのである。ランガージュは常にラングによって現前すると言えるであろう」。ラングは文化や習慣によって規則付けられた基準としての言語，一般に使用されている日本語や英語などの諸言語，しかし場合によってはその抽象である言語の原理的本質を指すこともある。彼は次のようにも述べている，「ラングは受動的なもので集団の中に存在する。これはランガージュを組織し，言語能力の行使に必要な道具を構成する社会的なコードである。（それに対して）パロールは能動的で個人的なものである。

次の二つのパロールを区別せねばならない。
（1）ランガージュを実現するための一般的な諸能力の使用（発声作用など）。
（2）個人の思想に基づいた，ラングというコードの個人的行使」[5,6]。

人間が他の動物と異なり，言語を使用して文化を築いてきたのはランガージュ，すなわち生得的に備わったシンボル化能力による。しかし，この能力が現実に行使されるためにはすでに存在するラングに従わなければならない。人間は社会の一員として生まれ，その中で生活してゆけるためにはその社会が保存しているラングを自分のものとして獲得しなければならない。ラングに則ったランガージュは，具体的には個々人の具体的な発語行為，すなわちパロールによって行われる。しかもこのパロールには上に見たように二つの異なった側面があり，一つは，ごく日常的な発語行為であり，もう一つは，個人の思想に基づいた，自由な表現としての言語行為である。この後者が，規則に支配された創造性と言われるものであり，思想，芸術，文学などの文化の領域での人間の創造性にかかわる行為である。この第二のパロールは，主体の意志に基づく言語行為が，あらゆる瞬間に世界の再布置であり，新しい価値創造である，という点において，第一のそれとは比べものにならないほどの重要性を持っている。また，このようなパロールの活動の結果はラングの構造に影響を与えることになり，ラングは時と共に微妙に変化していくことになる，つまりラングとパロールとは相互作用の内にある。

ラングに回帰することのない「創造」

このようなSaussureの考え方から，先に引用した症例Bの言語表出の特

徴を考察してみる。彼女は，数の観念はともかく，日常の生活に必要な単純な会話は一応こなしているから，日本語の使用能力はじめ生得的な言語活動能力，すなわちランガージュそのものは侵されてはいない。また，パロールの一般的な諸能力，すなわちごく日常的な発語行為も侵されていない，ということがわかる。彼女の問題は，パロールの第二の側面にある。彼女がその中で生活している社会，集団に存在する言語活動の基準としてのラング，すなわち彼女の「ランガージュを組織化し，言語能力に必要な道具を構成する社会的なコード」からの遊離，である。彼女の言語表現（それはまた彼女の思想表現でもあるが）は，この基本的な社会的コードに拘束されておらず，そこから自由である（もっとも完全に自由になってしまえばまさにジャルゴンとなり，彼女の書字表現からは何も知ることはできなくなってしまうだろう。そして彼女の書字表現はその方向に向かっていることは否めない）。

なるほど彼女の言語表現は，今までにない新しいものを創り出す，という意味では，確かに一種の「創造」ではある。しかし，彼女の「創造」は，本来その前提となるべき，そしてその創造を意味あらしめる基になるラングから解き放たれており，自由にさせられてしまっている。

確かに，すでに述べたような，このラングの有する規則性を変更する創造的営みもある。たとえば詩の言葉である。それは「日常的な言葉の枠を意識的，あるいは無意識的に越えることを通じて，日常的な言葉では及ばないような新しい意味作用を演出する，ということである」[1]。しかし，このような詩の言葉と，彼女の言語表出とでは基本的な違いがある。それは「詩の言葉の場合を考えてみてもわかるとおり，規則を越える営みは，もっと一般的な意味では規則を作り出す営みでもあり，〈規則を変更する創造性〉の本質は，まさにこの点にある」[1]からである。詩の言葉はぎりぎりの線で，ラングの拘束を越えようとしながらも，ラングに回帰する。しかし彼女の場合にはその意識が欠けている。彼女の言語表現は，彼女の思考活動，言語活動の原点であるはずのラングに回帰することがない。それ故に他者は彼女の言語表現，特にその書字表現からは意味あるメッセージを読みとることができない。

渡辺[12]は破瓜病者の言語について次のように述べている，「破瓜病者は自分の思考や言語を発語として，また書字として他者に伝達するという課題を達成できない」。それは「……共同体の中での作業障害に他ならない……」というのは「……書字はそれ自体客観的なものであるばかりでなく，思考ないし言語，そしてその伝達能力ということが優れて相互主観的な現象だからであ

る」。この特性は「破瓜病者さらには分裂病者全体に共通する作業構造の変化」であり，それは「伝達する意思と能力の欠如という自閉性であり，ひねくれであり，思い上がりやわざとらしい戯れであり，さらに共同社会にとって役に立たないという意味での無効性である」と渡辺も言っているが，これはMinkowski[8]が「現実との生ける接触の欠如」と名付けたものとして現れる。

文献

1) 川本茂雄：ことばとイメージ―記号学への旅立ち―（池上嘉彦「解説」），岩波新書，岩波書店，1986．
2) 小林聡幸，加藤 敏：「独語幻覚」の精神病理学的検討 独語を主訴とした分裂病の一例，精神神経学雑誌，第100巻，第4号，225-240,1998．
3) Saussure, F. de：小林英夫訳「一般言語学講義」，岩波書店，1972．
4) 中安信夫：背景思考の聴覚化―幻声とその周辺症状をめぐって―，「分裂病の精神病理」第14巻，内沼幸雄編，東京大学出版会，1985．
5) 丸山圭三郎：ソシュールを読む，岩波セミナーブック2，岩波書店，1983．
6) 丸山圭三郎：ソシュールの思想，岩波書店，1985．
7) 宮本忠雄：言語と妄想，土居健郎編「分裂病の精神病理」第1巻，東京大学出版会，1972（「言語と妄想 危機意識の病理」所収，平凡社，1994）．
8) Minkowski, E.：村上仁訳「精神分裂病」，みすず書房，昭和29年．
9) 大谷 健，岸本栄爾：幻聴とイメージング，保崎秀夫編集「幻覚」，精神医学レビュー，No.31,1999．
10) 関根義夫：精神分裂病の幻覚体験について，保崎秀夫編集「幻覚」，精神医学レビューNo.31,1999．
11) Waelhens, A. de：塚本嘉寿，橋本由美子共訳，「精神病」，みすず書房，1997．
12) 渡辺哲夫訳：E.ヘッカー，E.クレッペリン「破瓜病」，星和書店，1978．
13) 安永 浩：精神の幾何学 叢書・精神の科学，岩波書店，1987．

8 ある精神鑑定の経験

第19回日本精神科診断学会総会（北大学術交流会館　1999．9）
シンポジウムⅡ－精神鑑定と精神科診断
多重人格の精神鑑定における問題点『連続幼女誘拐殺人事件』の経験から

　1988年8月から翌1989年にかけて約1年の間に立て続けに起こったこの事件は子供を持つ家庭に大きな衝撃を与え，また社会の関心を強く惹きつけた。事件そのもののもつ異様な面とともに，某新聞社に，そして被害者宅には被害者のものと思われる遺骨と共に，犯人と思われる「今田勇子」名の郵便が送りつけられ，犯人の社会に対する挑戦とも受け取られ，一層市民の心を刺激することになった。事件発生からちょうど11カ月経ったとき，とある遊園地で遊んでいた小学生姉妹に「写真を撮らせてくれない？」と近づいた一人の若い男がわいせつ容疑の現行犯として逮捕され，幼女誘拐についても関与を認めたことから事件そのものは解決に向かうことになった。
　簡易鑑定は「敏感関係妄想様の態様は否定し得ず，分裂病を最終的に否定することはできないが，現在認めうる所見からは人格障害の域にあるものと思料される」との結論であった。
　東京地裁における第一回の公判は1990年3月30日に開かれた。このとき被告人は「全体的に，醒めない夢を見て起こったというか，夢を見ていたというか……」と述べた。弁護側は精神鑑定を要求し，第一次鑑定が行われることになった。その結論の主要部分には「犯行は極端な性格の偏りによるもので，精神分裂病を含む精神病状態にはなかった。したがって犯行当時に，物事の善し悪しを判断し，その判断に従って行動する能力は保たれていたと思われる」とある。これを不服とした弁護側は再度鑑定を要求し，第二次鑑定となった。
　第二次鑑定の結論は2つに分かれた。帝京大学の内沼幸雄教授とわたしが提出した鑑定の結論の要旨は次の通りである。「被告人は，犯行時，手の奇形をめぐる人格発達の重篤な障害のもとに敏感関係妄想に続く人格反応性の妄想発展を背景にし，祖父の死亡を契機に離人症及びヒステリー性解離状態を主体とする反応性精神病を呈していた。」（結果的には第一審の判決ではわれ

われの結論は採用されなかった。）

　周知のごとく DSM-IV では300.14「解離性同一性障害（以前は多重人格）」の項があり、その診断には A.から D.までの4基準が挙げられている。しかしこの中でもっとも中心的な基準は A.の「2つまたはそれ以上の、はっきりと他と区別される同一性または人格状態の存在（そのおのおのは、環境および自己について知覚し、関わり、思考する比較的持続する独自の様式を持っている）」であろう。この「2つまたはそれ以上の、はっきりと他と区別される同一性または人格状態の存在」をどのように確認するか、ということが終始問題となった。たとえ被鑑定者の陳述からそのような「人格状態」が推定されたとしても、虚言や詐病の可能性を厳密に除外しなければなるまい。他の鑑定では、これに関した陳述は公判段階で初めて行われたものであるとの視点から事実とは考えられない、等として取りあげられていない。われわれは、ある根拠から、被鑑定者の陳述に信憑性を認め、その体験を総合することによって上記の結論に達した。しかし、もう一つの問題があり、こちらの方がはるかに重要であろう。すなわち、被鑑定者の陳述の信憑性を認めて「多重人格」が推定される（おそらく「交代人格」は存在するだろう）としても、鑑定者がそれを現実に確認しているのか（「人格変換」が確認されたのか）、という問題である。当日は、この部分を中心にわれわれの考えを述べるつもりである。なお、われわれは、今回の鑑定に当たり、自分たちから「多重人格」の表現を率先して用いたことはなく、常に「解離性同一性障害」を使用した。同じ内容を示す概念ではないかという意見もあろうが、われわれはより「解離性」を強調したかった、ということを付記しておく。

（多重人格の精神鑑定における問題点・抄録）

――――――――――――――――

　わたしに与えられた課題は「多重人格の精神鑑定における問題点」ですが、今回はわたしが、帝京大学の内沼幸雄教授と共に関わりました「連続幼女誘拐殺人事件」を取りあげ、それをもとにして考察したいと思います。
　まずこの事件経過の概要を次にお示しいたします。

1988（昭和63）年
　　8月22日　W（4歳）事件

10月3日　X（7歳）事件
12月9日　Y（4歳）事件
12月15日　S県「N少年の家」近くの山林内に、Y事件被害児の全裸遺体発見される　12月12日　W事件被害者宅に、「魔がいるわ」の活字コピーの匿名はがき送付される。
12月20日　Y事件被害者宅に、「YYY、せき、のど、楽、死」の、同様の活字コピーの匿名はがき送付される。

1989（平成元）年
2月6日　W事件の被害者宅玄関前に、人骨の入った段ボール箱が置かれ、中に「WW・遺骨・焼く・証明・鑑定」と印字した紙片、および被害児の着ていた衣類のインスタント写真が入っていた。入っていた人骨の歯牙がW事件の被害児のものと鑑定された。
2月10日　W事件被害者宅とA新聞社宛に差出人「今田勇子」名の「犯行声明」および被害児Wのインスタント顔写真が送付された。
3月11日　同じく差出人「今田勇子」名の「告白文」が再びW事件被害者宅およびA新聞社宛に送付された。

1990（平成2）年
6月6日　Z（5歳）事件
6月11日　某霊園でZ事件被害児の遺体の一部が発見される。
7月23日　H（6歳）未遂事件、容疑者M逮捕される。

　この事件の特徴は、幼い女の子4人が続けて誘拐され、殺害されたということばかりではなく、その方法が極めて残虐で、子供を持つ家庭や社会全体に大きな衝撃を与えたことにありました。しかも被害者の一人の家に人骨の入った段ボールが送付され、かつその被害者宅と某新聞社に宛てて差出人署名入りの「犯行声明」などが郵送され、社会に対する挑戦とも取れる行動がとられたことです。さいわい5番目の未遂事件で逮捕された27歳の青年Mが、これらの事件への関与を認めたところから事件は解決に向かいました。ところが公判が始まると、Mが「夢の中でやったような気がする」と述べたことから精神鑑定が申請されたものです。わたしたちの鑑定は弁護人の申請による2度目のものです。

次に M の家族歴, 生育・生活歴を要約すると次のようになります。

――M は同胞 3 人で, 2 人の妹がいる。父は新聞印刷業経営, PTA や青年団の役員をしており, かつ取材などでほとんど家にいない毎日であった。会社は工場長と M の母と, これを手伝う祖母に任せきりだった。M の母は夫の女性関係に常に嫉妬し離婚騒ぎや, 時には殴り合いに及ぶような喧嘩が絶えなかった。祖父母の間にも同じような問題があり, 不仲であった。祖父は家の仕事には一切関わらず, 隠居して骨董品集めや畑仕事をして自由に過ごしていた。

M は1962年 8 月, 難産の末仮死状態で生まれた。生下時体重は2,165g の未熟児で, なかなか退院ができなかった。ようやく家に戻ってもひ弱でよく熱を出した。生後 5 カ月の頃から, 脳性麻痺で足の悪い, 知恵遅れの T が同居するようになった。以後, 忙しい M の母親に代わり M の面倒を見るようになった。M は祖父によくなつき, 祖父に連れられてよく外出したりしたが, 家にいるときには T がほとんどつきっきりで M の世話をしていた。そんなときには T と一緒にテレビの子ども番組や怪獣物を喜んで見ていた。

4 歳の頃, "ちょうだい"ができないことから初めて手に障害があることがわかり, 近医を受診, 「橈尺骨癒合症」と診断された。しかし医者は「日常生活に支障なければ手術の必要はない」との判断を両親に伝えたため, 両親はそれ以上強いて治療を求めないで, そのまま放置することになった。家にいるときには相変わらず怪獣物テレビに熱中する毎日だった。M にはひょうきんなところがあり, 手のことにはあまりこだわらず, 「シェー！」とポーズを作って家人を笑わせることもあった。

幼稚園, 小学校の頃は「怪獣博士」の異名をとるほど怪獣の絵を描くことが得意であった。しかし一方では「スプーンが持てない」とか, 「お遊戯の時, 手がうまく結べない」ことなどからいじめに遭い, 泣きながら工場の壁を手で叩いているところを見られている。また友達もできず, 一人で怪獣の絵などを描いているなどが見られるようになった。しかし中学では成績は良く, 特に数学や英語に優れていた。地元の子や女の子のいない男子校を希望し, 地元から離れた都内の明大中野高校を志望。入学試験の時には, 英語ができた, と言って喜んで帰ってきた。しかし片道に 2 時間もかかり, 朝も 6 時に起きての通学であった。高一の後半から成績が落ちてきた。授業が終わるとクラブ活動にも参加せず, 家に帰り, そのまま自分の部屋やおじいさん

の部屋に閉じこもるようになった。3年になるとパズルに凝るようになり，その方面の雑誌に投稿して掲載されることもあった。外出も少なくなっていった。高校はギリギリの成績で卒業した。大学は無理だと言われたがようやく印刷や写真の技術を教える工芸短大に合格した。しかし，ここでも通学はするものの，一向勉強するふうはなかった。パズルやビデオに熱中する一方，たった一人の友人I君と行動を共にし，パンチラ写真などを取り始めた。

　短大をどうにか卒業した後，将来家を継がせることを考えた父の勧めに従い，M自身も同意して，親類の者が経営する印刷工場に就職した。しかし，仕事にはまるでやる気がなく，もっぱらビデオやアニメのことに夢中になり，上司を困らせた。ふだんは無口で挨拶もろくにできないが，アニメやビデオのことになるとまるで人が変わったみたいになって得意げに話しをするといった風であった。と同時に，この頃からビデオの同好会やアニメの会に次々と加入し，録画を依頼したり，されたりの交流も盛んになってきていた。仕事の方はさっぱりなため，最初の5年の予定が3年で退職することになった。この時父親は社長から「中，高時代で成長が止まっているみたいだ」と言われている。

　1985年（23歳）の3月に退職して家に戻ったが，父の勧めにもかかわらず，約半年の間工場にも姿を見せず，自分の部屋に閉じこもり，もっぱらビデオの録画に熱中するという生活が続いた。ビデオ仲間との交流はますます増え，宅急便が頻繁に届くようになった。父がいくら勧めても地域の青年会活動などには見向きもしなかった。その年の9月からようやく工場に顔を出すようになったが，大学や工場で習ったはずの機械や印刷のことがまるで頭に入っていないため全く仕事にならないことが周りの者に分かった。このため結局できた新聞の配達をやるしかなかった。

　1986年12月，日産ラングレーを購入し，窓に黒いフィルムを張り，I君と安売りのビデオショップを狙っての遠出が頻繁になった。この頃，録画の依頼はするが頼まれてもそれにはなかなか応じないなど，あまりにも自分勝手だ，という理由から，ビデオメイツを除名された。しかしこれに対しては身に覚えのないことだ，といって激しい怒りを露わにした。支店を出すことを考えろ，結婚をしろ，と，Mの姿を見ると繰り返す父に対してますます口を利かなくなった。

　1988年5月11日，彼が小さいときからよくなついていた，一番近しかった祖父が散歩の途中で倒れ，意識がなくなり，翌日亡くなった。その枕元で，

家族の見守る中に、祖父が可愛がっていた犬のペスの吠える声をテープに録音してきて聞かせる、ということがあった。葬儀には祖父の写真を持って参列したが、自分からは何もしようとはせず、来客に対する挨拶もろくにしなかった。しかし言われたことはやった。初七日の時、親類が祖父の形見分けに集まったとき、血相を変えてみんなの前に仁王立ちになって、「出ていけ！これはみんなおじいさんの物だ！」と叫んだ。また四十九日には、パーマ屋さんに行っている母親を迎えに行ってくれ、と父から頼まれると、興奮して、父に向かって物を投げつけ、窓ガラスが割れた。この頃、車のことで妹に注意されて、妹の髪を摑んで引き回すなど、ちょっとしたことですぐに興奮しだし、家族に対して暴力を振うことが重なった。

8月14日　Ｉ君と晴海のコミケに行く。
8月21日　Ｍの27歳の誕生日を家族でケーキを食べて祝った。
8月22日　Ｗ事件発生。

以上の経過を見てみますと、4歳の時に気付かれた「両手の障害」の存在と、それがもとで幼稚園、小学校、中学校といじめられた経験があり、高校から短大にかけての、さらにはおじいさんが亡くなって以後の、二段階にわたる日常行動上の変化がはっきりと見て取ることができます。

次に高校、短大以後に認められた客観的変化と、それに関して鑑定時に語られた自覚的な変化を見てみます。

まず第一に「引きこもりの傾向」と、これと並行する「祖父への密着傾向の増強」があります。第二に、仕事に身が入らず、これと反比例するかのように、「ビデオ収集癖の強迫化」が見られています。この2点からだけでも、未だ顕著ではないにしても、この時点ですでに「社会からの撤退傾向の芽生え」を窺わせます。

一方、鑑定時にＭ自身から語られた自覚的な変化の主たるものは次の通りです。

第一に、自分でもその理由がよくわからない、「物事全体に対する集中力、気力の減退」がありました。Ｍは、「未だこの頃にはメリハリ的なものはあった」「感情的なものはあった」と言っていますが、あるいは自我領域の軽度の離人症的な変化が存在したかもしれません。

第二に、「見知らぬ他人が見ていると、どうしてなのかな、手のことかな、

と思った」，自分が通ると，自動車のエンジンを吹かしたりすることもあり，「どんな意味があるのか，どうして自分にやるのかわからなかった」などと述べており，多少と周囲の変化に対する自己関係付けの傾向が見られます。しかし，そこには未だ被害的な意味づけは見られません。周囲の変化に対する敏感な印象体験かと思われます。

次におじいさんが亡くなってから，さらには事件の最中にどのようなことがM自身に体験されていたかを見てみます。
まず項目を挙げてみるとおおよそ次のようになります。

1：自分がまとまらない。感覚がなくなった。
2：両親は実の親ではない。家族が同居人感覚になった。
3：狙われている。襲われるんではないか。
4：時間が抜かれる。
5：女の子に出会った。裏切られた。
6：ネズミ人間が出てきた。
7：もう一人の自分がいる。
8：考えが突然入ってくる。
9：不思議な力を持った者がいる。
10：おじいさんの骨を食べた。
11：（遺体の）手を食べた。血を飲んだ。
12：ビデオを集めないと落ち着かない。
13：自分の周りを物で囲って社会から隔離したい。
14：純粋に独りになりたい。

以上の一つ一つについて簡単に彼の陳述を追ってみます。
1：自分がまとまらない。感覚がなくなった。
おじいさんが倒れてウワーッとなって，……，泣いたと思うんだけれども感覚がわかんない。ショックがあったはずなのに，その日か，その次の日かにコロッと変わって，……オロオロしたはずなのに，……不思議にコロッと変わってしまい，パズルがうまく出来なくなった。自転車のチェーンが外れてもなかなかうまくはめられなくなった。メリハリがなくなった。ビデオの着手具合もうまく行かなくなった。集中できなくなった。頭がボッとしたか

らなのかわからない。

2：両親は実の親ではない。家族が同居人感覚になった。

おじいさんが倒れた後急に分かった。ピンときた。何でいままで言わなかったのか。拾ったのか預けられたのか。本当の親はめったに人の来ないところに住んでいる。いまの親は育ての親。形式的には自分の両親だけれども本当の親ではない。同じ家に住んでいるだけ。

（終始両親の名を呼び捨てにしたり，「父の人」「母の人」とよぶ。しかし，「おじいさん」は別で「おじいさんだ」と言う。）

3：狙われている。襲われるんではないか。

以前は歩いている時，誰かがこちらを見ている時も，襲うという考えはなかった。ただ「何を見ているんだろう」と純粋に思った。でもおじいさんが倒れてからは，人にジロジロおっかない目で見られるようになった。リンチというか，明確になった。こっちを見ていない人もわたしを襲うのではないか，と思うようになった。

4：時間が抜かれる。

気がついたら庭で，エンジンがプシュッという音でわれに返った。いままでどうしていたのかわかんない。車の中でハッとすると，どうしてここにいるのか，何でこうしているのかって。あたしの蒲団の中を見ると，値札の付いたままのビデオがたくさんあってどうしたんだろう，って。あれだけ盗んだとすれば覚えているはずなのに。時間が抜かれたときはなんだかさっぱりわかんない。散歩に出たことも覚えていないのに，ハッとして自分がいままで歩いていたのか，と思う。

5：女の子に出会った。裏切られた。

マンションの住宅地で，独りぼっちの子に出会った。ションボリ歩いていた。独りぼっちの自分の姿を見た。波長的なものが合った。独りぼっちの自分の姿が重なった。自分が自分の手に気付いていない，悩みのない，甘い世界，辛さのない甘い感じになった。それからテレビの世界に入り込んだような世界になった。そこにドライブという，筋書きのないドラマがあって，そこではわたしが運転手で，その子がわたしと同じ意志を持った親切な人，ということになった。どっかでドライブ気分とピクニック気分とが連結した。それから子どもの頃遊んだ地元に行こうと。もうピクニックのことしか頭になかった。男の子か女の子か覚えていない。子どもの時にピクニックに行って弁当を食べた懐かしい斜面で休んだ。楽しいね，とか言ったかもしれない。

6：ネズミ人間が出てきた。

それからその子が泣いて裏切った。信頼していたのが泣いて裏切った。裏切られておっかなくなって，この子が大勢呼び寄せてわたしを襲おうとしていると分かった。（語りながら感情が次第に激してくる。）みんな裏切って行くんだ，急になんだ（と目を潤ませている！）と，後ろを見たら前の木の陰からネズミのような顔をした人がいっぱい出てきた。おっかなくなってどうしようもなかった。「君のことを信頼しているのにわかんないの？」って求めるんだけれども。こいつがわたしを襲わせるんだ，と思って憎らしくって仕方がなかった。恐怖の中にも，憎しみと大事がる2つの気持ちがあった。奴らがヌッと迫ってきてどうしようもなくなった。はっと気がついてみたらいなくなっていた。周りが不気味だから飛んで帰った。その子は多分そのまま。（この部分の陳述は，W，X，Y各事件いずれにも共通している。）

7：もう一人の自分がいる。

（肉物体関係の時とか，万引きの時）もう一人の自分が平然というかノソリノソリやっている。はっきり見える。自分と全く同じ服装をしている。イヤー，驚いているんだけれども，もう一人の自分は驚いていねー。本当は近づきたくねーのに近づいていく。眺めたり，たまに触ったり，医者か解剖医みたいなことを平然とやっている。慣れない奴の後ろ姿を見ているというか，わたしは心の中でいくらかドキンドキンしているのに，もう一人の奴はとんでもないことを，何も感じていないかのように平然とやっている。いままでにないことが起こって，頭の中は気味が悪いと思っているのに，心はそう思っていない。（Mは「遺体」とか「死体」という言葉は使わないで，代わりに「肉物体」という表現に終始した。また，骨化した遺体については「骨形態（ほねけいたい）」と言っていた。）

8：考えが突然入ってくる。

とにかく主語も何もないままの命令口調で，急に単語をぶつけてくる。ニ，ク，ブッ，タ，イ，ナ，ク，ナッ，テ，イ，ヤ，シ，ナ，イ，カ，ミ，ニ，イ，ク，という考えが出てきたり。いつ出てくるかわかんない。針の山を歩け，と言われるよりはよかった。だから不安で，不思議で……。そういう考えを頭の中に突然入れてくる。不思議な力で。はっきり言って，それに従ってやっている自分がわからない。焼いて，食べて，送って，あらす，とか。そういう考えは自分にはなかった。

9：**不思議な力を持った者がいる。**

不思議な力で考えを入れてくる。別な人間をわたしの中に入れてくる。それもおじいさん以降。わたしとおじいさんの間のことも知っている。みんな知っているから逃げられない。向こうが止めてくれなければ。でもどうしてわたしだけ狙うのだ，と最初は心の中でわめいた。しかし，結局どんなにわめいても，向こうが止めてくれない限り逃げられない，だめなんだ。

10：**おじいさんの骨を食べた。**

食べたのはダブらないようにするため。もしおじいさんが戻ってきたとき骨があると二人分になってしまうから。おじいさんは倒れていない世界から独りで来る。灰がのどにつかえて全部は食べられなかった。毎回2，3個つまんだ。夜行って自分で動かした。いまでも差し入れてくれたら食べる。どうしてだか，急に思いついた。自分が考えたのか，どっかから頭の中に閃いたのかどうやってもわからない。以前は骨を食べることなんかしなかった。だから食べていても面白くなかった。突然入ってくるというか，おじいさんの骨を食べる，という考えが入ってくる。だからそれで食う。

11：**肉物体の手を食べ，血を飲んだ。**

裏の庭で焼いて食べた。手と足，あと血もあった。指令があったので食べた。血も裏で飲んだ。袋を斜めにしてバーって（と言って，頭を上に向けて，両手で何かを飲むしぐさをして見せる）。以前のわたしだったら考えられないんだけれど，食べても平気になってしまった。だから不思議なんだよ，本来やらないこと。

12：**ビデオを集めないと落ち着かない。**

テープは，怪獣以外のものは流行っていれば買う。テレビからは何十種類のジャンルを録って。つまんないんだけれども流行っているものを集めないと落ち着けない。自分でもどうしてあんなに純粋に，純粋に集めたのか。昔は会社の帰りとか，学校の帰りとか，定期があるから本屋で流行っている物を買ったりした。おじいさん以降はいきなりバンと出てきた。質量共に変わってバーンと無意味に集める傾向が増えた。88年5月の時は2000本だったけど，一年ちょっとで6000本になった。

13：**自分の周りを物で囲って自分を社会から隔離したい。**

わたしの周りを囲って社会から隔離するために自分の周りに積んで置く。繭を紡ぐみたいに。やっぱし自分の周りを囲まないとおっかない。テープやいろんなもので囲む。テープの余白に流行っているものを録画して，余白を

なくした方が社会から自分を隔絶できると思った。旅，グルメ，プロレスとか，隙間なく詰め込んだ。隙間がそれで埋まると思った。
自分の部屋も入り口を除いて，全部埋めた。まず窓のところを埋めた。ビデオは四角いから，隙間を埋めるにはちょうどよかった。

14：純粋に独りになりたい。

おじいさんが倒れてから，ただ純粋に社会が入り込んでこないところに入りたいと思った。

純粋に部屋に入りたい。社会が入り込んでこないところに閉じこもろう，と思う。誰も来ないところで独りで暮らしたい。ただもう純粋に独りになりたい。自分独りで，人のめったに来ないところでボンヤリ暮らしたい。

「時間が抜かれる」という陳述は精神医学的には解離症状の一つ「遁走（fugue）」であり，「健忘」と言えます。「もう一人の自分がいる」という体験は「自己像幻視（Heautoskopie）」，また「考えが突然入ってくる」は「自己所属感の減弱した強迫思考」とも考えられます。「おじいさんの骨を食べた」，「（遺体の）手を食べた」などの陳述は，もし事実であるなら，この強迫観念に従った，やはり解離症状による行為と考えられます。

このような「不思議なんだよな，自分でも分かんないんだよな」と述べる，自我違和的な出来事（体験）を彼は「不思議な力を持った者の存在」によるものと考えていることがわかります。

次に鑑定時の精神的現在症について記します。
まず初回面接時の全体の印象は次の通りでした。
——卵形の面長まるい顔かたち，額が広く，やや薄い頭髪は乱れたまま。眼鏡をかけており，ほとんど相手と視線を合わせない。色白できめの細かい感じの肌。前屈みの姿勢で両腕をテーブルの上に置くか，肘を立てて頬杖を付いたりする他の動きはなく，同じ姿勢に終始。何を問いかけても無表情で，答えが返ってくるまでに大分時間がかかる。機嫌を悪くしたかなと思われるほど長い沈黙が続くこともある。その後ポツリと答える。表情に乏しく，声に抑揚もない。精神内界が活発に動いているという印象は余りない。不活発で，外界に対して全く無関心。ただ時間が自分の外を流れていくのに任せているといった風に見える。一見古い分裂病か，と思わせるものがあった。しかし何度も面接を重ねていくうちに，時折，鋭い視線を感じることがしばし

ばあった。

　Mの陳述から推定した鑑定時の状態像は次の通りです。
　１：離人症状
　２：微小視
　３：被害観念
　４：幻覚（幻視，幻聴）
　５：別の世界がある，という奇妙な観念
　７：強迫的な収集癖
　８：フーグ
　９：ガンゼル症状

　以下に一つ一つ簡単に説明します。
　１：離人症状
　自分の存在感がない感じ。（体の調子がどうといったことも）わかんない。（身体が）抜けている感じ。（触っても）どうもお粗末。身体が本当にあるのかどうかわからない。感覚が摑めない。感覚的にわかんなくなった。（握手する，その感覚を尋ねる）握手しているのはわかる，見れば。感覚的には（わかんない）。
　２：微小視
　周りのもの全体が小さく見える。薄ボンヤリしていてちょっぴり小さく見える。本当はもう少し大きいはず。あんた（面接者のこと）もほんとうはもう少し大きいんではないかな。
　３：被害観念
　人が目に映ってないときでも，どこかでわたしを襲う作戦でも練っているんではないか，って思う。いまでも時々ある。急に周りが不気味になり，襲ったりリンチを仕掛けてくるんではないか，と思い怖い。
　４：幻覚
　おじいさんが「ツトム，もうすぐ来るからな，もうすぐ他の人にも見えるようになるからな，強く祈れ」って言ってくる。おじいさんはわたしの横に出てくる。少し小さいけれど，前のおじいさん。ただ以前より活発ではなくて，どこかこじんまりしていて動かない。
　複数の人が何かサワサワ言っている。

5：別の世界がある
　世の中にはいろんな世界があって，おじいさんが倒れていない世界がある。妹もいない世界，兄弟が6人いる世界。ツトムのいない世界がある。
　おじいさんは倒れていない世界から来る。
6：幼児期回帰願望
　子どもの頃乗ったちっちゃな車を乗り回したい。ギコギコこいで。狭い運動場でも使えるから。小さいときおじいさんのスクーターの脇でギコギコやっていた。普通の車より上回って欲しい。車のおもちゃでもよいから入れて欲しい。お母さんのお腹の中に戻りたい。未だ世の中に出ていないんだから一番自分が自分であったとき。周囲がなんにもしていないから一番安心してられる。未だ目が開いてないんだから，手も見ていないんだから，一番自分が自分であったこと。だからそう思う。
7：強迫的な収集癖
　本なんかでっかい字で何万部とか書いてあれば流行っているのがわかるから構わずそれをメモしておいて頼んで買ってもらう。戻ったらまた増やしたい。見るとか見ないとかに関係なくスピード的に早く増やす。流行っているものを集めないと落ち着かなくさせられる。
8：フーグ
　フッと気がつくと廊下に立っていたり，風呂場にいたりする。
9：ガンゼル症候
　（あなたがいまいるここはどこ？の質問に）小部屋。エレベーターで来たから1階ではない。何人も住めるようにできている。畳があって下宿みたいなもの。大学の下宿みたいな。（窓の格子に注意を向けさせる）地震の関係ではないの？（いま一緒に来た人？）係員。（制服着ていたね。どんな人？）この中にいる人。この中で何かやっている人。（ここはどこ？）施設，とにかく自分の家ではないから施設としか言いようがない。

　しかしより重要と思われるのは面接時に見られた客観的な現象です。
　まず第一に，「事件」，現在の拘禁生活，さらには自分の裁判に関して全く無関心なことである。被害者や犯行に対する自責の念は全くなく，まるで他人事のよう。自分は「事件」には全く関係なく，いつかは家に帰れる。何かの手続きでたまたま遅れているに過ぎない，と考えています。刑務官の方によれば，日常生活はまことに優等生で全然手がかからない，といいます。精

神的な不穏状態もない，とのことでした。

　第二に，面接時の態度，対応の微妙な変化が挙げられます。
　1）反応が遅く，明らかにボンヤリとしていて，感情の動きがほとんど見られないとき。2）比較的素直で訥々と会話が進むとき，そして，3）幾分昂然と構え，明らかに尊大な態度を示すとき，とがあります。

　また「裏切られる」ことと「ネズミ人間」について語るときは，感情が激して一方的な語り方となります。このようなときにはとても離人症の状態とは思えません。

　第三に，昏迷様状態が比較的しばしば（2，3回の面接で1回くらいの頻度で）認められたことです。面接中，2，3分全く接触が取れなくなります。表情一つ変えず，瞬きもしないままじっとして動きません。何を問いかけても反応がない。回復してからそのことを問うても要領を得ないのです。

　第四に，「段ボール送付の件」および，「犯行声明」「告白文」について「犯行声明」や「告白文」のコピーを見せても「覚えがない。こんな面倒っちいことはしない。字も見たことがない」というが，その後「段ボールで骨を送ったこと」に関しては「全くおぼろげながらだけれども，何かそういうことがあったような気がする。もしかしたら新しい自分がやったのかもしれない」と述べました。

　第五に，Ｍの語るところにはいつも自分のやっていることについての，奇妙な当惑感が伴っているらしいことです。骨を食べたり，流行っているものを集めるなどの点について「自分が本当にやろうとしているのではない。考えに従ってやらされている。本来ならやらないことをやっている自分。そういう自分が不思議だ」と言います。

　　ここに彼自身の自筆の絵があります。(1)拘置所内で描いたもの（図1），(2)高校時代（？）に描いたもの（図2），(3)風景構成法（1993年11月）（図3），(4)「犯行声明」（図4），(5)ビデオメイツ会員に宛てた彼の自筆の手紙（図5）です。なお，この他に手の障害を除いては身体所見はなく，また一般生化学検査，および，脳波，MRIなどに特記すべき所見はありません。

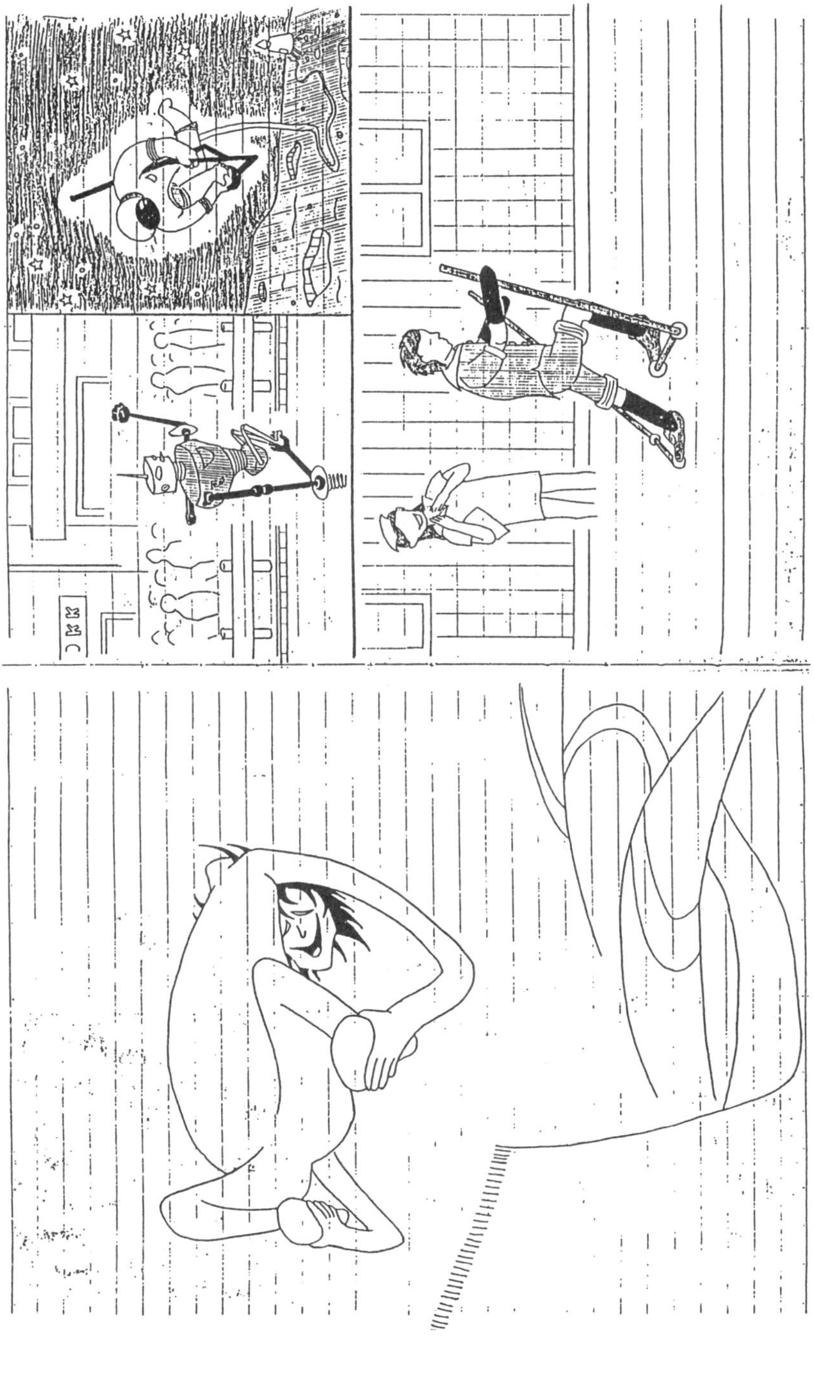

ある精神鑑定の経験 153

図1 拘置所内で描いたもの

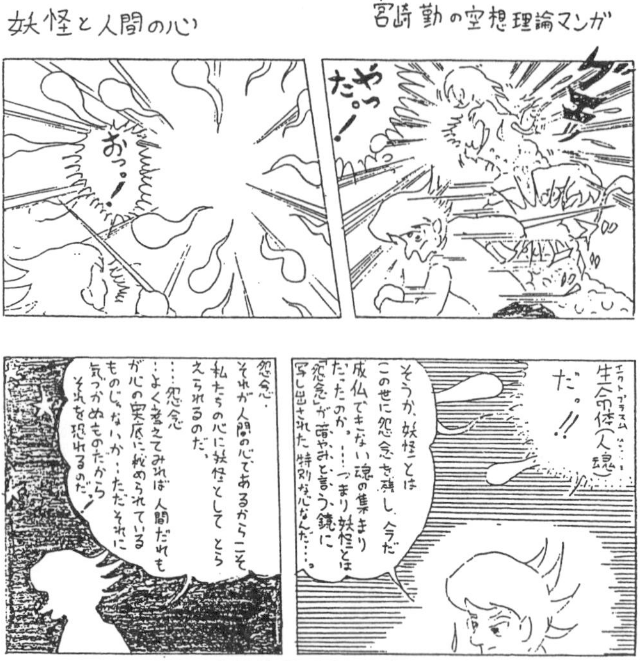

154　第1部　臨床の観察

図2　高校時代（？）に描いたもの

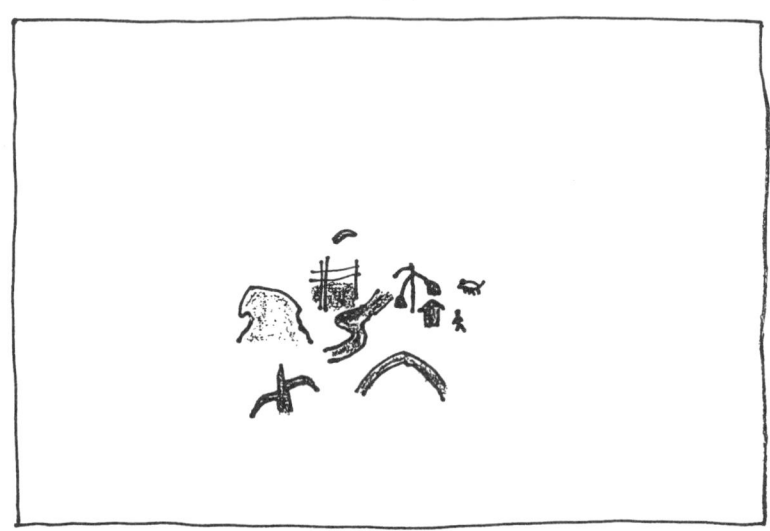

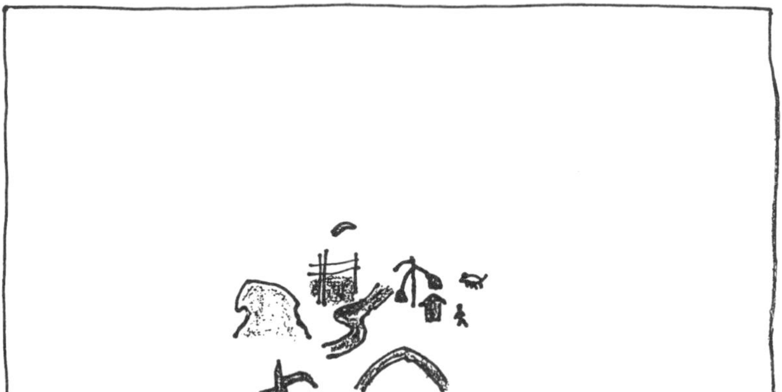

図3　風景構成法（1993年11月）

犯行声明

以前キューちゃんを撲殺したと自慢げに白状した人が

二、三軍理ちゃんに怨まれて殺されかけたことがあります。
私がこんなに軍実を知っているには理由があるからです。
キューちゃんの段階について真相を明らかにする覚悟です。
その証拠として挙げます。

キューちゃんで撲殺をしたと近くまして

去る四月二日、私は気を取り直してキューちゃんを使い久しぶりに世田谷へ
出向き自宅の近くに二軒二こんな人間どもの日の検を悪に車を止めるところ
で、親王送りが向かうから来ていくだろうと思う非常にかがみこんだ
日車をとっちめて私は半クラッチ状にしていくだけでこちらたがだ、軍理
ちゃんと兄嫁会話をきいくたり押さえていた人前の向かに至って事理ちゃんは
いくと家意と霧の様子だった。水をぶかけると怒がり近所に引きつまり、他の一
の看護を頼みこれからも止めて行った。翌日事理ちゃんが家にいくから、一日、
下痢していきましたがあった。ここがちうの事理の伸親見様を変えた
ことろですがキューちゃんが若しい頃、家のそばに「嫁いで道を引っ越して
きたちゃんから、今度初めに運行しました。「キュー事理ちゃんも困っている
時に面倒なのだ。あり私も通りなの事理ちゃんをくらした。伸親も語ろせて
いって、祖母は事理の伸親を見たたるあるのそうな形で口先にこれに三人も
何と事理ちゃんに仕掛けられたかな思い心せてきました、やはり事理が戻ら
ないところ、いくを事理ちゃんの国々では誰も敵にならぬようになかめて、お
くところから軍の気が引ったかたまってきて、事理は親殺し会社社員たがこ
きに心ます。由親に心情があった週国かけて惨殺な心経て事理ちゃんに強過去
で追いかせ格上してためざます、いと、事理ちゃんに怒惨のき認む証にきかまもない、私は
祖一になってくす。祖過ぎのこ後が少にないのきいて事理ちゃん長い時代を見過
理ちゃんの全部を送りたかすといきました、かったきしたに一同がかけ止めを
二三たい、気が事のすっーを走て近く待ている所から心と事理ちゃんがやってきて、
「キュー事理ちゃんを殺事を悪一に込む等で誰かが私を見ていたら。」と
いって、車をまじれくも、また、心を見て「私たちさ三と照かいてくり」と言いきか
解きってわり、節度でなく残ぎゼン四の。と事理ちゃんにきて三イ人行きましたらどこ日本、

図4 犯行声明

前略

　今度の事故では、貴方は大変な事になったようですね。でも、どうして、その大阪の人との やりとりに 当方が こんなにまで 巻きこまれなければならないのでしょうか!? さらに、当方への小包が、当方の知らない所で他の人に貸していたとか? こういった またがしは、一言ことわってからにしてほしいし、今回のように、貸したら返して来さないような あやふやな人には、当方が貴方に「スペクトルマン」等を頼んでいることも話さないで下さいね。
　では、これから御返事を書きますので、全て必ず読んで下さいね!
　まず初めに、当方へ小包を送る際には、郵便小包にて とお願いしたはずです。ずい分前に言いましたし、そのために切手をたくさん送ったので、手元にあるはずです。なぜかと言うと、貴方が当方へ小包を一つ郵便小包で出して、それが当方に着いたとします。そうすれば、確かに着きましたという 連絡が 返信ハガキで 必ず 出した本人に 配達され、いつ届いたのかも確認がとれるからですし、また、それを直接、宅まで配った人というのは、まず その家の近くの局の人で、顔もおぼえておけるし、捜し物もやはりそれだけ早くみつかるからです。先日のお電話では、ペリカン便で出されたとのこと。9月に出したということは、当方が「郵便小包に」とお願いした後になるわけで、貴方は当方に対し、平気で、出せるはずがありません。平気で出したということが、やはり何かをまちがえたな、とその電話の時に直感しました。そうでないとすると、当方が「郵便小包にて」と言ったことを覚えていて、わざと異方法をつかい、当方をあざわらったとしか、どうてい思えません。たしかに、今までは、「郵便小包にて」というふうに規定もせず、配達もそちらに全てまかせて、録ってもらったものをどういうふうに箱に入れて、どれだけいっぺんに次は送ってくれるだろうと それはそれは 楽しみにしていました。それは、録ってくれる人の意をそんちょうし、優先させようと、当然の姿でやっていましたが、8月の下旬ごろ、「郵便小包に確認システムがあると知て、そちらに手違いが少しでもなくなれば、頼む側として さいわいだと 考えたからこそ、「郵便小包にて」というふうに頼んだわけなのです。あと もう一つ、現金封筒のことを例にあげてお話しますが、現金封筒が届けられた時に、その人の宅に誰も居なかった場合は、その現金封筒は、絶対に郵便受には入れられずに、近くの局へあずけられて、次の日そして次の日という具合に、局から その宅へ連絡があり、何週間も その宅に連絡がとれない場合は、出した人が出した局へ その封筒は ちゃんと戻され、その局がちゃん

図5　ビデオメイツ会員に宛てた手紙のコピー
　　（父による。なおコピーが不充分なため、右端が一部切れている）

考　察

まずいくつかの問題点を考えてみます。

第一に，鑑定時，あるいは公判時に語られたMの陳述をどう考えるかという点ですが，3つの可能性があります。

1）詐病説，　2）病状悪化説，そして3）実体験説ですが，その一つ一つを検討してみたいと思います。

まず1）の詐病説ですが，その根拠はこれらの「奇妙な説明」が公判後初めてなされたものであり，また，拘置中に差し入れられた書物によって精神医学的知識を得た結果ではないかとの考えによるものです。最初の点についてですが，実は「おじいさんの骨を食べた」という陳述は捜査段階ですでに語られているということが明らかになっています。当時の捜査官がこれを十分に確認しないままに，あり得ないこととして調書を作成していなかったことが，平成8年1月24日の公判で弁護士による捜査責任者O警部に対する証人尋問として記録されております。さらにMの陳述を聞いて，当時の担当弁護士が父親と共に祖父の墓を実際に見聞したところ，確かに墓石が動かされた形跡があり，また祖父の骨壺の蓋が開いており，中に納められていたはずの経文が壺の外に捨てられていたことが確認されております。つまり，Mの陳述にかなりの信憑性がある，と考えられるということです。

次に，同じ詐病説のもう一つの根拠とされる「奇妙な説明」は拘置中に差し入れられた精神医学関係その他の書物によって得たものではないか，という点を考察してみます。

拘置所に問い合わせて確認したところ，M拘置中に差し入れられた書物は全部で220冊余りあり，すべて記録されていました。その一部を示したのが次のリストです。

…模範六法，和英辞典，実用辞典，西遊記，青い鳥の伝説，ジャステイ，2039年の真実，聖書の話，心の灯火，いつもなにか花が咲いていた，末っ子先生，ドラゴンボール，Mの世代，，僕とミヤザキ君，らんま，仮面ライダー，あのうたこのうた2299曲，宇宙船48-50，ラピュタ，聖書，聖書，君は宮崎勤をどう見るか，倒錯，密室，宇宙船51，風を野に追うなかれ，アニディア，夢回路，創，浮遊する殺意，神の左手悪魔の右手，聖書ってなあに，イエスさまのように，犯罪と家族の間に，ノーラ，全怪獣怪人，怪獣博覧会，僕は野球部一年生，生きているヒーローたち，アニメージュ，月刊ニュウタ

イブ，無意識と精神分析，ことばの面白い博学，夜明けの新聞の匂い，冥侮に潜みし日々，読本犯罪の昭和史，となりのトトロ，子ども流離談，佐川君からの手紙，パリの留学生人肉食事件……（以下略）

　これは全体の約4分の1に当たるものですが，全体の傾向もほとんど変わりはありません。これで見る限り，事件と関係すると思われる数冊のものはありますが，これからMの陳述の内容を構成することはとてもできないでしょう。また，これらの書物は一貫した考えによって選ばれているとは到底思えません。彼が言うとおり，流行っているものを頼んだ，とする方がかえって理解できるように思います。このようなわけでMが差し入れの書物から陳述の内容に当たる知識を得た，とする見解に与することはできません。
　2）の病状悪化説，空想虚言説については，すでに刑務官の方の報告もあり，採用できません。病状悪化があるなら，それは必ず客観的な持続的変化として現れてもよいと考えられるからです。
　以上のような推論から，わたしどもは実体験説を基に考えを進めることになりました。
　次に問題になるのは，Mの陳述が実体験に基づくものだとしたら，実に「奇妙な」そのような現象をどのように捉えたらよいか，ということです。
　表1はDSM-IVの「解離性同一性障害」の診断基準を示したものです。
　わたしどもはMの陳述と面接時の客観的観察などを総合して結論として「解離性同一性障害」を採用いたしました。これはわたし関根よりもいち早く共同鑑定者の内沼が主張したものです。最初わたしは多少とも当惑を覚えました。しかしよく考えてみると，わたしもそれに反対する理由はないということがすぐに明らかになりました。というのは，事件の最中に被害児の遺骨の入った段ボール箱が被害者宅に送付されたことに関して，わたしはそのときまで，事件の核心とは無関係な別人による手の込んだいたずらに違いないと信じていたのです。しかし，その中に被害児の着ていた衣類のインスタント写真が入っていたという打ち消し得ない事実を考えると，あのエネルギーに溢れた行動と，いま現実に目の前にいる全く茫乎として精神的に不活発なMを統合して捉えるとしたら，内沼の考えに同意せざるを得なかったのです。そして，結果的にはこの判断に誤りはないと現在でも考えております。
　わたしどもの結論は，M本人の陳述が実体験に基づいたものであると判断したとき，その全体をどのように考えたら一番理解しやすいかというところ

表1　DSM-IV「解離性同一性障害」の診断基準

> **300.14　解離性同一性障害**（以前は多重人格性障害）
> Dissociative Identity Disorder (formerly Multiple Personality Disorder)
> A．2つまたはそれ以上の，はっきりと他と区別される同一性または人格状態の存在（その各々は，環境および自己について知覚し，かかわり，思考する比較的持続する独自の様式を持っている）。
> B．これらの同一性または人格状態の少なくとも2つが，反復的に，患者の行動を統制する。
> C．重要な個人的情報の想起が不能であり，ふつうの物忘れで説明できないほど強い。
> D．この障害は，物質（例：アルコール中毒時のブラックアウトまたは混乱した行動）または他の一般身体疾患（例：複雑部分発作）の直接的な生理学的作用によるものではない。
>
> 囲　子供の場合，その症状が，想像上の遊び仲間または他の空想的遊びに由来するものではない。

から結果的に考えついたもので，条件がすべてそろっているから，ということで結論したのではないことを断って置かねばなりません。

　このようなことからわたしは次の3つの交代人格が存在すると考えております（この点では内沼の考えと多少の懸隔があることを付記しておきます。）

　　第1の人格：離人状態にあり，鑑定時や公判時に主として現れている人格
　　　　　　　状態で，「おじいさん以後」に現れた主人格
　　第2の人格：ビデオを集めたり，被害児に出会っている，幼児期への回帰
　　　　　　　を求める高校時代以後に出現した人格
そして，
　　第3の人格：犯行に関わり「今田勇子」名で「犯行声明」や「告白文」を
　　　　　　　送付した人格

　「多重人格」診断について，Klufft, Coonsの論議の要約を次に示します。
　1：鑑定場面だけではなく，犯行以前にも交代人格が出現していること。
　2：犯行以前から交代人格間の健忘が存在していること。
　3：これらのことを家族，知人などの第三者が客観的に確認していること。

以上の諸点とともに重要なことは，
　4：これらが証明できなかったからといって必ずしも「多重人格」の存在を否定しきることはできないこと。
　5：催眠術の使用は診断にとって有用ではあるが，人為的な交代人格を生み出す危険性があり，正確な判断を困難にすることがある。

　わたしどもの場合は3：は確認されませんでした。これは精神医学に関しては全くの素人であった親族や知人の誰一人もそのような病理現象があるとは決して考えつかなかったわけですから，当然と言えば当然です。1：，2：に関しても確認できたとは言えません。4：に関しては，「解離性同一性障害」の診断は6，7年かかる場合もあると言われているし，世間で考えられているほど「交代人格」が劇的に姿を現すとは言えない場合もあるのではないでしょうか。

参考文献

Diagnostic Criteria from DSM-IV, American Psychiatric Association, 1994（高橋三郎，大野　裕，染谷俊幸訳：DSM-IV 精神疾患の分類と診断の手引き，医学書院，1995）．
Kluft RP：The simulation and dissimilation of multiple Personality disorder, Am J Clin Hypn 30：104-118（1987）．
Coons PM：Iatrogenesis and malingering of multiple personality disorder in the forensic evaluation of homicide defendants, Psychiatr Clin North Am, 11：757-768（1991）．
関根義夫：「多重人格」の司法鑑定における問題点，臨床精神医学講座7　人格障害，中山書店，1998．

9 「多重人格」の歴史的・文献的考察

はじめに

「多重人格」は現在 DSM-IV(1994) に従って Dissociative Idenntity Disorder(DID；邦訳では「解離性同一性障害」)と呼ばれるようになってきている。今世紀に入り，しばらくして「ほとんど消滅した」[22]と考えられていた「多重人格」が，DSM-II (1968) において「Hysterical Neurosis；Dissociative Type」の項目の下にその存在がよみがえり，DSM-III(1980)，DSM-III-R(1987)では「Dissociative Disorder(or Hysterical Neurosis, Dissociative Type)」の下に明確に「300.14 Multiple Personality Disorder」として記載されることになり，DSM-IV につながることになった。アメリカの精神医学においてみられたこのような動向は，「多重人格」の存在の再確認であり，しかも単なる「多重性」という現象への注目からその根底にある「解離」への再認識へと向かわせることになった。このような現在の状況から考えると，「多重人格」の歴史は「解離」概念の歴史と一体であり，「多重人格」の歴史が力動精神医学の歴史と密接につながっていることが見て取れる。なお筆者はこの障害の名称としては「解離性同一性障害」がふさわしいと考えているが，一般に流布しているという現状をも考慮して「多重人格」の表記を使うことにすることをまずお断りしておきたい。

「多重人格」前史

「解離性の現象は歴史を通じていつの時代にも認められたし，多重人格はどこにおいてもその歴史の文脈の中に留められており，決して一時的な流行ではない。自我の分離断片化(fragmentation)と同一性の変容(transformation of identity)のテーマは同じように普遍的である。一つの精神的統一体から別の統一体へと身体の実際的なコントロールが入れ替わることはいつの歴史にもあったことである」とは Ross[44]の言葉である。それでは現在一般に「多

重人格」と呼び慣わされている現象が一体いつ頃から確認できるのであろうか。

Ross[44]は古代エジプト王朝にまつわるイシスとイリス神話を取り上げ、そこには自我の分離 (fragmentation)，死，快癒，と新しい形への再生の過程が描かれているとし、これは「多重人格」の患者が成功裏に治療される時に通らなければならない過程である、という。この神話はオシリスが自分の妹であるイリスと結婚するという、いわば近親相姦にその端を発しているのであるが、彼はこの神話から「多重人格の患者はエディプス・コンプレックスをではなくオシリス・コンプレックスを患っているのだ」と述べている。これは、「多重人格」の歴史に複雑な影響を与えることになったFreudを意識しての言葉であることは明らかである。

Ross[44]はまた、憑依状態は多くの点において「多重人格」の特性を備えているとし、また Ellenberger[10]もOesterreichを引用して、「憑依は現象的には無数に近い変種があるが基本的特徴は世界中同一である。ある個人が突然自己同一性を失って別の人間になったように見える。顔つきも変わって、自分が魂を受肉したその人の顔によく似るようになる。声も変わり、新しい人物の人格にふさわしい言葉を発するようになる。……憑依には夢遊憑依と覚醒憑依がある。夢遊憑依では突然、自分が自分であるという意識が失せ、侵入者とされる者のことを一人称を使って話す。意識が戻ると"もう一人の奴"の言動の記憶は全然出てこない。覚醒憑依では、自分が自分であるという意識は途切れずにあるけれども、"自分の霊の中にもう一つの霊がある"と感じ、これと格闘するが、時にはそいつが言葉をしゃべるのを抑えられない」と言っている。覚醒憑依 (lucid possession) は、健忘なしの「多重人格」と同じであり、夢遊憑依 (somnambulistic possession) はRoss[44]によれば、これは交代人格同士の間に健忘を伴った「多重人格」と同じである。Ellenberger[10]は「これまで何百年何千年にわたって頻繁に見られてきた憑依現象を多重人格の一変種と考えることも可能なのではあるまいか」とも記している。

Ross[44]は「多重人格」と類似の現象を多彩に示すことからシャーマンにも関心を示すが、両者の相違点にも言及し、シャーマンは基本的に健康であるのに対して「多重人格」者は障害であり、機能不全に陥りやすく、社会的に孤立する、と述べる。しかし解離そのものは本質的に病的ではない、それが機能的か非機能的か、あるいは健康かそれとも病気の徴であるかはその現れ

る状況による，という彼の指摘は重要である．

「多重人格」研究の勃興期（18世紀末から19世紀末頃）

　この時期には数多くの症例が報告され，しかもその記述は詳しく，精神医学的にも優れており，「多重人格」の現象的記述の進展期である．

　Ellenberger[10]の著書「無意識の発見」の中には，1791年にEberhardt Gmelinによって報告された一例が引用されている．20歳のドイツ女性で，彼女はフランス革命を逃れてドイツのシュツットガルトにやってきた亡命貴族の姿に強い衝撃を受け，突然言葉も身のこなしも全く非の打ち所のないフランス婦人になった．「このドイツ女性は，フランス人格になっている時には以前のフランス人状態の時の自己の言動一切を完全に記憶していたが，ドイツ人に戻ったときには，自己のフランス人格のことは全然記憶していなかった」．彼はこの症例を相互忘却性交代性多重人格として挙げた．Greaves[18]は，このGmelinの報告を記念して「多重人格」をGmelin症候群と呼んでいる．Gmelin自身はumgetauschte Persönlichkeitと呼んだが，Greaves[18]によれば当時，フランスではdouble conscience，英語圏ではdual consciousness, alternating personality, multiple personality, split personality等と呼ばれていた．1980年の半ば頃までにはmultiple personalityが一般的な呼び名となっていた．

　症例　Mary Reynoldsは1817年，JK Mitchell（Taylor[50]から引用）によって「A Double Consciousness, or a Duality of Person in the Same Individual」と題して報告された19歳の英国の少女で，18歳頃から失神発作を起こすようになった．ある時から失神の後深い眠りを境にして2つの状態が交代して出現するようになった．この交代は彼女が35歳になるまで続き，その後は生涯第二の状態が続いたという．この2つの状態で彼女は全く異なり，第一の状態の時は，物静かでさめた思慮深い人柄で，やや憂うつに傾き，宗教的な瞑想を好んだ．第二の状態では，にぎやかで快活，突飛なところがあり，人と集い，冗談を好み，なんでも詩にしたり韻を踏む言い方をする癖があった．二人格の筆癖は全然違っていた（Ellenberger[10]）．Greaves[18]によれば彼女が長い眠りから覚めた後では，それ以前の記憶を全く失っていた．また，新しく目覚めたときには以前の同じ状態が途切れたまさにその時から生活が再開された．Ellenberger[10]は，この2つの状態はお互いに他の状態についての知識があり，一見相互忘却性と見られるこの例は必ずしもそうとは言

えない，と注意を喚起している．1822年に Dyce（Taylor & Martin[50]による）が報告した例 Maria C は同一の個体で2つの分離された独立した思考の流れを持ち，頭脳の働きももう一方から完全に分離しており，2つの状態はしばしば交代した．Dewar（Taylor & Martin[50]）はこれを「二重意識（double consciousness）」と呼ぶよりも「分離意識（divided consciousness）」あるいは「二重人格（double personality）」と呼ぶのがふさわしい，とした．Tayler ら[50]や Sutcliffe ら[47]は，この時期に報告された症例をさらに列挙して検討しているが，詳細は省く．

Ellenberger[10]により「多重人格の真に客観的な研究」と評価された症例 Estel の報告が，1840年フランスの Despine により刊行された．彼は当時流行の磁気療法で彼女を治療したが，催眠への導入は容易で，いつも術後記憶喪失があった（Ellenberger）．

その後もこのような症例の報告は続いている．その中には Azam により35年間もその経過が観察された症例 Felida X（1887），Hodgson が記録を出版し，William James が吟味検討した症例 Ansel Bourne（1890）も含まれている（いずれも Sutcliffe ら[47]による）．

「多重人格」研究の隆盛，そして衰退（19世紀末から20世紀前半）

この時期には，それまでのような単なる記述に留まらず，現象を説明しようという試みがなされた．心は意識と無意識の二重構造から成るという考えが浸透し，意識下意識としての人格の断片は分離して自立的に振る舞いうることが，催眠術の経験から気付かれてきた．その中心に位置したのが Pierre Janet[10,36,41]であり，William James[53]であり，Alfred Binet[42,44]，Morton Prince[28]であり，そして Sigmund Freud[17]などであった．

Pierre Janet（1859-1947）

Hilgard[19]によれば Dissociation の概念は Janet に帰せられる．彼はもともと「desagregation」を用いていたが，1907年のハーバード大学の講義において彼自身が「Dissociation」と表現したという．彼はこの概念を，当時流行していた Association という考え方から引き出した．もし記憶が観念の連想によって意識にもたらされるのであるならば，連想に利用できない記憶群は分離 "dis"-sociate されている，と考えたのだった．Janet はヒステリー患者への催眠術による治療の経験から，意識はそれまで信じられたような統

一性と同一性を持つという考えに疑問を持った。彼の患者たちに観察された意識の状態は統一性と同一性によって特徴づけられるものでは決してなかった（Onno van der Hart[36]）。彼は，ある観念の体系が人格の中心から分離して，意識されないいくつかの状態（無意識）として存在すること，そして普通には意識されないこの状態は，催眠術によって容易に意識にもたらすことができることに気付いた。彼は，普通は意識に上らないままに働いているこの意識状態を「subconsciousness」（意識下固定観念）と呼び，心的衰弱の結果と考えた。Janet はさらに「ある種のヒステリー症状を，人格から分離して自律的に生活し，発達する断片（意識下固定観念）の存在と結びつけて理解した」。また「これらの人格断片は過去の外傷体験に起因していることを示し，この意識下の心理組織を発見し消滅させればヒステリー症状が治癒することを示唆した」（Ellenberger[10]）。Hilgard[19]によれば，現在では Freud と結びついて考えられている unconsciousness という言葉は当時すでに一般に流布されていたという。しかし Janet があえてこの言葉を使わなかったのは，当時この言葉がもっていた空想的な意味合いを避けたいと考えたからであった。

William James（1842−1910）

彼はその著書『Psychology, Briefer Course』（1892）[53]の中で，被催眠術者は催眠中に起こったことをすべて忘れるが，それは二重人格の場合に，一方の人格の記憶が他方にはないのと似ている，と言って両者の類似性を指摘している。彼は実際の症例に対しても関心を示して Azam の症例 Felida X や Pierre Janet の症例 Leonie B を紹介している。その中で，われわれは催眠恍惚状態において容易に人格の変換を作りうる，と述べ，さらに「しかし病的な場合には，その変化が自発的である」と述べているのは注目される。

Alfred Binet（1857−1911），Morton Prince（1854−1929）

Alfred Binet は，ヒステリー性の健忘，麻痺，自動書記，強迫症状などは皆その根底には共通の意識の重複があって起こることを示した。交代人格は他の点では健康ではあるが被催眠性の高い人に実験的に起こさせ得ること，これらの実験的な交代人格は一過性で完全な「多重人格」の不完全な類似物であることをも見て取っていた。しかも交代人格に名前を付けて呼ぶと，その人格は明確化され，形を整え，決定的なものになるという Janet の主張を

も自ら確認していた。また実験的に呼び出された交代人格は，それらを呼び出した人によってのみ呼び出されうるが，自己催眠的な交代人格は，誰によっても呼び出されうることも知っていた。さらに，交代人格間の記憶の障壁は必ずしも完全ではなく漏れの見られることがあり，後にHilgardが述べた"hidden observer"についても気付いていた（Putnam[42]）。

　Morton Princeは有名な症例 Christian Beauchamp を催眠術で治療し，現れた4つの交代人格を現実の miss. Beauchamp に統合することに成功している。意識の二重構造を Coconscious と表現したのも彼である。彼の報告が与えた絶大な影響にも関わらず，miss. Beauchamp に現れた交代人格が，彼が治療に用いた催眠術によって呼び起こされた医原性のものではないかという疑問を残した。

Sigmund Freud（1856－1939）

　Janetとほぼ同時代に生きた Freud はその初期の神経症学説を形作る上で彼から大きな影響を受けていた[10]。その影響が「そこに用いられている用語に至るまで，明白である」（Ellenberger）と言われるほどの1893年の Breuer との共著「ヒステリー現象の心的機構について＜予報＞」[17]で，彼は「心的外傷の回想は，患者の正常な記憶によって見出されるものではなくて，催眠術にかけられている人に記憶をたどらせることによって求められるという事実を強調し」，ますます確実となった確信として「二重意識 double consciousness と呼ばれる，はなはだ顕著な意識の分裂はあらゆるヒステリーに，たとえ，痕跡的な形に置いてではあっても存在している。つまり，この解離の傾向，したがって，われわれが＜類催眠状態＞という名のもとに総括しようとする異常な意識状態の出現を招く傾向こそが，この神経症の根本現象なのである。われわれのこの見解はビネーおよび両ジャネーのそれと合致している」と記してJanetを評価する。しかしその3年後，すでに治療手段としての催眠術を放棄していた彼は「ヒステリーとは，耐え難い観念を，防衛しようという動機で，抑圧することによって発生する」と記し，これを「防衛ヒステリー」と呼んで，彼自身かつて「類催眠ヒステリー」と呼んだ「ブロイエルの第一例」と本質的に異なる心的機構であるとした。さらに「わたし自身の経験からすると，真正の類催眠ヒステリーにぶつかったことが未だになく，わたしの手がけたものは防衛ヒステリーに転換するのだった」と述べて，防衛ヒステリーすなわち抑圧の機構こそ基本であるとするのであった。このような彼

の立場の急激な変化は,幼児期の実際の性的外傷こそヒステリーの原因であるとして疑わなかった彼が,自己分析を通じて,幼児がすでに近親相姦願望を持ち,自我はこの願望を抑圧しようとして葛藤する,ということに気付き[33)],「彼らの父母,大人に誘惑された記憶の回想や,空想は,実はむしろ自分自身の大人に対する性的な欲求,とりわけ,父母への近親相姦願望の投影である」[35)]と結論したからであった。彼はこの結論から自分の治療体系を築き,「精神分析」と名付け,Janetの「心理分析」から区別する。「その時以来,彼は自分の考えとジャネーの考えとの違いを強調するようになった」(Ellenberger[10)])。このような精神分析の成功がJanetの学説を圧倒し,その結果「多重人格」への一般の関心そのものをも押し流してしまう一因となった[22,42,44)]。

Eugen Bleuler (1857-1939)

しかし,衆目の関心を「多重人格」の現象から引き離す結果となったもう一つの要因を見逃すわけにはいかない。1911年,KraepelinのDementia praecox学説に対して精神分裂病概念を提唱したEugen Bleulerの存在である。彼はその著書「Dementia Praecox oder Gruppe der Schizophrenien」[11)]の中で,分裂病の副次症状として「人格」に関し「個々の感情的な強調を伴う諸概念,および諸欲動は,ある種の自立性を獲得するので,人格は,部分に解体してしまう。これらの人格の諸部分は,互いに並存し,交代して主人格,すなわち,患者の自覚的な部分となりうる。しかしまた患者は,ある時点より,決定的に他の人物ともなりうる。……彼らは一つの役割においては,他の役割を考えることはできない。……他の患者は,この人格の交代を意識する。……」と述べている。ここで記されている現象は確かに分裂病の症状としても,それなりに理解できる。しかし,別の視点から見ると「多重人格」の記述とも言える。さらに1916年の彼の教科書[12)]には次の記載がある(下線は筆者)。

「この場合(「二重人格」を指す:筆者),われわれが見ると異なった人格が相前後して配列されるのであるが,<u>同じように精神分裂病患者では異なった人格が並列して生じる</u>。ところでわれわれはあの希ではあるが,しかし極めて明示的なヒステリー患者を,今一度取り上げる必要はないが,<u>われわれは実験的に催眠暗示によって極めて類似したものを創り出すことが出来る</u>……(切替辰哉訳[12)])。

ここでは明らかに，ヒステリー患者で見られる交代人格の出現と同じ現象が分裂病者でも見られること，また，希なヒステリー患者をわざわざ引き合いに出すまでもなく同じ現象を実験的に作り出せる，ということが述べられている。それは，あからさまにではないにしても，一方では世に言う「交代人格」あるいは「二重人格」が分裂病である可能性を強く示唆しており，他方では本来の交代人格の出現も催眠暗示による人工物でありうることを述べているとも言える。彼は「診断」の項[11]でも「ヒステリー性または精神衰弱症状は決して分裂病に異質のものではない。われわれは分裂病の特別な症状が見出されたときに分裂病と認めている。……ヒステリー症状を証明しても分裂病も他の病気も同様にほとんど除外するものではない」と述べた。以後の歴史は，彼のこの記述に大きな影響を受けることになった。1914-1926を境にして「多重人格」の報告は激減し，それと逆比例して精神分裂病の報告は急増する。この傾向は特にアメリカで顕著であった[43]。

Mayer-Gross[26]の Clinical Psychiatry の初版は1954年であるが，そこには次のように記されている。「It seems that <u>these multiple personalities are always artificial productions</u>, the product of the medical attention that they arouse.」（下線：筆者）。

Hilgard[19]によれば，当時アメリカで勢いを得つつあった行動主義心理学の影響も「多重人格」に対する関心の低下をもたらした要因の一つであった。

このようにして「多重人格」はしばらく姿を隠すことになった。しかし完全に消え去ったわけではない。なぜなら，Thigpen と Cleckley[51]による有名な症例 Eve White の報告は1954年のことであったし，American handbook of Psychiatry（初版1959年）の10版（1969）の Hysteria の項に「Amnesia and Multiple Personality」の記載がある[1]し，また Noyes' Modern Clinical Psychiatry（初版1934年）の1968年版（Asian Edition 1971）にも「Dual or Multiple Personalities」として2つの交代人格を持つ28歳の主婦の例が引用されている[23]。

学問的にも優れた2つの報告がこの時期になされている。一つは Taylor and Martin(1944)[50]であり，他は Sutcliffe and Jones(1962)[47]である。Taylor らは，「多重人格」の出現に関しては確かに暗示によって引き起こされうるということは否定できない，しかしすべてをそこに結論づけるとしたら本質的な点を見逃すことになる，とし，「多重人格」が確実な現象であることを証する根拠を具体的に挙げている。Sutcliffe らは，「多重人格」の現象に

関する批判を詳細に検討し，診断の単なる流行や，治療者による来談者の"shaping"といったものだけでは説明し得ないものがあり，この現象のすべてを催眠術に解消することに批判的であるが，同時に「多重人格」者の催眠のかかりやすさについて注意を促している。この点は，後に自己催眠性の問題として注目されることになる。

新しい動きの勃興，そして"流行"（1980年前後以後）

この時期にはもちろんDSM-IIからIIIそしてIII-R, IVに至る動きがあるのであるが，この点はすでに冒頭で触れた。

Ross[44]によれば1970年以後，再び「多重人格」が脚光を浴びるに至るには大きな社会的背景があった。その一つはヴェトナム戦争である。この経験が精神障害における，精神的外傷の重要性を再認識させることになった。もう一つは女性運動の盛り上がりであり，そこでは児童虐待，特に近親相姦の深刻な事態への認識があった。これらの問題そのものも重要ではあるが，ここでは精神医学的な領域での画期的な事柄に絞りたい。

Cornelia Wilburによる症例Sybilの報告は，その記録がSchreiber[46]によって1973年に出版された。16もの交代人格を持つ女性Sybilが，2,354回の分析治療の結果人格の統一を達成していくのである。これは文学として読んでも実に感動的な物語である。Greaves[18,22]によればこの症例は児童虐待のもたらす結果に関しての研究の古典でもある。Hilgard[19]によるDivided Consciousnessの出版（1971）も解離についての新しい見方を示した。それは"hidden observer"の提唱であった。彼は催眠に関する実験心理学者ではあったが，自分の精神活動を「統合している」自我とは別に，すべてを知覚しているもう一つの認知機能が存在していることを示した。Ross[44]によれば，これはすでにBinetによって知られていたことであり，Binetもまた実験的に障壁を越えて記憶が漏れている可能性を指摘している。これはFreudの「抑圧」すなわち「Holizontal Splitting」に対して「Vertical Splitting」すなわち「解離」であり，前者が深層心理的な自由連想法による長時間の治療を要する病態であるのに対し，後者は交代人格の確認とその人格との信頼に裏付けられた治療関係の中での十分な話し合いによって解決が可能である，としている。

「多重人格」の現象が医原性ではないか，という議論は催眠治療並びに被暗示性の問題と関連して常に指摘されてきたが，「多重人格」者の自己催眠の

問題も指摘されてきている。Bliss[3,4,5]は「多重人格」症候群が，患者が自分でも気付かないうちに自己催眠を乱用している可能性を指摘し，これがこの障害の基本的なメカニズムではないかと推論している。もし Bliss の指摘が正しいとするなら，治療的な視点はそのような乱用を利用しなければならない病者の苦境を受けとめる，ということになるだろう。また彼の指摘は最近の報告例の急増，および交代人格数の多数化を理解する上にも示唆に富んでいる。

「多重人格」が分裂病とはもちろん，伝統的なヒステリーとも異なる新しいカテゴリーの病態であるとするもの[7]もある。

筆者は，「多重人格」の歴史にたえずまといついてきた疑問の数々にも関わらず，基本的にはこの現象に対して肯定的な立場から記述してきた。しかし，北米での近年の一種の流行にも関わらず，一方では根強い批判があることも記さねばならない。ドイツの動向を調べようとして Peters[38]の「精神医学および医学的心理学辞典」(1984)を参照してみたが「Dissoziation」は，「Selten gebr.」(希にしか用いられない) とあり，「Spaltung des Bewusstseins」と同義語である，とあった。最近ようやく Nervenarzt に 1 例の報告が載った[39]。

英国でも，二, 三の積極的な報告[24,37]はあるものの全体としては「多重人格」に対する批判的な傾向は同じであり，とくに Fahy[13,14,15]や Merskey[27]は診断に対する信頼性に問題がある，とし，医原性の要素が強いとしている。しかしこの点に関しては異論もあり，活発な議論が交換されている[9,16]。

おわりに

北米における「多重人格」研究のごく最近の動きも当然視野に入れなければならないのであるが，この点については最近の内沼[52]の文献的考察をも含めて，本邦でもいくつかの論考[21,25,33,48]において論じられているので，それらに譲ることにしたい。

また日本においても，中村[29]の報告以来最近の岡崎[32]の報告に至るまでの研究の動向[20,30,34,45,54]にも触れたいと考えたが，もうすでに紙数がつきているので別の機会を待ちたい。「多重人格」に関してはまだ論じなければならない問題は多い。日本でも少しずつ症例の報告が増えてきている。1例1例の慎重なそして地道な検討の積み重ねが解決への道を開いてくれることを期待し

て本論を閉じることにしたい。

文 献

1) Abe DW : Hysteria, American Handbook of Psychiatry (Arieti S ed.), p.275 1969.
2) Bliss, EL : Multiple Personality A Report of 14 Cases With Implicaitions for Schizophrenia and Hysteria, Arch Gen Psychiatry, 37 : 1388-1397, 1980.
3) Bliss EL : Multiple Personalities, Related Disorders and Hypnosis, American Journal Clinical Hypnosis, 26 : 114-123, 1983.
4) Bliss EL : Hysteria and Hypnosis, J Nerv Ment Dis, 172 : 203-206, 1984.
5) Bliss EL : Spontaneous Self-hypnosis in Multiple Personality Disorder, Psychiatric Clinics of North America, 7 : 135-148, 1984.
6) Boor M : The Multiple Personality Epidemic Additiomnal Cases and Inferences Regarding Diagnosis, Etiology, Dynamics, and Treatment, J Nerv Ment Dis, 170 : 302-304, 1982.
7) Brandsma J, Ludwig A : A case of Multiple Personality : Diagnosis and Therapy, J Int Clin Exper Hyp, 22 : 216-233, 1974.
8) Crabtree, A : Dissociation and Memory : A Two-Hundred-Year Perspective, Dissociation, 5 : 150-154, 1992.
9) Dell PF : Not Reasonable Skepticism, but Extreme Skepticism, J Nerv Ment Dis, 176 : 537-538, 1988.
10) Ellenberger HF : The Discovery of The Unconsciousness, The History and Evolusion of Dynamic Psychiatry, Basic Books Inc., New York, 1970（木村敏，中井久夫監訳　エレンベルガー　無意識の発見　弘文堂　東京　1980）.
11) Eugen Bleuler : Dementia Praecox oder Gruppe der Schizophrenien, 1911（飯田真，下坂幸三，保崎秀夫，安永浩，E.ブロイラー　早発性痴呆または精神分裂病群，医学書院，1974）.
12) Eugen Bleuler : Lehrbuch der Psychiatrie, Springer, 1916.（切替辰哉訳　ブロイラー精神医学総論，中央洋書出版社，1988）.
13) Fahy T : The Diagnosis of Multiple Personality Disorder, A Critical Review, British Journal of Psychiatry, 153 : 597-606, 1988.
14) Fahy T, Abas M, Brown JC : A Multiple Personality A Symptom of Psychiatric Disorder, British Journal of Psychiatry, 154 : 99-101, 1989.
15) Fahy T : Multiple Personality (Correspondense), British Journal of Psychiatry, 154 : 878, 1989.
16) Fleming JA : Multiple Personality Disorder (Correspondense), British Journal of Psychiatry, 154 : 877, 1989.
17) Freud S : Sudien über Hysterie (Gesammmelte Werke Bd.I. 1952 Imago Publishing Co.,London) 懸田克，吉田正巳訳　ヒステリー研究　フロイド全集第9巻, 日本教文社　1970.
18) Greaves, GB. : Multiple Personality 165 Years after Mary Reynolds, J Nerv Ment Dis, 168 : 577-596, 1980.

19) Hilgard ER : Divided Consciousness, Multiple Controls in Human Thought and Action, A Wiley-Interscience Publication, John Wiley & Sons, New York, 1977.
20) 一丸藤太郎：我が国で報告された多重人格事例の特徴, imago, 4-3：56-65, 1993.
21) 一丸藤太郎：多重人格研究をめぐる最近の動向, 精神分析研究, 37：52--60, 1993.
22) Kluft RP, Fine CG ed. : Clinical Perspectives on Multiple Personality Disorder, American Psychiatric Press, Inc. Washingtong, DC 1993.
23) Kolb LC : Noyes' Modern Clinical Psychiatry, Adaptive Process and Mental Mechanisms, p. 74-75, Saunders, Asian edition, Igaku Shoin, 1968.
24) Larmore K, Ludwig AM, Cain RL : Multiple Personality-An Objective Case Study, Brit. J Psychiat., 131：35-40, 1977.
25) Masterson JF, Orcutt C : 1990代アメリカにおける多重人格障害の理論と臨床の展望, こころの臨床アラカルト, 13：27-32, 1994.
26) Mayer-Gross Slater and Roth : Clinical Psychiatry, Bailliere, Tindall and Cassel, 1969.
27) Merskey H : Multiple Personality Disorder and False Memory Syndrome, British Journal of Psychiatruy, 166：281-283, 1995.
28) Morton Prince : The Dissociation of a Personality, 1905 （児玉憲典訳 失われた＜私＞を求めて, 学樹書院, 東京, 1994）.
29) 中村古狭：二重人格の少年, 変態心理研究, p.181-247, 大同館書店, 1919.
30) 中島一憲, 溝口るり子：多重人格を呈した解離型ヒステリーの一例, 精神医学, 35：429-435, 1993.
31) North CS, Ryall JEM, Ricci DA, Wetzel RD : Multiple Personalities, Multiple Disorders. Psychiatric Classification and Media Influence, Oxford University Press, New York, 1993.
32) 岡崎順子, 夏井耕之, 宮脇尚志, 松尾孝彦, 三田達雄, 村田雅弘, 菅原照, 中尾一和：摂食障害患者の解離性反応について 高度肥満と過食を主訴とした多重人格の症例を中心に, アルコール依存とアディクション, 14：29-39, 1997.
33) 岡野憲一郎：外傷性精神障害 心の傷の病理と治療, 岩崎学術出版, 1995.
34) 荻野恒一：精神病理学入門 p.19-30 多重人格症 誠信書房.
35) 小此木啓吾：フロイドとの出会い 自己確認への道 人文書院, 1980.
36) Onno van der Hart : The Dissociation Theory of Pierre Janet, Journal of Traumatic Stress, 2：397-412, 1989.
37) Onno van der Hart : Multiple Personality(Correspondens), British Journal of Psychiatry, 154：419, 1989.
38) Peters UH : Wörterbuch der Psychiatrie und medizinischen Psychologie, 3. Auflage, Urban & Schwarzenburg, 1984.
39) Pfeifer S, Brenner L, Spengler S : Störung multipller Persönlichkeit Darstellung von zwei Fällen und Entstehungsmodell, Nervenarzt, 65：623-627, 1994.

40) Piper JR : A Multiple Personality Disorder, British Journal of Psychiatry, 164 : 600-612, 1994.
41) Putnam FW : Pierre Janet and Modern View of Dissociation, Journal of Traumatic Stress, 2 : 413-429, 1989.
42) Putnam FW : Diagnosis & Treatment of Multiple Personality Disorder, The Guilford Press, New York, 1989.
43) Rosenbaum, M : The Role of the Term Schizophrenia in the Decline of Diagnoses of Multiple Personality, Arch Gen Psychiatry, 37 : 1383-1385, 1980.
44) Ross CA : Multiple Personality Disorder Diagnosis, Clinical Features, and Treatment, John Wiley & Sons, New York, 1989.
45) 斉藤正武, 宮崎忠男：多重人格の一症例, 精神医学, 20：257-263, 1978.
46) Schreiber FR : Sybil The true story of a woman by 16 separate personalities, 1973（シュライバー，巻正平訳　失われた私．早川書房 1978）.
47) Sutcliffe JP, Jones J : Personal Identity, Multiple Personality and Hypnosis, The International Journal of Clinical and Experimental Hypnosis, 10 : 231-269, 1962.
48) 高橋祥友：北米での多重人格の症例数の急増は何を意味するのか？imago, 4：178-187, 1993.
49) 田辺洋之, 出井一枝：二重人格の一例, その病理と治療について, こころの臨床アラカルト, 13：15-20, 1994.
50) Taylor WS, Martin MF : Multiple Personality, J Abnorm Soc Psychol, 39：281-300, 1944.
51) Thigpen CH, Cleckley HM : The three faces of Eve, The McGraw-Hill Book Company Inc. 1957（川口正吉訳　私という他人　講談社, 1973）．
52) 内沼幸雄：多重人格の研究 批判的文献展望, 精神療法, 21：515-532, 1995.
53) William James : Psychology, Briefer Course, 1892 今田寛訳 W.ジェームス心理学 上, 下 1992 岩波書店.
54) 吉田司, 木村均, 上芝功博, 仁ノ平肇：多重人格の一例　簡易精神鑑定事例, 矯正医学, 42：29-40, 1994.

10 「多重人格」の司法鑑定における問題点

　筆者たちが「M鑑定」で採用した精神医学的診断「解離性同一性障害」(「多重人格」)に対しては当然いくつかの専門的，あるいは一般的な疑問が寄せられた。ごく軽い調子での「随分小説的な診断をしたものだ」から始まって，この診断については「医療現場での多重人格の評価はまだ決まっていないのが現状。……医療現場では戸惑いの声も聞かれたのも事実だ」(日本経済新聞1997年4月11日付朝刊)というものもあった。一審の判決は1997年4月14日に下され，筆者らの鑑定意見は採用されなかった。その理由としては次のような点が挙げられていた。1：その前提とする被告の公判段階における供述が真実の体験供述ではなく，前提を欠いている，こと　2：犯行の経過にも一貫した流れがあり，被告人に人格変換を窺わせる形跡は見あたらない，また同様の犯行が4度も繰り返されていることに照らすと，各犯行時に人格変換が生じていたとは思われない，こと　3：祖父死亡後被告の日常生活において，周囲が被告につき別人格の出現に気付いてこれを指摘したり，奇異に思ったりしたような形跡は見られない，こと，また本件捜査および公判段階においても被告に別人格が現れたような形跡はない，ことなどであった(この論考の執筆当時，判決の謄本は筆者の手元には届けられてはおらず，朝日新聞1997年4月14日付夕刊掲載の「判決理由要旨」に依った)。
　これらの諸点についてはまた稿を改めて詳細に論ずる予定であるが，この論考では，一般に「多重人格」者の犯罪における司法鑑定の問題点およびそ

注）周知のようにDSM-IVでは「解離性同一性障害」(Dissociative Identity Disorder；DID)とされたものの，DSM-III-Rでは「多重人格」(Multiple Personality Disorder；MPD)の名称であった。この論考では現在，より一般的な呼称であると考えられる「多重人格」の語を用いることにしたい。

の動向について，主としてアメリカの文献に基づいて論ずることにしたい．

1）司法鑑定における「多重人格」診断に伴う問題点

Coons[10]によればアメリカでは1991年11月現在までに，何らかの形でその犯人が「多重人格」である疑いの持たれている殺人事件に関する報告は19件あるという．われわれにもよく知られている例として有名なものはBilly Milliganのケースであり，Kenneth Bianchiのそれである．前者は「重罪を犯したにも関わらず，多重人格であるため，精神障害という理由で無罪」[11,32]とされた．また後者は自ら「多重人格」であることを主張したがその主張は入れられず，「性的加虐症を伴った反社会性人格障害」と診断され有罪とされた．Billy Milliganのケースは日本でも翻訳されている[11]．もっともThigpenとCleckleyはMilliganのケースについて，後にその「多重人格」診断に疑問を呈している．しかし筆者はこの事件に関するより厳密な記録を入手できなかった．一方，Kenneth Bianchiのケースは，Allison[3]，Orneら[27]そしてWatkins[40]によるより詳細な記録を読むことができた．

Kenneth Bianchiの場合

このケースは1977～1978年にかけて複数の若い女性が惨たらしい犠牲となった事件で，一般には the Los Angeles "Hillside Strangler" と呼ばれているものである．Bianchiは1979年にWasingtongのBellinghamで起きた同じような殺人事件にも関与したとされた．彼の鑑定にはOrne, Watkins, Allisonなどが携わった．Bianchi自身は犯行を否定したが，その鑑定面接の中で交代人格が現れて，犯行を陳述したことから「多重人格」の存在が問題になった．

Orneら[40]は，Bianchiのケースを要約して概略次のように述べている．彼らは一貫してBianchiの場合は「多重人格」を装う意識的な操作がその根底にあるとするのである．

Kenneth Bianchiは第一級の殺人犯として起訴されたが，「多重人格」の疑いがもたれたため，それに伴う副次的な利益（つまり死刑の回避）のゆえに「多重人格」と詐病との鑑別が必要となった．もし真正の「多重人格」が存在するなら 以下のような基準が当てはまらなければならないであろう．

a）それぞれの交代人格の構造と内容は時間を超えて一貫していなければならない．

b) 交代人格間の境界は安定しており，日常生活上のちょっとした刺激でそう簡単には交代しないはずである。

c) 催眠に対する反応は，十分に深く催眠化された人たちの反応と同じである。

d) 長年彼のことをよく知っている人たちが，彼の行動とその人となりの一貫性の突然の，説明のつかない変化の例を挙げ，彼が述べ立てる断続的な健忘を裏付ける証拠を挙げることができるはずである。

Orneらは，しかしこのいずれもBianchiの場合には証明されず，むしろ交代人格の内容も，境界も，その数も，いかにして自分のおかれた状況をより信じられやすいものにするかというきっかけに応じて変わっていった，とする。さらに，彼の生育歴は嘘と意図的な企みの連続であった。以上の諸点を考慮してOrneらは，Bianchiは「多重人格」を装っていること，その診断としては「性的加虐症を伴った反社会性人格障害」と考えるのが適当である，と結論した。

これに対してWatkins[40]はロールシャッハテスト，知能テスト，筆跡記録，絵画作品そしてさらにOrneたちの面接記録を綿密に分析した上でBianchiが「多重人格」であることを強く主張し，かつ次の様に述べている，すなわち，「多重人格」は現在の疾患分類の上ではそもそも精神病としては分類されていないのであるから，この病気をどんなにうまく装ったところで精神病という抗弁は成り立たない。この複雑な精神疾患を真似ようと考えるなどは実にばかげたことであり，またそれを真似して演じきるには天才的な才能が必要となろう，Bianchiはそのどちらでもなかった，と。

Allison[3]は最初にはBianchiが「多重人格」を患っており，犯行時には法律的には精神異常であり，犯行時に関しては健忘を残しており，公判を維持することは困難である，と診断を下した。しかし彼は後にその考えを変えて，「強力な，そして広範にわたる精神医学的な鑑定評価のストレスおよび，死刑の恐れの下，殺人のための逮捕から判決に至る期間に限定して生じた非定型解離性障害（DSM-III 第一軸 300.15），反社会的，妄想的，狂言性性格の混在した人格障害（同第二軸 301.89）」という判断を示し，死刑が想定されるような被告に認められる解離症状の診断の難しさをも述べている。

Kluft の批判

Kluft[19]もOrneらの主張に反論を加えている。まず第一に交代人格間の境

界が明確でそれぞれの間に健忘があり，お互い同士が一貫して人格の安定性を保っている，とする点に対しては，これは必ずしも当たらないとし，Hilgard[17]のNeodissociation Theoryその他の報告を引いて，彼は次のように述べる——交代人格同士は他の人格が知った情報について，たいていは何らかの程度に気付いているものである。だから交代人格間同士で全然影響がないと考えるのは当を得ていない，と。第二の点の，「多重人格」診断の中核的基準である健忘にしても必ずしも確実に証明されるわけではない。交代人格の構造と内容の一貫性は必ずしも常時安定したものではなく，遭遇する経験や治療的あるいはその他の介入的関与によってその隔壁があやふやになり，人格の構造の再編成を呼び起こす刺激となりうることもあること。それは，実際的な目的遂行に際しては，一見全く周囲の影響を受けないようにも見える「多重人格」者ではあるが，一方では社会的な刺激に対して驚くほど敏感である。幼少時の虐待を経験している場合の多い「多重人格」者はまた，怒りや誤診を受けることを恐れつつも，それをあえて押さえながら，面接者の表情を素早く読みとり，面接者が聞きたいことを提供しようとするほどである。新しい社会的なストレスに対応して，治療方針の変化に反応して，また特に司法鑑定の場面で新しい人格は容易に現れうると考えるのがかえって自然である。第三の点，「多重人格」者が他の被暗示性の強い，深い催眠に陥りやすい人たちと同じように深い催眠状態に入りうる，と言うことは組織だって十分に納得がいくように検討されたことは今までにない。かえって，彼らの自己催眠過程や，催眠の施行者との間に起こる相互影響性が，対抗的に期待に応じようとする現象を生み出しているのかもしれない。Orneらが挙げる第四番目の条件，すなわち，長い間にわたって本人を知っている者たちが，これまでに彼の行動や人となりの一貫性が突然説明のできないような変化を示し，時折の健忘を訴えていたという例を確実に挙げられること，という点に関しては次のように言う。「多重人格」者は自分の状況を誇示するよりも，しばしば隠そうとする。「多重人格」者がその症状が現れて最初の診断を受けてから正確な診断を下されるまでには平均して6.8年かかっており，この間平均して3.6個の誤診を下されている。それに彼らは大体において幼少時から家族の虐待を受けていることが多いので，彼を一番よく知ると言われている人たちが彼に対して必ずしも正確な報告をしてくれるとは限らないということが得てして起こりうる。こういうわけで，司法鑑定の場ではこれらの報告がたとえ得られなかったとしても，それだけで彼の「多重人格」の診断が

Kluft による「多重人格」に関する判断基準

これらの議論を総括して Kluft[19]は，最近の諸報告を加味して考慮する時，Orne らが司法領域における「多重人格」診断のために提唱した判断基準は裏付けられたとは言えない，として彼自身の次のような判断基準を提示している。

1：「多重人格」であると疑われている被告への治療的介入は，たとえ可能であるとしても延期されるべきである。現象は常に変化し得るし，治療はこの過程を助長する潜在力を持つ。

2：催眠術の使用は「多重人格」に対する臨床的働きかけとしては極めて大きな有効性を持つものではあるが，司法鑑定においては当面の問題が十分に解決されるまでは使用されるべきではない。

3：真正の「多重人格」者は高度の被催眠性を有していると言われている点を鑑みて，「多重人格」が推測される場合の評価には被催眠性の容易度も含めるべきである。もっとも彼らはこの傾向を隠そうとする場合もあるが。

4：このような評価を実施しようとする場合施行者自身は，「多重人格」についての一般的な知識に十分に通暁している必要がある。

5：「多重人格」についての問いは評価面接の一時期に集中させるのではなく全過程に点在させて行うようにすべきである。

6：略

7：面接は十分な時間をかけて行うとよい。(Kluft 自身は自分の経験から，2時間半から4時間を勧めている。強制されない自然の解離はこのくらいの時間で起こりやすいのだという）

8：生活史は，可能な限り，家族関係，重要人物健忘の有無などを，念には念を入れ微に入り細に入るように聴取する。

9：はじめから疑いの目をもっての面接はしない。これは「多重人格」者は大きな犠牲を払ってでも面接者の否定的な態度に合わせて応じようとして，あるいは逆に自分が「多重人格」であることを証明しようとして躍起となって無理な努力をするからである。

10：どちらの方向に向かうにしても誘導尋問はすべきではない。真正な「多重人格」者も詐病者と同じようにこのような尋問にたいして敏感に反応し，しかも自責的に応じる傾向がある。

Coons[10]は Bianchi のケースの取り扱いに関して，Allison と Watkins が余りにも誘導尋問的な面接を繰り返していることに疑問を呈し，かつ，彼らが最初から「多重人格」を想定してかかっており，かつ治療的な設定で面接している点を問題にしている。それは，彼らが基本的に司法鑑定の特別な役割，言ってみれば，診断評価を行い，公判維持能力があるか否か，あるいは責任能力があるか否かなどについて何らかの報告を提出する，といったことを十分に理解していないことに起因している，として批判している。彼は，「多重人格」の診断と鑑別は非常に込み入った問題を含んでおり，時として simulation 詐病（誇張）と dissimulation 変装（否認/秘匿）の症状群として現れる，という。さらに Kluft の言葉を引いて，真正の「多重人格」の被告はしばしば自分の「多重人格」の症状を隠そうとする，という。もちろん自分の犯した行為の責任を逃れるために「多重人格」を装う被告があり得るという問題がこれに重なる。このような錯綜した状況の中で，Coons は「多重人格」診断に際しての判断基準を次の様に提唱する。

「多重人格」診断に関する指導基準（Coons PM[10]）
　1：「多重人格」の疑われる刑事被告の鑑定を引き受けようとする臨床医は臨床においてもまた司法の領域においても，この疾患を診断した経験のあることが理想的である。真正の「多重人格」者も，またこれを真似ようとしている犯人もそれぞれ，症状をあえて隠そうとしたり，また故意に似せようとしたりし得るからである。少なくても「多重人格」に関する臨床的な経験を持ち合わせているのがよく，また，鑑定の前あるいは鑑定が行われている過程のいつの時点でも，解離状態にも司法領域にも詳しい専門家に，進んで相談する用意のあることが望まれる。
　2：検察側の専門家による催眠術の使用は厳に慎まれねばならない。また弁護人も，一般的には，被暗示性の強い人，あるいは責任を逃れようとして詐病に傾きやすい人の場合に催眠術を使用することは，それによる人為現象の出現を避けるために，控える方がよい。もちろん催眠術を使用しない場合，「多重人格」を診断するチャンスを逃してしまうかもしれない。もしそうなら，他のすべての診断の手段を駆使した後の最後の手段としてのみ用いられるべきだろう。「多重人格」の確かな診断のためには催眠時以外の時に交代人格が観察されなければならない。

3：もし催眠術を使用する場合には，弁護側の医師はアメリカ医学会科学問題委員会によって公表されている使用指針に則って行うべきである。これには次のような項目が含まれている。
　a．いままでに催眠術を受けたことのない者でも催眠状態を演技することができ，時には専門家をも弄びうるということ
　b．人は催眠下でも嘘をつきうるということを承知しておくこと
　c．催眠術による評価に先立って，一連の日常的診断評価が実施されていること
　d．充分説明をし，その同意を得ること
　e．催眠術は，臨床においても司法領域においても十分に訓練を受けた精神科医あるいは心理臨床家によって行われるべきであること
　f．誘導尋問その他の暗示的な問いかけはしない
　g．催眠施行中，催眠前面接，催眠後の面接はいずれもヴィデオテープに収録すること
　h．被催眠者にとって不必要な合図となるような刺激を避けるために，医師と被告だけで行われるのが理想的である
　i．特別に誘導的でない問いかけをする前に，自由な対話の形での回想を得るようにする
　j．催眠時に語られた記憶は，文字通りの事実と受け取られる前に，それとは別の確証が必要である

4：「多重人格」を疑われた犯罪被告の診察には充分の時間が必要となる。解離性障害が全く疑われていないケースでは1時間もあればよいであろうが，「多重人格」が疑われているか，主張されている場合にはこの程度の時間ではとても十分ではない。最低3ないし5時間の臨床的な診察がしばしば必要となる。医師が異なった交代人格の安定度や出現を完全に確認できるために少なくても前後3回に分けられた面接が用意されるべきである。真正な「多重人格」の場合でも，交代人格が自分でも気がつかない間に現れるような一貫性のない場合もあるが，自分から主張して現れる交代人格での一貫性のなさには強い疑いの目を向けるべきである。より複雑な例の場合には20時間以上の診察が必要となろう。

5：司法の背景の下で，被告から真実な供述をあまり期待できないような場合には間接的な情報はいくら重要視してもし過ぎるということはない。配偶者とか，本人にとっての重要な人物，両親，同胞，子供たちとの面接が結

局は有効であることがわかる。
　同様に，以前入院していた病院からの病歴，拘留や収監の記録，学校などからの情報もまた有力な助けになる。医師は被告の述べる臨床歴と間接的に得られた情報との間の矛盾には特に注意を払うべきである，というのはこの矛盾が詐病を意味しているかもしれないからである。
　6：解離経験尺度（Dissociative Experiences Scale；DES），解離性障害のための構造的臨床面接（Structured Clinical Interview for Dissociative Disorders；SCID-D）のような構造面接，解離性障害面接表（Dissociative Disorder Interview Schedule；DDiS），ミネソタ式多面的性格目録（Minnesota Multiphasic Personality Inventory；MMPI），あるいはロールシャッハなどの選択の工夫手段を利用することが「多重人格」診断の手がかりとなり助けになるという確かな証拠が積み重ねられている。これらの手段をいつの場合でも用いることが勧められるということではないし，またこれだけで診断について何かを述べる根拠とすべきではない。というのは項目に詐病者に解離性障害の症状に気付かせるきっかけを与えるような質問項目が含まれているので，解離症状を確認するためのこれらの道具は，司法鑑定の場合には，臨床評価の後で初めて用いられるべきである。
　7：臨床家は健忘を注意深く検査すべきである。「多重人格」ではこれがよく秘匿されるからである。DSM-IV では「多重人格」の診断基準に健忘が加えられる予定であり，すでに何年にもわたり，研究基準として用いられている。「多重人格」の診断には，以前のあるいは現在の事柄に関する，あるいは人格状態相互間の健忘の存在が確認される必要がある。
　8：医師は面接をヴィデオテープで収録すべきである。催眠面接が行われる時にはこれは必要不可欠である。解離状態がビデオで認められるか，あるいは直接公判の場で現れるのでなくては「多重人格」診断に対する疑念は晴れない。
　9：どんな場合にも鑑定医は診断評価に加えて，治療を試みようとしてはならない。現在そのような不幸な例が少なくても2つある。治療の試みは後の鑑定医が見つけるかもしれない事柄を不明瞭にするだけであり，その診断作業をより難しくするだけである。もし刑事被告人が緊急の処置を必要とする事態が生じたなら適切なルートを通じて，検察とも弁護とも関係のない医師に紹介されるべきである。公判を前にした調査の段階では，どんな場合でも交代人格を統合しようとする試みはあってはならない。

さらにCoons[10]はこれに加えて,「多重人格」を意識的に演じようとする場合によく認められる特徴を次のように挙げている.
1：過度に演劇的に交代人格を表現する.しかし,10人に1人ぐらいは真正の「多重人格」の場合にもあることではある.
2：公的な診察場面だけに交代人格が現れる.
3：比較的短期間の間での交代人格の現れ方に一貫性がない.もっとも治療が加わるとその影響を受けて変わりうる.
4：犯行前に解離症状の存在が確認されない.もっとも逆に,解離症状が好んで隠されることもある.
5：たった二つか三つの交代人格しかなく,とくに,それが単なる,グッドとバッドと言ったような簡単な違いしか見られない場合.
6：催眠状態でのみ交代人格が現れる時.
7：以前の精神科面接で誘導尋問や暗示によって医原性に生じた可能性がある時.
8：典型的な行動上の切り替わりの現れを欠く時.
9：「多重人格」に普通伴うとされる多彩な症状を欠いている時.
10：DES評価点が極端に高得点か低得点の場合.この場合「多重人格」を否定したいと考えている場合には点数は極端に低くなり,厚かましくも解離を装おうとする場合には極端に高くなる事実を鑑定医は知っておくとよい.
11：MMPIの評価の印象が「多重人格」の場合のそれと典型的には相応しない.

以上のような議論から要約して結論づけるならば「多重人格」の診断の要点は次の様にまとめられよう.
鑑定場面だけでなく犯行以前にも交代人格が出現していること,さらに犯行以前から交代人格間の健忘が存在していること,そしてこれらのことを家族,知人などの第三者が客観的に確認していること.しかし以上の諸点とともに,重要なことはこれが証明できないからといって必ずしも「多重人格」の存在を否定しきることができない場合のあることである.また催眠術の使用は「多重人格」の診断に有用ではあるが,また人為的な交代人格を生み出す危険性があり,正確な診断を困難にすることがあること,などとなろう.
なおBianchiの事件に関しては中谷[25]も司法精神医学的観点から総説していることを付け加えておく.

184 第1部 臨床の観察

2）「多重人格」の責任能力について

　Mersky[23,24]やFahy[13,14]のように「多重人格」という疾患概念そのものを認めない立場[12,28]，あるいは，否定はしないまでも極めてあいまいなものであり，確立されたものとは言えないとする立場[29]は依然として存在する。この立場に立つ限り，「多重人格」の責任能力を問うこと自体意味がなくなる。しかし一方では，「多重人格」はその存在を疑う人たちが掲げる論拠では到底否定できない客観的な根拠をもって次々と報告されていることもまた確かである[1,2,7~9,18,20~22,26,30~33,37~39]。

　この論考はもちろん「多重人格」の存在を肯定する立場からなされていることを確認して先に進みたい。

　中谷[25]は「多重人格」の責任能力の基準について三つの場合を挙げている。

　1：「多重人格」であれば常に無能力
　2：主人格が犯行時の主体である副人格の行為を関知できず，また関知していても統御不能であれば無能力
　3：犯行時の人格がなんであれ，行為の邪悪性を識別し，行為を法に従わせる能力を欠く場合のみ無能力

　もっともこの1：の場合はほとんど問題にならず，実際の裁判においては2：，3：のどちらを選択するかの問題であるとし，特に3：は，裁判で受け入れられやすい，より厳しい基準である，という。この考え方は言ってみれば「多重人格」という精神医学的疾患概念そのものを認めない立場とも言え，その背景には「法体系は統一体としての人間（person as a unity）を前提として成り立っており，人格の多重化という概念が法的常識と背馳する」[34]からである。中谷はこれに対して「多重人格」が完全で，副人格が十分に統合されていればいるほど，かえって有責とみなされるという一種の逆説が生じる，と述べている。精神医学は「多重人格」を障害とみなし，治療の対象として考えているからである。「多重人格」の経験は，従来全く疑問の余地がないとされた「人格の単一性，統一性」に対して疑問を投げかけることになった，とも言える[4]。しかし，この現象を，法律家が十分に納得できる説明を提供できるほどには精神科医がその実態を明らかにし得ていないでいる，というのが現実かもしれない。

　2：に関してはどうであろうか。2つの場合が考えられる。一つは，交代人格間の隔壁が完全であり，主人格が副人格の行為に関して全く知らない場

合である。

　しかし，Hilgard[17]のHidden Observerをはじめ，交代人格間の隔壁は必ずしも完全ではなく，副人格の行為に対して主人格は何らかの形で関知している，と指摘するものもある。最近筆者はFreudの「自己を語る」[16]の中の記述に大変注目させられた。それはFreudがベルネイムの技法にヒントを得て催眠術から自由連想法への転換を図ることになった動機でもあった。「まことにわたしの患者たちとても，普通ならば催眠術を施してみて初めて到達できるようなことを全部知っているはずであったし，わたしが保証してやったり，力づけてやったりしてみれば，まあ手を額に乗せたりするような支持的な手段に助けられてではあるが，忘れた事実と事態とを意識におしやる力を持っているに違いないからであった。このことは催眠状態にいれてみることよりは苦労の多い仕事であった。しかし，……わたしの期待はみたされた」。つまり，一見健忘と思われていたものが記憶に呼び戻されたのである。彼は「忘れさられていたことは，すべて，何らかの意味で苦痛であった」と付け加えている。Spanos[35,36]は，社会心理学的視点から，まず催眠現象が特別な過程を踏んで生ずるものではなく，被催眠者のある種の協力の上に初めて成り立っている，とし，催眠によって惹起される完全な被動性と見える現象も額面どおりに受け取ることはできない，としている。「多重人格」現象は，受動的な，本人の意思ではどうにもならない過程であると言うよりは，そのままでは対処し得ない事態に遭遇したときにその状況に適応するための一種の自動的な役割選択であるという。またBliss[5,6]は「多重人格」者は，普通以上に被催眠性の高い人たちである，としてこの症状群の最重要点，基本的な機制はこれらの人たちの非意図的な自己催眠化の誤用（abuse, misuse）にあるように見える，と述べている。Blissも交代人格の存在の主人格による自覚の程度にはいろいろな場合があり，完全に自覚している場合からぼんやりしかわかってない場合，あるいは全く自覚されていない場合もある[6]，と述べている。Frenchら[15]は犯行時の記憶を全く持たない22歳の「多重人格」の青年と，交代人格の存在に明らかに気付いていながら交代人格が自分の愛しい妻を殺害する行為を止めることができなかった中年の男性の例を紹介している。同じ「多重人格」と診断されてもそのあり方は，交代人格間の健忘の有無，交代人格による主人格支配の程度により公判維持能力，責任能力，精神病状態の認定など個々の例で著しく違うことを詳説している。筆者の個人的印象であるが，すでに述べてきたように，交代人格間の隔離が必ずしも完全では

なく，それにしたがって健忘も，たとえば Hidden Observer の存在が推測されるとなると，主人格が交代人格の行為を完全に覚えていない，ということに対してわずかながらの疑問が残ることになろう。またもし「多重人格」の出現に自己催眠のの過程が関与しているとなると，副人格を意識しながら，その行為を制御することが全く困難であった，ということはなかなか理解することが困難になるのではないかと思われる。結局 French ら[15]が指摘するように，一概に「多重人格」と言っても臨床的には個々の例ごとに全く異なる様態を示し，その法的な問題点もまた異なるという事実を受けとめて，被告の権利の擁護に当たるべきことを述べており，妥当な判断であると考える。

文　献

1) Allison RB : Multiple personality and criminal behaviour, Am. J. Forensic Psychiatry, 2 : 32-38, 1981.
2) Allison RB : The multiple personality deffendant in court, Am. J. Forensic Psychiatry, 3 : 181-192, 1982.
3) Allisson RB : Difficulties diagnosing the multiple personality syndrome in a death penalty case, Int. J. clin. exp. Hypnosis, 32 : 102-116, 1984.
4) Appelbaum PS, Creer A : Who'on trial? multiple Personality and the insanity defense, Hospital and Comunity Psychiatry, 45 : 965-966, 1994.
5) Bliss EL : MultiplePersonality, related disorders and hypnosis, American Jounal of Clinical Hypnosis, 26 : 114-123, 1983.
6) Bliss EL : Spontaneous selfhypnosis in multiple personality diorder Psychiatric Clinics of North America, 7 : 135-148, 1984.
7) Bliss EL : Multiple Personality　A Report of 14 Cases With Implications for Schizophrenia and Hysteria, Arch Gen Psychiatry, 37, 1388-1397, 1980.
8) Brandsma JM, Ludwig AM : A Case of Multiple Personality : Diagnosis and Therapy, Int J Clin Exp Hypn, 22, 216-233, 1974.
9) Coons PM : Misuse of forensic hypnosis : A hypnotically elicited false confession with the apparent creation of a multiple personality, Int J clin exp Hypn, 36 : 1-11, 1988.
10) Coons PM : Iatrogenesis and malingerling of multiple personality disorder in the forensic evaluation of homicide defendants, Psychiatr Clin. North Am, 14 : 757-768, 1991.
11) Daniel Keyes : The Mind of Billy Milligan, 1982（ダニエル・キイス　堀内静子訳　ある多重人格者の記録―24人のビリー・ミリガン，上・下　早川書房 1992）.
12) Dinwiddie SH, North CS, Yutzy SH : Multiple personality disorder : scientific and medicolegal issues, Bull Am Acad Psychiatry Law, 21 : 69-79, 1993.
13) Fahy TA : The Diagnosis of Multiple Personality Disorder A Clinical Review, British Journal of Psychiatry, 153, 597-606, 1988.

14) Fahy TA : Multiple Personality A Symptom of Psychiatric Disorder, British Journal of Psychiatry, 154, 99-101, 1989.
15) French AP, Schechmeister BR : The Multiple Personality Syndrome and criminal defense, Bulletin of the APPL, 11 : 17-25, 1983.
16) Freud S : Selbstdarstellung, 懸田克身他訳 フロイド著作集4 自己を語る. 人文書院, 1990.
17) Hilgard ER : Divided Consciousness, Multiple Controls in Human Thought and Action, Wiley-interscience, 1977.
John Wiley & Sons, 1977.
18) Greaves G : Multiple Personality 165 Years after Mary Reynolds, J Nerv Ment Dis, 168, 577-596, 1980.
19) Kluft RP : The Simulation and Dissimulation of Multiple Personality Disorder, Am. J. Clin. Hypnosis, 30 : 104-118, 1987.
20) Kluft RP, Fine CG ed : Clinical perspective on multiple personality disorder, American psychiatric press Inc. 1993, p.368.
21) Larmore K, Ludwig AM, Gain RL : Multiple Personality : An Objective Study, Brit. J. Psychiat., 131, 35-40, 1977.
22) Ludwig AM, Brandsma JM, Wilbur CB, Bendfelt F, Jameson DH, Ky L, : The Objective Case Study of a Multiple Personality, Arch Gen Psychiat, 26 : 298-310, 1972.
23) Merskey H : The manufacture of personalities : the production of multiple personality disorder, in"Dissociative Identity Disorder"(ed. Cohen LM, Berzoff JN, Elin MR), Jason Aronson Inc. 1995.
24) Mersky H : Multiple Personality Disorder and False Memory Syndrome, British Journal of Psychiatry, 166 : 281-283, 1995.
25) 中谷陽二 : 多重人格と犯罪 米国における最近の動向, 臨床精神医学, 25 : 247-255, 1996.
26) North CS, Ryall JEM, Ricci DA, Wetzel RD(ed) : Multiple Personalities, Multiple Disorders Psychiatric Classification and Mental Influence, Oxford University Press, 1993.
27) Orne MT, Dinges DF, Orne EC : On the differential diagnosis of multiple personality in the forensic context, Int. J. clin. exp. Hypnosis, 32 : 118-169, 1984.
28) Perr IN : Criminal and multiple personality disorder : A case history and discussion, Bull Am Acad Psychiatry Law, 19 : 203-214, 1991.
29) Piper A : Multiple Personality Disorder, British Journal of Psychiatry, 164, 600-612, 1994.
30) Prasad A : Multiple personality syndrome, British J Hosp Med, November 301-303, 1985.
31) Putnam FW : Diagnosis & Treatment of Multiple Personality Disorder, Guilford, 1989.
32) Ross C : Multiple Personality Disorder, Diagnosis, Clinical Features, and Treatment, John Wiley & Sons, 1989.
33) Silberman EK, Putnam FH, Weingartner H : Dissociative States in Multiple Personality Disorder : A Quantative Study,Psychiatry Research, 15,

253-260, 1985.
34) Slovenko R : The multiple personality : A challenge to legal concepts, The Journal of Psychiatry & Law/ Winter 681-719, 1989.
35) Spanos NP, Weekes JR, Bertrand LD : Multiple Personality : A social psychological perspective, Journal of Abnormal Psychology, 94 : 362-376, 1985.
36) Spanos NP : Hypnosis, nonvolitional responding, Multiple Personality : A Social Psychological Perspective, Progress in Experimental Personality Research, 14 : 1-62, 1986.
37) Sutcliffe JP, Jones J : Personal identity, Multiple Personality, and hypnosis, Int J Clin Exp Hypnosis, 10 : 231-269, 1962.
38) Tayler WS, Martin MF : Multiple Personality, J abnorm & social Psychology, 281-300, 1944.
39) Thigpen CH, Cleckley H : A Case of Multiple Personality, J. Abnorm. Soc. Psychol., 49,135-151, 1954.
40) Watkins JG : The Bianchi(L. A. Hillside Strangler)Case : Sociopath or Multiple Personality? Int. J. clin. exp. Hypnosis, 32 : 67-101, 1984.

第 2 部

臨床の姿勢

1 分裂病者への精神療法

はじめに

　近年，薬物療法の飛躍的な発展により，精神科領域においても，病者に対する多様な手段方法による治療的な働きかけが可能になってきた。従来から行われていた諸種の作業療法はもとより，レクリエーション療法，集団療法，音楽や絵画などを手段としての芸術療法，ダンス療法，さらには社会復帰に向けてのデイケア活動などは，すべて薬物療法の効果を前提にして初めて可能になった，と言っても決して言いすぎではないだろう。

　しかし，たとえ，薬物療法がその前提になっているとしても，これらの多種多様な働きかけは，その基本においては病者と治療者との間に形成されるある種の人間関係に基づいて初めて成立するものであることは明らかである。

　秋元[1]は，「作業療法は，情意や知能，すなわち精神の障害によって，迷妄の自己世界に引きこもり，外界から逃避し，接触を失い，あるいは行動の意欲を喪失して，『投げやりの生活』や『自己放棄』の態度に陥っている患者に働きかけて，その人間性を回復させるという重要な使命を持っている。それは患者の精神に働きかけるという意味では精神療法とも言える」と述べ，1956年にアメリカ作業療法協会が作業療法を精神療法として規定したことを評価している。この観点は，作業療法にとどまるものではなく，上に記した，現在活発に繰り広げられている，精神科領域のあらゆる治療法に当てはまるものであり，総じて，病者に関わる治療的営みはすべて，その根底に精神療法の考え方を置いている。それは当然身体療法についても言われうる。

　例えば精神療法的働きかけを容易にした薬物療法それ自体を考えてみる。それは，端的に言えば，手段として「薬物」を用いる治療法のことである。同じように，電気衝撃療法は，手段として電気刺激によって作り出される「衝撃」を利用して治療しようとする方法である。しかし，精神療法とは，これらの諸療法と並列させて述べることはできない。なぜならば，これらの諸治

療法を行うときには，その治療に携わる治療者が自覚していようといまいとにかかわらず，すでにその場には精神療法的な状況が前提となっている，と考えられるからである．薬物療法にしても，電気衝撃療法にしても，それが行われる前に，治療者の病者に対する何らかの働きかけ（時には何時間にもわたる，同意を得るための努力，そしてときには強制）があり，それに対する病者の側の何らかの対応（時には無反応，そして拒否）があるからである．

精神療法をどう考えるか

Binswanger, L.[2)]は，精神療法について，「どのような形の精神療法においても，二人の人間が互いに向かい合っており，二人の人間が何らかの仕方で互いに『差し向けられて』おり，二人の人間は何らかの仕方で『互いに関わり合って』いる」と述べたあと，さらに精神療法の可能性に触れて，「精神療法の可能性は，……秘密や秘儀，あるいは何か新しいもの，常ならざるものによっているのではなく，むしろ世界内存在（Heidegger, M.）としての人間存在の構造の根本特徴に，つまりまさしく共同相互存在及び対相互存在によっている」と言い，これを要約するかのように，「一般に精神療法が功を奏するということは，世の中でいつ，どこでも見られる人間から人間への働きかけという人生の営みの一断面を精神療法が表現しているからこそ可能なのである」と述べて，精神療法の本質が，人間から人間への働きかけであることを明らかにしている．この考え方は，わたしが先に述べた「多種多様な手段，方法による病者への働きかけも，基本的には，病者と治療者との間に形成されるある種の人間関係に基礎を置く」との指摘と一致する．

わたしは，その基本にある「病者と治療者との間に形成されるある種の人間関係」のなかに生ずる治療的変化を期待する治療者のあり方を，精神療法的態度として捉え，そのような治療のあり方を方法として考えるとき，これを精神療法と呼ぶことにする．このような回りくどい表現を用いたのは，具体的な精神療法という定式化されたものが既に存在するのではなく，まず何よりも最初に"一人の人間としての病者"と"彼に相対するもう一人の人間としての治療者"という関係が先行する，という事実を確認したかったからである．

慢性病棟のバス旅行での経験

「働きかける」とは，他者（ここでは病者）に関わり，その他者の行動や

考え方にある変化を起こさせようとする試みである，と言ってよいだろう。わたし自身がそうだったが，精神科の臨床において，治療者は時として，病者に対して何らかの形で「働きかけること」を，ほぼ無条件に治療的であると考えて疑わないことがあるものである。

　わたしが慢性の男子病棟に勤務していたときのことである。この病棟は約50人の患者が療養しており，そのほとんどが分裂病者であった。月に1度，月例のレクリエーションが行われていたのだが，ある夏のこと，病棟全体で1泊のバス旅行をすることになった。日光・中禅寺湖畔の宿で1泊しての帰途，バスの窓から見る外の自然があまりにもすばらしく見事だった。ふと，バスの左手に，男体山を背景にして，緑のなかに落下する白い華厳の滝が見えた。何人かがそれに気づいて歓声を上げ，それにつられて他のほとんどの者もそちらに目をやっていた。わたしもその一人で，自分の後ろに広がる光景を眺めようとして，身をよじって窓の外を見た。そのようなわたしの右隣に彼が座っていた。彼はそのような周囲の動きに全く無関心で，窓の外の景色にも背を向けたまま，少しも動こうとする気配がなかった。

　中背，やや痩せていて面長，目の大きな彼は，療養生活も30年以上に及び，もうすでに60に近い人だった。かつて認められた幻覚妄想も背景に引いて，最近は黙々として畑作業に出ていた。彼のカルテには，ずいぶん以前から「分裂病欠陥状態」と記されていた。ふだんは病棟でも地味な存在で，言葉数も少なく，自分の感情をあまり外に表さない人であった。それでもわたしが通りすがりにかける挨拶の声には，無表情で目立たないほどだが，必ずと言っていいくらい，うなずき返してくれていたし，一言，二言ではあったが，わたしの問いにも答えてもくれていたのである。

　そのような彼の関心を，この見事な（とわたしは信じて疑わなかった）光景に向けるべく，わたしは彼の左肩を，軽くではあるが矢継ぎ早にトントンと叩いて彼に向かって叫んだ，「ほらっ，見てごらんよ，華厳の滝が見えるぞ！」。わたしはこのような自分の働きかけを通して，この見事な光景が，わたし自身のなかに呼び起こしたその感動を，彼にも味わってもらおうと思ったのであった。彼はわたしのこの働きかけに応ずる気配は全く見せなかった。それはしかしある意味では，わたしが暗黙のうちに予想していたことであった。あるいはこう考えたのかもしれない，「慢性の患者さんは一度や二度の働きかけでは決して動こうとしないものなのだ。根気よく働きかけなくては」

と。わたしは，声を一段と大きくして「見ろよ！ほらっ，すごいよ！」と，さらに彼の肩をゆすった。その途端，彼は窓の外を見るどころか，わたしを険しい表情で睨み，声を荒らげて一括するかのように「うるさいよっ，先生は！」と言い，次の瞬間に，周囲の動きに全く無関心に見える，あの，元のうつむいた姿勢に戻っていた。わたしはまさに虚を疲れたように，ただ啞然として立ちすくみ，ついでドギマギするばかりであった。

働きかけるということ

　「働きかける」という考え方の根底にあるものは，ありのままに考えるなら，何といっても治療者の，病者に対する関心であり，治療に対する熱意であり，そして，時には全く文字通りの「善意」でもあろう。しかし，それと同時に，何よりもわたしがそうであったように，病者の自発性に信頼する，ということの難しさがあるのかもしれない。「患者の自発性を待っていたら，時間はいくらあっても足りない。ある程度強制的に働きかけて動かさなければ，病者は決して自分から動こうとしないであろう」。確かにこのことも，臨床に携わるものがいやというほど知りすぎている事実ではある。

　かつて治療者は，そのようにして病者に働きかけ，そこに生じた動きを習慣化しようと力を注いだ。しかし，このような働きかけによって病者に動きが生じたとしても，その動きは必ずしも病者の自発的な，自分の行為を自分で自由に選択する力が育つ，ということにはつながらなかった。多くの場合，かえって常同化の傾向を促すことにもなり，また，働きかけがなくなれば，またいつの間にか元に戻ってしまう，ということを学んだ。このようなことは，慢性病棟での治療に携わったものなら誰しもよく知っていることである。

「これ以上わたしのなかに踏み込まないでほしい」

　このときの経験は，臨床家であるわたしにとって，おそらく一生涯忘れることができないものであろう。いったい彼のあの「うるさい！」という彼の，あの言葉の意味は何だったろうか。いろいろと考えてたどり着いた結論は，ごく常識的なものだった。それは，「これ以上わたしに働きかけないでほしい」「そっとしておいてほしい」「これ以上わたしのなかに踏み込まないでほしい」ということであった。「これ以上わたしのなかに踏み込まないでほしい」と言うとき，「わたしのなか」は物理的な距離，位置，場所のみではなく，心理的な距離，位置，そして場所をも含めてであることはもちろんである。言

ってみるなら、ここは彼の「聖域」とでも言うべきかけがいのない領域なのであり、わたしは、いかなる形であっても入り込んではならないところなのだ。たとえ治療者であってもそこに入ってはいけないところがあり、そこに触れてはいけないものがある、ということをわたしは教えられた。わたしは、あらゆる意味で侵入者であることを止めて、彼の「聖域」の外に静かに留まるべきものなのだ。そのようにして初めてわたしは、彼とわたしの関係のなかに留まることを、彼によって許され、そのような関係のなかで彼と共にあることも彼によって認められるのだというふうに思った。そこにこそ、彼とわたしの共通の世界がほんの少しではあるが開けてくるのではないかと思うようになった。この、彼との間にわずかに開けている「共通の世界」の場に留まり、そして待つことこそ、まずなすべきことなのである。

　リュウムケ[4]は、かって分裂病者と相対したときに、面接者が感ずるある種の、交わりを阻まれる感覚をとりあげ、これをプレコックス感と名付け、分裂病者の病態に本質的な特徴として報告した。しかし、彼は後に、このプレコックス感は、病者の経過と共に消失する場合のあることも述べている。さらに彼は、このプレコックス感により、「医師は何かしら自分のナルシシズムの鼻をくじかれたかのような感じを抱く。相手はこちらが折角相手に与えたがっている接触、人間味、理解などを受け取ろうとしないのだ。……われわれはひょっとすると強引なのではなかろうか？　とすれば患者が自己を閉ざしてしまうのもごく自然ではなかろうか」と述べている。翻訳者の中井[4]はこの点について、「我が国の『プレコックス感』理解が、よく言われる『分裂病者を前にして診察者に起こる名状しがたいイヤーな気持ち』にとどまるものではなく、リュウムケ自身が後期に『より真相を穿った』（echter meer）ものとして述べているごとく、そのイヤーな気持ちが『安易に接近しようとして医者の自惚れの鼻がへし折られる』ところに生ずる気持ちであることが伝達できれば……原点紹介の目的も半ば達せられたと言うべきであろう」と述べている。リュウムケの原文と共に、よくよく肝に銘じておくべき言葉であろう。

「共通の世界」の場に留まること

　彼との、この共通の場に留まる、ということは、彼がわたしの対象としてそこに存在している、ということである。さらに、彼がわたしの対象としてそこに存在している、ということは、わたしが彼に関心を示している、とい

うことでもある。もちろんここでもう一度考え直さなくてはならないことがある。それは彼がわたしの対象になり，わたしが彼に関心を持つということが，「彼のなかに踏み込む」ことでないこと，「物理的にも，心理的にも侵入的でないこと」が保証されなくてはならない。ここまで考えてくると，松尾[3]が「非対称化的無関心的沈黙」と呼ばれた態度に含まれている治療的な契機をはっきりと認める。しかし，この「非対称化的無関心的沈黙」がほんとうに治療的となるには，彼とわたしの関係において，彼がはっきりとわたしのなかに対象として現れていること，そのような彼にわたしが関心を抱いている，という関係に立って初めて可能になるのではないだろうか。

　このように考えてくると，わたしは松尾の指摘を十分に考慮した上で，「対象化的，関心的，かつ非侵入的態度」と呼んでみたい。松尾は，わたしが言う「非侵入的態度」は，一見患者さんを対象化せず，一見患者さんに関心を持たないようなあり方で，沈黙を守ることによってこそ達成できると考えたに違いない。しかし，その根底には，やはり，熱い，その人に対する治療的関心が燃えていたと思われてならない。それは松尾が「田中」さんにどのように対しているかを見れば明らかである。それが治療関係という特殊な関係の一番基本になくてはならないことではないか，と考え，わたしはそれをそのままに言い表してみたのである。問題は「対象化的，関心的」姿勢がどのようにしたら「非侵入的」となりうるかというところにある。今後この問題をわたしなりに考えていきたいと思う。

文　献
1) 秋元波留夫編著：作業療法の源流，金剛出版，1975.
2) Binswanger,L.：Uber Psychotherapie (Moglichkeit und Tatsachlichkeit psychotherapeutischer Wirkung), Der Nervenarzt, 8, 1935（精神療法　精神療法の効果の可能性と事実性，荻野恒一，宮本忠雄，木村敏訳：「ビンスワンガー　現象学的人間学」，みすず書房，1967 所収）．
3) 松尾　正：「沈黙と自閉－分裂病者の現象学的治療論」海鳴社，1978.
4) 中井久夫：リュウムケとプレコックス感，中井久夫著作集，第 1 巻，「精神医学の経験　分裂病」1985.

2 ある慢性女性分裂病者に見られた対人姿勢に関する考察

はじめに

　接触がとれない慢性の分裂病者とどのように付き合っていったらよいか。この問題は分裂病の臨床に携わる者の等しく苦労し，頭を悩ます，しかし取り組むに価する課題である。筆者の精神科医としてのスタートは国立武蔵療養所の保護病棟である通称「西三」であった。そのときの指導医であった先輩が筆者に言われたことを今でもはっきりと憶えている。

　「接触のとれない患者を一人だけ受け持って，他のすべてを忘れて治療的に関わってみたら面白いだろうな。」

　もっともこの言葉どおりのことは，そのままでは現実には不可能であったが，この先輩のこの言葉がそれ以後の筆者の臨床の姿勢に大きな影響力を及ぼした。今回報告する症例は外勤先の病院で出会ったある慢性分裂病の患者であるが，まさに安定した接触を維持するのが困難な人であった。その後，主治医は交代したが，それまでの5年間，筆者はほとんど毎週彼女と面接を繰り返した。面接そのものが拒否されることもあったが，時には片言の言葉で答えてくれることもあった。しかし何といっても筆者の注目を引いたのは面接時の，筆者に対する（というよりも，それはナースに対しても，また他の患者に対してもほとんど変わりはなかった）彼女の態度の特別なあり方であった。それは一方では確かに「拒絶」でありながら，他方では，たとえごくわずかではあったとしても「親近感の現れ」との印象を筆者に抱かせるものであった。5年間を経過してみて，結果的には改善したとは決して言い得ないのではあるが，このわずかな「親近感の現れ」と受けとめられたものが，筆者に，彼女に関わり続けさせる気持ちを持たせることになった原点であったことは間違いない。

　この報告では面接時に認められた彼女の特徴的な対人姿勢をとりあげて，治療的な視点からその意味を考えてみたい。

なお筆者の，彼女に対する治療者としての基本姿勢は最初から決まっていたわけでは決してなく，彼女との面接を繰り返しているうちに自ずからその形を成して行ったものであった。その基本姿勢は次の4点に集約される。
　1：拒否的態度の受容
　2：可能な限りの強制の排除
　3：軽い身体接触の利用
　4：面接間隔の規則性の重視

症例呈示
　C子　初診時22歳。ごく初期の半年間の退院の時期を除き，60歳になる現在まで継続しての入院が続けられている。外出，外泊の記録はない。
　まずはじめに筆者が最初に彼女に会ったときのことから始めたい。最初の面接時の印象は次の通りであった。
　診察室で面接。中背，痩せ型。裸足，だらしないパジャマ姿でナースに抱きかかえられるようにして連れてこられる。髪の毛は短く刈ってあるが，いままで寝ていたのか，ボサボサで寝癖がついたままである。その髪も白髪の方が多い。やや日焼けした小づくりの顔にはしわが目立つ。目をつむり，頭を前にいっぱいに折り曲げるようにして終始うつむいたままの姿勢。問いかけにはただ頷きをやたらに繰り返すだけで一言もしゃべらない。しきりに口を尖らせたり，頭をフラフラ動かしている。目を開けても相手を真っ直ぐ見ることがなく，すぐに横を向いてしまう。しかしそっぽを向きながら，突然「帰りたいのよ！」と言う。じゃあいいですよ，と言うとサッと立っていく。その動きのスムーズさは60歳の人のものとは思えず，ずっと若い印象を与える。
　なお彼女の診断について一言すると，以下に述べる病歴の記載と合わせて，緊張型ないしは破瓜緊張型分裂病，と考えられた。

　彼女の病歴は次の様であった。
　C子は東京下町に生まれ，8人同胞（2男6女）の5番目5女。母によれば，元々強情なところがあり，寡黙で陰気，内気でだらしなくわがままで飽きやすい。一方世話好きなところもある，とのこと。新制中学に進み，成績はよかった。中卒後，紡績工場に3年勤めた。その工場がつぶれたためその後半年くらいは家でブラブラしていた。この頃鼻の手術（詳細不明）2回。

その後浅草の玩具屋に1年勤めたが，ここもつぶれて辞める。以後あちこち勤めるが，いずれも長続きせず，すぐに辞めてしまう。入院の年の1月，友達の勧めで浅草のキャバレーに15日間だけ勤めている。しかしこの頃から，夜，寝間着のまま，足袋も履かずに家を出て，警察に保護されたり，タクシーに無賃乗車したりの徘徊の傾向が出てきたため，最初の入院になっている。

このときの記載によれば「病識なく，食事も入らない」「ES療法施行，1日おきに11回，1週間おいて4回の計15回」，ついで「インシュリン療法開始。40日間に20単位から185単位まで使用し，16回ショックに入る。16回目のときに昏睡状態が遷延し，覚醒まで3時間かかったため以後中止」，この間「落ち着きなく廊下を徘徊，Bild乱れる，電球を壊し，乱暴するため保護室に収容，理由を問うと，自分の姉が強姦されたから，などという」などの記載。入院3カ月頃からコントミン療法開始。初回300 mg/dayから最高900 mgまで使用。その後,「句会に出ている」「無為でだらしがない」「作業はやる気にならない」などの記載がある。入院7カ月後に退院。

後に筆者が姉から直接聞いたところ，父は紳士服の仕立屋を営み，無口。それに対して母は社交的。同胞は父に似て皆無口。その両親も既に亡くなって，今はもういない。入院のときは目をつむったままで，看護婦さんに両手を引かれてようやく歩く感じであった。両親の面会のたびに「帰りたい，帰りたい」と言ったが，両親が亡くなってからはぷっつり何も言わなくなった，とのことであった。

前回退院後，2カ月ほどはサンダル工場に勤めていたが，そのうちに行かなくなり，結局断られ，家にいて寝たり起きたりしていた。そのうち，着物を切り刻んだり，黙って家を出て警察にも保護されるようになったため半年後に再入院となった。

筆者が彼女に出会うまでの状態像の推移を，再入院以後の約30年余りの間の観察記録の記述に従ってもう一度確認してみたい。

再入院時—1958 「ボーっとした表情，ちぐはぐな態度」「Abulie, apathisch」
1959 「昨夜興奮して暴力，保護室へ」「ES 3回で静かになる」「夜回診のときに廊下の入り口に立ち，外に出ようとする」「裸で寝ている」「全く無為」「呼んでも返事せず，風呂にも入らない」「終日布団の中に入

り，髪を長く振り乱していたり，時には編み物をしたり」「autistisch, mutistisch, negativistisch」「全く無遠慮で，だらしのない態度，情意弛緩，鈍麻」「bettsüchtig, negativistisch, wortkarg」

1960 「衝動行為，他患を突然殴る」「steif, kalt, unzugaenglich」「Abulie, stumpf, mutistisch」「廊下徘徊，自閉傾向強し」「終日臥床，自発性全く減退」「疎通性悪くきわめて衒奇的」

1961 「他患者に乱暴」「緘黙」「廊下徘徊多く，自閉傾向強し」

1966 「他患が喧嘩するとすぐ興奮して駆けつけて殴り合う」「他の患者との交渉は全く見られない」

1969 「だらしのない格好，硬い表情」「割合答えるが浅い疎通でどうでもよい返事」「情意鈍麻著明の欠陥状態」「ganz abulisch」

1971 「昨夜不眠不穏，硬い表情で徘徊，服薬拒否，オブラートを使わせると残りの水を前にいた他患に吹きかける」「髪を乱し，全裸で布団に入っている」

1979 「無為茫乎として疎通不良，全く自閉」「Defektzustand」

1986 「自閉的なのは全く同じ」「拒絶，閉眼，無為，緘黙」

1989 「診察に呼んでも来ないで，自室の隅にいる」「主治医を見るとよけて避けていく」

1989 「negativistisch」「拒絶症は硬化してきている」「自閉，無為的傾向が著明」「診察に呼ぶも，主治医には会いたくないという」「診察室に来ることは来るが，話すことはない，と言ってさっさと出ていってしまう」

これらの記述からもわかる通り，その30年余りの記録には自閉，拒絶，無為，情意鈍麻，欠陥状態等の表現が目立っている。

しかし他方では以上のような記述と共に次のような記載のあることも併せて述べておきたい。

1959 「話したいことがあるという，退院したい，と」「内科が悪いから診てくれという。聴診上異常は認められない」

1962 「PZCになってから昼間よく動くようになった」「作業はぎこちないが，スポーツはどうにか皆とやれる」「看護者に従順」

1970 「話は割合できる（が，浅くて投げやり）」「興奮することはなく扱

いにくいことはない」
- 1984　「Kontakt可能。恥ずかしがっているらしい。主治医が手を握るように言うと，拒否なく，笑って照れる」「初めて中庭の散歩に参加，主治医が手を握るといやがらず中庭まで行く」「目をつむり，ゆったりしたペースで歩いてくる。こんにちは，と声をかけると，ちょこんと頭を下げる」
- 1985　「新年おめでとう，と言うと，おめでとう，と。うつむいているが時々にっこり笑う」
- 1986　「今日はニコニコしている。主治医の顔を見るように言うと，ひょいっと顔を上げ，主治医の顔を見て笑う。まれに見るよい状態」

　これらの記述をあえてここに紹介したのは，C子の状態像の全体的特徴は既に述べたように，「孤絶的」「自閉」「拒否的」「衝動的」などの表現で記述されるとは言え，それらの間には，わずかではあるが接触の可能性も垣間見られていたことを確認しておきたいからである。
　もっともこの後「保護室，四肢拘束，夜，便こね，全裸，無為，自閉的傾向が著明，拒絶症は固定化している」などの記載がまた増える。
　なお，これまでの身体的，ならびに薬物治療を要約すると，ES療法60回の他，既に述べたインシュリン療法，そして薬物はコントミンの他，PZC 24〜56 mg，HP 9〜13.5 mgなどである。

　わたしが主治医になった，その半年後の面接時の様子は次の通りである。
　食事が入らない。流動栄養パックを追加するも飲まない。診察時，問いかければ問いかけるほど目を固くつむってしまい，左手で激しく目をこする。果てはあらぬ方に身体を向けてしまう。それでも食べる物で好きなものは何か，と一つ一つ名前を挙げて聞いてみると，かすかに笑いながら軒並み首を横に振るなかでただ一つ，メロンだけはうなずく。食事が入らないようだけれども粥食でいいか，と問うと，うなずく。終わるとさっさと立っていく。
　問いかけに対しては，いつものように口を突き出したり歪めたり，下を向いたり，顎を突き出したり，そっぽを向いたり，といった風。しかしよく見ると，こちらの問いかけの言葉に，微かではあるが答えようとしている。はっきりは聞き取れないが，確かに口をごくかすかに動かして答えている。両手を見せてもらう。遠慮がちにオズオズではあるが応じて見せてくれる。脈

を診ようとして手首をとると，まるでカタレプシイのような緊張した姿勢をとる。

：診察に応じてはくれるものの，その際緊張度は強いようで，それは診察時の姿勢や表情から見て取れる。主治医の方には顔も身体も向けず，また言葉による対話はとうてい成り立たない。診察が終わると急いで立っていく。しかし，問いかけに乗って答えようとする姿勢は見られ，こちらの言葉が少しではあるが受けとめられていることが窺われる。また検脈などの簡単な身体接触には応じてくれる。また話題によっては微かながら笑い顔も見せていることは接触の可能性を示唆するものと映った。

ある別の日のこと，診察に，ナースによって連れてこられるが，目をつぶったままである。何を聞いても大きく頷いてうんうんするのみ。右手を絶えず回内外している。先生と話すのが恥ずかしいの？と問うと，これまた大きくうなずく。珍しく自分から，もういいですか，とはっきり言う！じゃあいいですよ，と言うとうれしそうに笑いながら立っていく。本当に恥ずかしいのかもしれない。

～1年後～
　診察に招くと，診察室の椅子に座る前に突然，保護室に入りたい，狭いけれどもいろいろ楽しいこともあるんですよ，と言う。手の指を見ると爪が伸びている。主治医が切るつもりで承認を求めるとうなずく。全部切り終わるまでおとなしく，じっとしている。時に入眠せず，夜間の徘徊があるという。
　別の日には，面接の順番を待っているが，ナースに呼ばれて衝立の陰から顔を出して主治医の方を見てニッコリと笑う。しかし，診察には応ずる様子もなくそのまま行ってしまう。

シャイなところは変わらないが，言葉による表現が時々見られる。話しかけるとうつむいたまま答えはするが，両手は椅子の縁を交互に前後に擦り続ける。主治医が彼女の椅子のかたわらにしゃがんで，その顔を下から覗き込むようにすると，今度は顔を天井に向けて目をつむり，口を開け，頭を左右に振っている。ナースによれば，入浴のとき姿が見えないので探すと，トイレの奥の方にしゃがんでいた。理由を聞くと，からだが痛いから，とはっき

り言ったとのこと，あまりはっきりと答えたのでそのナースは思わずびっくりしてしまった，という。しかし普段のときはナースが話しかけてもほとんど乗ってこない。

〜1年4カ月から7カ月後〜

　主治医の方を見ないで口を結んでうつむき，両手を浮かせるようにしている。ご飯おいしい？＞まずい。何が好きなの？＞缶詰。何の缶詰？＞みかん。普通のミカンは？＞好き。桜咲いたね！＞（うなずく）。お部屋から見える？＞（うなずく）きれいだね！＞（うなずく）。今回から，両手を見せてもらい，屈伸その他により，身体接触を試みてみる。ある日，手を握ってみると冷えていて冷たいほどであった。

　別の日，診察に呼んでも来ない。訪室すると自分から窓際に行き，さかんに小さな円を描くようにして歩き回り，また足裏で横板を触ったりしている。その動き方は小刻みで少しも落ち着かない。近づいてみると特にいやがる様子はない。手を見せてくれる？＞いや。ご飯食べている？＞うん。主治医に対する甘えなのか？しかしそのすぐ後，ナースが，排便がないのに気づき誘導。排尿多量。さらに浣腸施行してみるとこれまた多量の排便があった。

　さらに別の日，今日は接触がとれない。両手を絶えず動かし，上着やズボンを指で擦ったり，引っ張ったり指にひっかけるような仕草を続けている。主治医が話しかけようとすると「うるさいよ！」，脈をとろうとするとそれも嫌う。目はつむったまま。仕方がないので，もういいですよ，と言ってもいつものようにさっさと帰る様子がない。うつむいたまま小股でそこここを歩き回る。そのままにさせてしばらく様子を見ていると，診察机のかたわらで黙って佇んでいる！　前回のこともあったのでわたしが念のため腹部を診察。腹満著明。早速浣腸しよう！と言うと「それでどうなるの！」とはっきり言う。ナースに浣腸をしてもらう。

　まるで幽霊のような格好で，舌を出して手先も袖から出さないで伸ばしたままの姿勢で診察椅子に座る。雨が降っているね，と言うと，窓の方に目を向ける。袖から手を出してもらうと，これまた幽霊の手のような仕草。その手を両手で受けとめて，その表裏の小さな傷を一つ一つ見ていき，これは痛いか，これはどうか，これは大丈夫だねなどと言いながら返していくと，舌を出したまま一つずつうなずく。その姿があまりにも恥ずかしがっているよ

うに見えたので, じゃあ今日はこれでお終いにしよう, と言ってもじっとして動かない。ナースが, その手を引いて, さあ七夕の準備をしよう, と誘うが, それでも立とうとしない。もう少し居たいのかもしれない, と考え, 今度は足を見せてもらうことにする。踵のひび割れにワセリンが塗られて, 案外清潔な感じ。「きれいになっているね！」と言うとうなずく。そのうちようやく満足したのか立ち上がる。今度また話そうね, と言うとかすかにうなずく。入ってきたときと同じように舌を出し, 首を極端にうつむかせながら, 両手を前腕で浮かせながら幽霊のような格好で去っていく。

この時点での処方は次の通りである。
1) Haloperidole 9 mg, CP 300 mg, Biperiden 6 mg 3 xn.d.E.
2) Nitrazepam(5) 3 Tab, Levomepromazin(25) 3 Tab, Pursenid 3 Tab 1 xv.d.S.

：身体的不調時（このときは便秘による腹部膨満）に, 言語的に直接ではないが, 行動全体で他者（この場合筆者）に助けを求めている。舌の極端な突き出しは Haloperidole の副作用の可能性を考えて3カ月ほどかけて徐々に3 mgにまで減量した。

〜2年目〜

診察時相変わらず上を向いたり, 下を向いたりして, 顔を合わせないが, お正月のことを聞いてみると数の子がおいしかった, とか, お海苔の付いたお餅が食べたい, とか言う。「まだ子供ですからね！」と言うのには主治医の方が驚いてしまった。面接後, 腰を浮かせるようにして足を膝で軽く曲げて, 交差させるように歩いて行く。ホールに出てようやくその曲げた足を少しずつ伸ばし, ちゃんと背を伸ばして自分の部屋の方に歩いて行く。

今日は珍しく一番に面接。手足は確かにこのごろは, 以前のように冷えてはいない。口は開いてはいるもののこれも以前のように力一杯, ということはない。手足の診察にも素直に応じてくれる。よく眠れる？＞うん（ゆっくりはっきりと言う）。かたわらのナースが, カレー好きなんだよね！と言うと, これにも素直に大きくうなずく。

今日は素直で機嫌が良さそう。問いかけ（よく寝られる？あるいは，ご飯おいしい？というレベルのもの）にも一つ一つ大きくうなずいている。手を見せてくれる？＞（見せてくれる。爪もきれいに切ってある。）足見せてくれる？＞恥ずかしいけど（と，はっきり言って見せてくれる！）

　逆に機嫌が悪いこともある。そういうときはナースが声をかけても「うるさい！」と言う。こうなると全く取り付く島がない。ようやく診察室に来るには来たものの，頭を90度折り曲げるようにして両手をそろえて，ちょうど顔を隠すかのように前から頭を押さえている。よく眠れた？と言うと2度にわたって「うるさい！」と，同じ姿勢を崩さずにはっきりと言う。
　「目が見えないのよ！」と言うので，じゃあ目を開けてごらん？と言うとようやくそのままの姿勢で目を開ける。こちらは見ない。じゃあいいですよ，と言うとうなずいて立っていく。

　：機嫌のよいときと悪いときとの，変化の規則性といったものは掴めない。診察で機嫌がよいときでも，夜間失禁があったりする。

　この2週間は失禁や脱衣行為があった。しかし全体としてはわりと安定。今日の面接は実にしおらしい態度。なにか幼児のようなうなずき方。終始うつむいてはいるが問いかけにははっきりと応じてくれる。よく寝られ，入浴もしている，と。手を見せてもらう。恐る恐る，といった出し方。

　今日は手は見せてくれない。しかし足は見せてくれる。別の日には手を見せてくれるが足はいやだという。

　診察時，ナースが後ろから両肩に触れて横から何か言おうとした途端両肩を激しく揺すっていやがる。

　今日は診察時に珍しく自分から会釈する！　しかしそのまま座ることなく，立って行ってしまう。名前を呼ぶと戻って椅子に腰をかけるが，大きな口を開けている。そのうちこちらにくるりと背を向けてしまう。両手は見せてくれるが，今日は冷えていて冷たい。話はできない。

口を思いっきり開けて，下を向いた姿勢で，両足をそろえてトントン跳びながら歩いてくる。わたしのところまで来て，座らずにクルリと背を向けて，そのまま向こうに行こうとする。呼び止めると素直に椅子に座るが，こちらは見ない。口は自分から閉じる。手を見せてくれる？＞いや。退室時，立ち上がってそのまま迷うかのように立ち止まり，再び，来たときのような両足跳びで去っていく。

　〜3年目〜
　ホールの椅子に座っている。両手で顔を覆っている。今日はお話しできるかな？というと「いや！」とはっきり意志表示する。そこに同じく筆者が主治医である別の患者Sさんが寄ってきて筆者に話しかける，「今日はパンだよな」etc。そこで筆者はC子にあなたはパンが好き？と聞いてみると，はっきり「嫌い」と言う。じゃあご飯がいいの？と続けるとうなずく。そこで改めて今日はお話はできないのね？と問うと同じ姿勢で「うん」と言ってうなずく。よく眠れている？＞うん。今日は恥ずかしいの？＞うん。じゃあまた話せるとき話してね？＞うん。手も足も見せてくれる？＞うん。

　短い言葉ではあるが一言一言答えてくれる。ご飯おいしい？＞うん。何が一番おいしい？＞全部(！)。手はきれいで爪もちゃんと切ってある。それをそのまま伝えるとうれしそうに笑う。診察の終わりを告げると，両足を椅子の足に絡ませてしばらくじっとしている。その後うつむいた姿勢で背を伸ばして立って行く。

　両手を握って拳を作り力を入れていて開かない。じゃあジャンケンポンをしよう，とやり始めると自分でも口で「ジャンケンポン」と言いながら，両手を握ったままではあるが，こちらの調子に合わせて乗ってきてくれる。

　今日はストライキ！ホールの椅子に斜めに座って顔を隠している。手を見せて！と言ってもいやという風にこちらは見ないで，口を歪めてゆっくり顔を横に向けてしまう。よく眠れる？の問いには一度は「うん」と答えるが，2度目には今度は首を横に振る。顔を近づけてわざと小声で「恥ずかしいの」と言ってみると「うん」と言って小さくうなずく。

手足は見せてくれる。いつもより冷たいか。時々口を大きく開け，久しぶりに舌を思いっきり突き出す。まるで Dystonie の感じ。口を閉じてみてくれる？と言うとゆっくり閉じることはできる。終わって退出するときも，以前のような踊るような歩き方ではない。しかしドアの前まで行き，閉まっていると自分からは開けようとせずにもじもじその前で佇んでいる。ナースが気づいて開けると，空いた隙間から，ドアに身体が触れることを気遣っているかのような格好で廊下にすり抜けていく。処方に Promethazine (25) 3 Tab を入れる。

うつむいて歯をギリギリ鳴らしているが，こちらの指示には従ってくれる。ナースにピンクが好きなんだと言ったという。ピンクが好きなんだって！と言うとうつむいたまま「うん」とかすかに答える。床屋さんで髪をカットしてもらっている。両手足はきれいに洗ってあり，爪はきれいに切ってある。トレーナーのズボンを両方とも膝上までまくり上げている。下ろしてもいい？と言うとなずく。もっとお話ししてくれる？には，首をわずかに横に振る。踊るような身のこなしは少なくなっている。診察が終わってドアのところまで行くが，開いていないのを見ると，自分で開けようとはせず，身を翻して後ろ向きになってモジモジしている。後ろから，開いていると思うよ！と声をかけてそちらに行こうとすると，自分で取っ手を回して，開いていることがわかるとそのまま開けて出ていく。しかし開けたままで，閉めることには全く関心はなく行ってしまう。

〜3年半から4年目〜

うつむいて椅子に座り，両手を椅子の縁に沿って前後に動かしている。首を目一杯前屈させて口を大きく開き，舌をいっぱい出している。いつもの通り手を見せてもらおうとして声をかけると，かすかに首を振っている。足も？＞（同じように首を横に振る。）いいよ，いやなときには断っていいんだからね！と伝えるとなずく。診察が終わっていつものようにナース室の入りロのドアの前に行く。最初自分からドアの取っ手に手を掛けているが，そのままで迷っているようなので，自分で開けていいんだよ！と声をかけると，今度は自分でドアの取っ手を回して開けて出ていく。以前のような踊るような格好は見られず，より自然な歩き方である。

このところ夜間の徘徊が目立つとのこと。診察時に主治医の前でクルリと後ろ向きになり背を向けたりする。ナースに注意されるとそのときはこちらを向くが，椅子に座らず，片方の足を前に出したまま自然に座る様子はない。拒否の意志表示と考えて，今日はいいですよ，と言い，じゃあ握手しよう！と言って手を出すと，それには応じてくれ，うれしそうに恥ずかしそうに笑う。

　夜間の不眠が時にある。今日は面接が終わったとき，実に珍しく（おそらく初めて！）二度三度お辞儀をしていく。

　夜間の起きだしは少なくなっている。手足の爪がきれいに切られている。褒めるとうなずいている。ナースとも一言二言話すようになっている。夜中にラバーシーツを撫でているのでナースが何しているの，と尋ねると，遊んでいるのではないのよ，と言ったという。

　診察時に頭を下げて挨拶してくれる。今日は右の手だけ見せてくれる。その他はいずれも首を横に振る。このところ排尿困難があるので，副作用止めを処方することを伝えると，「いやですよ！」とはっきり言う。

　日中裸になることがある。夜はよく寝ている。手を見せて！と言うと，「どうしてですか？」とはっきり問い返してくる。うつむいて目をつむり，口を歪めている。見せてくれた手足は，今日は冷たい。

　薄青色のトレーナーズボンにグレイの厚手のシャツ。椅子に座っているが，極端に首をうつむけにした姿勢で椅子の背の両端を両手で上下にさすっている。よく眠れますか？＞うん（首全体を大きくうなずかせる）。食事おいしい？＞（また同じように大きくうなずいて）うん。じゃあ手を見せてくれますか？＞いやです。（はっきり言う！）うんいやなときはいやだと言っていいんだよ。どんなことが楽しいのかな？……テレビ見る？＞（ウフフッと笑ってから）うん。今日はさっぱりした服装だね？＞（また大きくうなずく）診察が終わると，今まであれほど屈曲させていた首をまっすぐにし，背筋をしゃんとさせて，腰を浮かせるようにして身体を左右に揺らせてドアのところに行く。しかも自分でごく自然に取っ手を回して開けて出ていく。つい最近

までは，自分でドアをの取っ手を触れることはもちろん，ドアが閉まっているとその前で方向転換して行くところもなくモジモジしていた。誰かが指示したり，開けてくれないと出られなかった。

　手，今日は温かい。温かいね，と言うと「うん」と言ってうなずく。足を見せてもらうとき「汚いですよ」と！

〜4年目から5年目〜
　デイルームの一番奥の椅子に座っている。ナースに呼ばれて仕方なしに，といった風に立ち上がる。廊下に出ると診察室とは逆に自室に行こうとする。ナース室に入ると側の椅子にドスンと腰掛ける。呼ばれると立ち上がってから，その場で何度か両足跳びをする。いつもの通り手を見せてもらう。今日は温かい。それでもわたしの方が温かいかな，というとウフフッと笑う。それが終わると顔を洗うかのように両手の平で忙しく顔を擦る。退室するときドアが閉まっている。ドアの前で何となく辺りを見回したりしている。出ていいんだよ，との声に，すぐ自分から開けて出ていく。

　今日は裸足。踊るような格好で口を開けてうつむいた姿勢で歩いてくる。立って迎えようとすると，わざわざその反対側から衝立を回って診察椅子に座る。手を見せてくれる？＞いやです。今日はダメ？＞いやです，といって段々こちらに背を向けてしまう。今日は何を聞いてもすべて「いやです」に終始！それじゃあいいですよ，というと，また踊るような歩き方で戸口の方に行く。ドアは閉まっている。その前で一瞬立ち止まって取っ手を押している。開かない。今度は取っ手を自分で回してドアを開けて出ていく。しかも廊下に出てから，一度ドアを開けるようにして，それから閉めていく！

　この当時の処方
1) Haloperidole 3 ㎎, CP 300 ㎎, Biperiden 6 ㎎, Promethazine 75 ㎎,　3 xn.d.E.
2) Nitrazepam 15 ㎎, Levomepromazine 75 ㎎, Promethazine 75 ㎎, Pursenid 3 Tab, 1 xv.d.S.
3) Persantin 3 Tab, 3 xn.d.E.

考　察
1．治療関係のなかで気づいたこと
　この5年間の治療過程のなかで筆者が気づいたことをそのままに列挙してみると次の様になろう。
（1）夜間の脱衣行為は尿閉，便秘等による腹部膨満による苦痛の表現であった可能性があること。
（2）緊張病症状と思われていた奇妙な姿勢や，態度，表情の少なくとも一部は，症状というよりも，薬物の副作用によるもの，あるいは本来の性格から来る恥ずかしさの極端な表現とも考えられる面があること。
（3）働きかけに対する拒否の態度はC子の意志表示である，と考えられ，それを尊重し，かつそのことを言葉で伝えることによって治療関係を保つことができたと考えられること。
（4）少ないながらも，言語的な交流が見られること。
（5）身体接触が，時には断られることはあっても，ほぼ恒常的に安定して可能になったこと。
（6）ごくわずかではあるが感情表現が見られたこと。
（7）ナース室からドアを自分で開けて出るようになったこと。
（8）これらの働きかけによる経過は，常に浮動的であり，反復的であり安定して回復に向かうというわけにはいかない。しかしわずかとはいえ，積み重ねは確実にあったと思われる。
　このうち（1）と（2）に関しては筆者および看護スタッフの綿密な客観的観察で得られた具体的な情報と考えてよいだろう。それに比べて（3）以下の項目は治療者としての筆者とC子との治療関係のなかで得られた観察である。そこで今度は，C子に対して治療者として筆者がとった基本態度をもう一度記して確認し，考察してみたい。

2．治療者としての筆者の基本的態度の検討
「拒否的態度の受容」
　これは既に神田橋[1]らが述べているところであるが，具体的には，面接時の主治医の指示，依頼に対してC子が拒否する自由，問いに答えない自由，さらには面接に応じることに対する拒否の自由をも含めている。それが実際にどのように現れたかは治療経過のなかで述べてきた。ただし，日常の病棟生活における衝動行為等に対しては適切な処置，例えば，四肢拘束，鎮静剤の

注射などを必要に応じて行っていた。

「可能な限りの強制の排除」

これはいま述べた「拒否的態度の受容」と関連しているが，医師の指示や依頼に対して拒否しても，その姿勢を変えさせようとして，強要することはいっさいしないということである。例えばC子が面接を拒否したとき，無理して面接の場につれてくるようなことはしない。時として看護者は親切心から，あるいは医者に対する慣習的配慮から，その意志のない患者を強いて面接場面に誘導しようと試みてくれたりもする。またドアの前で躊躇して立っている患者を見て，率先してドアを開けるなどして，道を開くなどの行動をとってくれたり，さらには，呼ばれても動かない患者に対して，わざわざ手を貸して患者の身体を支え起こしたりして本人を面接に向かわせるようなことは臨床の現場ではよく目にすることである。しかし，その都度看護者に筆者の方針を説明して，これらの事は止めていただいた。看護者は徐々に筆者の考えのある所をよく理解し受けとめてくれ，この方針に快く従ってくれた。

「軽い身体接触の利用」

分裂病の患者さんとの接触を保つ方法としての身体接触の大切さはよく言われることである。Binswanger[2]は「人が一般に，交通をこばみ，固有の自我へと引きこもった結果，交通の本来の表現手段たる言語が問題にならなくなってくると，……，かえって人は，身体の言語において，きわめて鮮やかに語る」と述べ，身体領域の，精神療法的意味の重要性を示唆しているし，またSechehaye[3]は，彼女の治療を受けることになった少女が，自分の足の指を動かしてはそれを見つめることに気づいて，治療者としての彼女の関心をその足（それは少女が触れられることを許す唯一の身体部分であった）に向けた。

C子の診察場面でも筆者は上肢の肘関節での屈伸，回内，回外の検査を兼ねて，両手を提示してもらい，さらには両下肢を見せてもらった。それは，筆者以前のある主治医がC子の診察で既に用いていたことは既に述べた。しかし，身体接触には危険な面があることは衆知の通りである。先に挙げた例のカルテを見てみると次のような記載が続いていることからも窺われる。

1984年9月「孤絶的態度変わらず」「Kontakt可能。恥ずかしがっているら

しい。主治医が手を握るようにいうと拒否なく笑って照れる。とにかく接触を増やすより仕方がない」「初めて中庭の散歩に参加，主治医が手を握るといやがらず中庭まで行く。中庭では目を閉じグランドいっぱい徘徊。フォークダンスにも短時間参加。その後病棟の体操に出ている。主治医が手を振ると，しばらくいて，頭を少し下げていく」，10月「夕食のとき声をかけるとややにっこりとして，頭を下げる。よく食べる」，11月「自室でうつむいている。散歩に誘うと，行くと言うがしばらくして，行かない，と横に首を振る。自閉的傾向強い」「最近拒否的態度が目立つ。誘導が執拗なとき手で払いのける」「主治医が声をかけると手で払いのける仕草」，12月「入浴を勧めたナースに暴行。身体に触れられたことに対する反応のようだ」

　身体接触がこのような結果を生む危険性を十分考慮しながらも，なお，身体接触がある意味での親近感，安心感を生みやすいということも事実であるため，言語的接触や他の方法が困難であるＣ子に対して試みてみたものである。もちろん，下肢を見せてもらうときには，少しでも性的なニュアンスを持つものと誤解されるようなことのないように十分注意をしたつもりである。

　「面接のリズム性の重視」
　これは筆者の面接が随時ではなく，1週間に1度，ほぼ定まった時間帯に一貫して行われたことが治療的にある意味を持っていた，とする筆者の印象に基づくものである。このようなことは慢性の患者さんだから可能であったことであり，また筆者としてはそれしかやりようがなかった，というのが正直なところなのであるが，このような診療スタイルをやってみて，徐々に気づいたことは，分裂病の患者さんのある人たちは面接が苦手で，できるだけ早く切り上げたいと思っている，ということのいまさらながらの発見であった。ある患者さんはまだ何も話してないのに，もういいですか，と言って立って行こうとする。他の患者さんは，前の診察の記録をしている間静かに待っていてくれたが，筆者がそれを終わって，じゃっ，と声をかけた瞬間に，サッと席を立って行こうとして，筆者をあわてさせた。短時間ならともかく，ある時間以上の診察の緊張に耐えられないようである。1週間に1度というのは，前述の通り筆者の都合からの設定ではあったが，面接の間隔として，たとえそれが数分に満たないものであっても，一群の患者さんたちにとっては，ある意味ではかえって安心して会えるちょうどよい時間的距離かもしれ

ないと思うようになった。安心できる間隔で会うことによって，これがある種の規則性を作り出し，1週間間隔の経過のなかで，何らかの生活のリズムの成立に寄与するようになるかもしれない，というのが筆者の推測である。なかには筆者の都合で，その1週間に1度の面接が休診になることがあったとき，2週間後に会ったら，わざわざ「先生，先週は休みだったのね」と親しげに自分の方から伝えてくれた人もいた。さらに彼女たちのなかにはこの面接のときに，あたかもよそ行きかとも思えるほどにきちんとした身だしなみで現れる人もいるほどである。患者さんにとってこの1週間に1度の面接が筆者が思っているよりもはるかに重要な出来事になっていることを思わせられた。これらの事実は，何よりも「数日間いつも同じ時刻に30分ほどベッドのかたわらに静かに座る」ことにしたSchwing夫人[4]が，外界との関係のすべてがもう何カ月も断たれたままの緊張病の患者アリスから「毎日あなたは私に逢いに来てくれたじゃあないの，今日だって昨日だって，一昨日だって！」という言葉を聞くことになった，慢性分裂病者の治療における象徴的なあの状況をありありと思い起こさせる。それは，アリスのかたわらに静かに腰を下ろして時を共にしたこととともに，夫人の訪問の規則（リズム）性がアリスにとって治療的な意味を有していた，とも言えるのではないだろうか。

3．C子の対人姿勢の理解

これまで述べてきたように，C子の対人姿勢は歴代の主治医によって詳細に記述されている。それは「自閉」，「拒絶」あるいは「孤絶」さらには「Defekt-zustand」「stumpf」などの表現に象徴されるものであった。しかし，C子の対人姿勢はこれらの表現によっては表され得ていない微妙な対人姿勢がある。ということは，確かに「自閉」でありながら「自閉」という表現では表し得ないもの，同じように，確かに「拒絶」であり，「孤絶」ではあるが，それだけでは表現しきれないものがC子に現れているということである。相手の方を見ることを必死になって避けながら，しかも相手の要求に応じてオズオズと両手を差し出したり，一方では明らかに拒絶の姿勢を示しながら他方では，関係の糸口を何らかの形で示しているかのように思える態度が現れていた。この矛盾した彼女の態度をどう名付けたらよいか迷ったが，私の知っているごく卑近な表現で言えば，それは「両価性」ではないかと思い至った。つまり，彼女の対人姿勢は単なる「自閉」「拒絶」「孤絶」ではなく，それを含みながらも，ある意味ではこのような姿勢を巧みに使いながら，あるいは葛藤

しながら，仕方なしに，相手との関わりに対処しようとしての結果このような姿勢をとっているのではないかと思われた。このような対人姿勢が彼女にとって一方では「拒絶」，他方では「接触への許容」という「両価性」をはらんでいるとするなら，それはそのような彼女に対するこちらにとってもまた「接触」と「拒絶」の「両価性」のなかにおかれることになる。しかし，このような「両価性」をはらんだ彼女の状態像を単に「自閉」「拒絶」という表現で総括し，記述してしまうことは，彼女の現している事実としての対人姿勢を，「自閉」「拒絶」の表現がわれわれに呼び起こすイメージのなかにわれわれ自身を留めおくことになり，結局は彼女の姿勢を誤って受け取り，微かに開かれている「接触」の機会を見失うことになりはしないかと思うのである。例えば「自閉」は Bleuler[5]によれば「Loslösung von der Wirklichkeit zusammen mit dem relativen oder absoluten Ueberwiegen des Binnenlebens」，つまり「内的世界の相対的あるいは絶対的優位性を伴って現れてくる，現実からの遊離」と説明されるが，われわれが思い浮かべる「自閉」は得てして「内的世界の絶対的優位を伴う，現実からの遊離」の状態であり，また「拒絶」は得てして「ganznegativistisch」を意味してしまいやすい。Bleuler は「両価性」について「拒絶症へのあらゆる移行型がある」と述べている。ということは，逆に「拒絶」には多くの場合「両価性」を伴っているということにもなるだろう。もっとも筆者がここに記したことなどは，分裂病者の治療に携わる臨床家の皆さんにとっては先刻承知のことであるかもしれないが，筆者自身の一つの自戒として報告させていただいた。結論的に言えばC子の場合の「自閉」「拒絶」はその一方で「両価的」と表現される要素をはらんでいた，ということである。また，C子の対人姿勢を「両価性」と考えることで治療への足がかりをそこに見ることが可能になったことを最後に付け加えてこの報告を終わりたい。

文 献
1) 神田橋條治，荒木富士夫：「自閉の利用」— 精神分裂病者への助力の試み—，精神経誌，78：43，1976(神田橋條治著作集 発想の航跡，岩崎学術出版社，東京，1988)．
2) Binswanger, L.：Über Psychotherapie. (Möglichkeit und Tatsächlichkeit psychotherapeutischer Wirkung.) Der Nervenarzt, 8, 113-121, 180-189, 1935 (ビンスワンガー 精神療法について 精神療法の効果の可能性と事実性，「現象学的人間学 講演と論文」，みすず書房，1967)．
3) Sechehaye, M.A.：Introduction à une psychothérapie des schizophrènes

Presses Universitaires de France, Paris,1954(三好暁光訳 M.A.セシュエー：分裂病の精神療法 象徴実現への道，みすず書房，1974).
4) Schwing, G.: Ein Weg zur Seele des Geisteskranken, Rascher Verlag, Zürich,1940（小川信男，船渡川佐知子訳： 精神病者の魂への道，みすず書房，東京，1966).
5) Bleuler,E.: Dementia Praecox oder Gruppe der Schizophrenien, Leipzig und Wien, Franz Deuticke, 1911（飯田 真，下坂幸三，保崎秀夫，安永 浩訳：E.ブロイラー 早発性痴呆または精神分裂病群，医学書院, 1974).

3 治療の視点から見た
―慢性分裂病者の「反復的態度」

はじめに

　かつてわたしは接触の困難な慢性分裂病の一女性の治療過程について報告した[1]なかで，面接頻度に関するリズム性の問題に触れた。その要点は，このような接触の困難な病者の場合には，ある一定の間隔（わたしの場合には1週間に1度だった）をおいての定期的な接触の，長期にわたる継続が治療的に有効な場合がある，ということだった。

　これと同じ内容を別の研究会で話したところ，「患者の常同性に対して，治療者もまた常同的に対したということではないか」との指摘を受けた。この指摘は，わたしに一つの考えを抱かせることになった。つまり，慢性分裂病者における「常同性」を，治療関係の視点から見たとき，回復に向かう方向での何らかの発展の契機として期待し得ないだろうか，という問題だった。

　一般に「常同性あるいは常同 Stereotypie」は，西丸[2]によれば「同じ表情，行動，言語が目的もなくいつも反復されること」と定義されている。しかし，「常同」は必ずしも，単純な表情，行動，言語の繰り返しだけに限らない。Jaspers[3]は「精神的なもの全体にわたる極端な形の習慣」と記しているし，また，Minkowski[4]は分裂病者が繰り返し取る，ある種の特有な態度に注目し，これに「精神的常同症 stéréotypie psychique」と名付けた。それは病者の全体的な生活のあり方，考え方に広げて考えることができる。さらに，現在の時点では全く意味のない単純な常同と見なされる行為も，かつてはその患者にとっての意味を十分に有していたとも考えられる[5][6]。

　このような観点から考えると，ある意味では硬化した「常同性」にまでは至らないとしても，慢性の分裂病者に時として認められる，他者（とくに治療者）に対して繰り返される問いかけの反復（以下「反復的態度」と呼ぶことにする）は注目に値する[7]。もっともその「反復的態度」は，その都度では一見意味があるように見え，その限りでは必ずしも「常同的」とは言えない

ものの，これが何カ月も何年も面接のたびごとに繰り返されるときにはやはり，一種の「常同性」の色彩を帯びてくることを否めないのではあるが。しかしこの態度は決して無意味な言動の単なる繰り返しとは思われず，それ以上の意味を持っているように見える。もちろん強迫としての確認とも区別される[8]。

　今回は，一慢性分裂病女性に見られた，面接のたびごとに繰り返された治療者への反復的な語りかけ，問いかけの態度をとりあげ，その都度の治療者の対応の姿勢をも考慮に入れつつ，治療的観点からその意味を考えてみたい。もちろんここでとりあげる「反復的態度」は妄想に根を下ろした言動である。しかし，たとえ患者の妄想世界からの言動ではあっても，面接の度ごとにほぼ毎回繰り返された患者のこの態度が治療者への一種の呼びかけでもあり，一時期，毎回の面接で患者と治療者をつなぐ共通の話題となったことも確かである。そして事実，このような治療経過のなかで患者の日常にある種の変化が認められた。もし慢性分裂病者の回復が，患者の世界とそれを取り巻く外界，あるいは他者との交通がその糸口となって多少でも進展するものであるとするなら，これは治療的に見て決して小さなことではないと考える。もっとも妄想型の，しかも慢性の病者の回復はもちろんそう簡単なことではなく，この報告もどの辺まで変わり得たかという途上の報告とならざるを得なかったことを付け加えておく。

症　例

　症例 A は 22 歳時に初回入院して以来，過去に入院歴 7 回，今回の入院から既に 25 年を経過している，1933 年生まれの慢性分裂病の女性である。この間 24 歳で結婚し一子をもうけたが，病状再燃し入院，まもなく離婚となり，子供は相手に引き取られることになった。

　筆者がこの症例に興味を引かれたのは，看護記録に再三現れている，病棟の奥で，浴室の前で「独語，空笑がしきり」あるいは「まるで誰かと話しているみたいだ」といった記載にもかかわらず，本人は面接の度ごとに「もうそろそろ退院してもいいんじゃあないかと思うんですよ。訴えもないんですから」と何事もなかったかの様に言い，あるいは 20 数年にもわたる長期の入院という自分の境遇にもかかわらず，「どこも悪くないんですよ」と言って穏やかに笑っている，という奇妙な彼女のあり方に対してであった。

彼女は最初の面接のとき（1992年1月）から、人なつこい笑顔で筆者に対し、礼儀も整っており、穏やかな印象を与えた。

中背でややずんぐりとし、化粧気の全くと言ってよいほどにない日に焼けた丸い顔、肌の色も浅黒く、髪も半分は白くなっている、中年から初老にかかる年格好の婦人である。

当時の処方はクロフェクトン 50 mg が朝、夕、分2 で出されているだけだった。彼女には拒薬はない。最初の頃の面接では、毎回粗末な同じ服装をして診察室に現れた。

日中は廊下を歩いたり、ベランダを歩いたりして過ごし、またテレビは結構見ているようで、世間の動きにも無関心というわけではけっしてなかった。

バス旅行、盆踊り、一緒の散歩などの病棟行事には一応参加するが、本当は行きたくないのだが仕方なしに、といった感じが強く、自分からの散歩や外出は全くしない。周囲の動きからなにか距離をとっている風に見える。配膳作業や作業療法棟への勧めにも「わたしは体が弱いので」と消極的で、一貫して関心を示さなかった。開放病棟に行ってみないか、と勧めると、長い人がいて威張っているからいやだ、と言った後、突然「わたしはこの12月に退院いたします」などと言うが、それを実行しようとする様子は全くない。

今回の入院に関して聞いてみると、「病気のために急に落ち着かなくなったんです。入院してもおとなしかったですよ。看護婦さんに怒られたこともなかったし」落ち着かなくなったって言うけど、そのとき何か聞こえてきたとか？……「前の病棟の頃4カ月あったくらい。他はどこも悪くないのに、精神科をやられてしまったんですよ。人が怖くなるということはないけれども、何となく周りが怖くなってしまうんです。入ってしまえばすぐに治ってしまうんです。用心のために入院しているのです」。

彼女の言う「精神科をやられた」ということがどのような事態を指しているのかわからないが、ある種の幻覚妄想状態であったのかもしれない。

しかし、なんと言っても特徴的なことは、彼女は最初の出会いから一貫して、自分はおかしくない、全く変わりありません、と語って譲らないにもかかわらず、だからといって強硬に退院を要求するといったことが全く見られなかったことである。

廊下で独り言って聞いたけど。……「独り言？ それ病気の症状でしょ？ そんなのないですよ」何か聞こえてくるということもあるんですか？……「わたしにはそういう症状はありません」しゃべるのは聞こえてくるから？……「わたしには幻聴はありませんよ！」
「変わりありません」「よく眠れています」「わたし不眠症ではないんです」等々。しかもこれらの言葉はきわめて穏やかに，ほとんどいつもやわらかな笑顔で語られた。

しかし2年目に入る頃から，穏やかではあるが，一貫して自分が正常であるというそれまでの姿勢は基本的には変わらないにしても，どこか感情の表現が少しずつより自然に見られるようになってきた。顔の表情も最初の頃に比べてどこか潤いがあり，穏やかさを感じさせ，女性的な優美さもうかがえるようになった。もちろんその頃でも，ナースによれば，独語は相変わらずで，廊下を歩きながら，大きな声で，あたかも誰かと話しているかのようだ，という状態が続いてはいた。

ある時彼女の方から「わたし，春日八郎のファンなんです」と話しだし，それに続いて「でもこの頃あまり出ないんですよね」と少し淋しそうに顔を曇らせることがあった。

面接を開始してから約3年目の頃，主治医は何となく本人に淋しさの影のようなものを感じるようになり，思いきってこれを面接のときに問うてみることにした。

時に淋しいこともある？……「ある」そういうときはどうするの？……「独りで泣いている」誰かに話すとかは？と聞いてみると，「ここにいる人はみんな病気でしょう？」と言う。本当は誰と話したいのかな？と問うと「うーん」と言ったまま笑っている。しかし，3年にして初めて自分にも「淋しいことがある」と認めたことは，一貫して何も問題がないかのように振る舞ってきていた，いままでの彼女の姿勢から見ると大きな変化と思われた。

時々淋しくなる，そのときには自然と涙が出てくる，と言って自分の指で涙の出る仕草をする。いままでに10回くらいあった。この1週間は1回くら

い，と言う。なかなか他の人には言えないんだろうな，と主治医はうつむいて独り言のように言っておく。笑って受けとめている。

　淋しくなること？……「ある」理由は何かあるのかな？……「この病院にいるのがいやなの」そう思った特別な原因はあるの？……「特にはない」ずっと長い間治療してきたので病院にいるけど，もし病院がいやなら，外出とか外泊を考える方向で退院を目指そう，と伝える。いつもと変わらない穏やかさで，静かな物腰である。背後に何か体験が潜んでいるようにはとても思えない。

　しかし，初めての面接から3年3カ月経った時，ひょんなことから面接の話題が「幻聴」の話になった。彼女の語るところは次のようであった。

　その人はよくテレビに出てきていたが，この頃出なくなった。その人とは，春日八郎のこと。わたしは18歳の頃からファンであった。自分が丸顔なので面長の人が好きだった。自分が離婚した人もそうだった。先生から，独り言は誰かと話しているの？と言われたとき，ちょっと言いましたけれども，聞こえてくるんです。まだ先生に話していないけれども，いろいろと……。主人だった人の家は普通の家だけれども，春日の家は○○にあって，大きなお屋敷なんです。そういうことのできる家なんです。「そういうこと」というのは，幻聴で聞こえさせることです。春日八郎は昭和4年生まれ，わたしは昭和8年生まれだから4と8でヨツヤ（四谷）にお屋敷があるんです。そこにはわたしの服も置いてあり，茶々も住み，小猫ちゃんも飼っているので，退院したら来てもいい，と言ってくるんです。わたしはその日（春日八郎と結婚する日）を待っているんです（と言って目頭を押さえてさめざめと涙を流す！）。春日八郎の本名は渡辺ミノルで，渡辺家の嫁は代々精神病なんです（と言って，急に主治医に顔を寄せて，内緒話，といったふうに），その日が来たら先生にもお話ししますからね！ここでは看護婦さんがいるから，あまり大きな声では言えないんです，と言う。そして最後に「幻聴なんで，病気ではないんです」と言って，にっこり笑って立っていく！

　以前にも，相手がある，向こうから話してくる，幻の家系だ，お父さんもいるらしい，などと話してくれたことがあるが，このように生々しく話して

くれたのは今回が初めてだった。しかも，このときを境にそれからほぼ2年半の間，ほとんどの面接場面でこれに関係した話が語られることになった。

　40のときの入籍がよいので籍を入れろって。わたしは前の人と別れたくはなかったんですよ。あちらの人もそうだったと思いますよ。そこに春日（実は渡辺）さんが入ってきて，向こうと話をつけたらしいですよ。

　自分が何でこういう所（筆者注：精神科の病院）に入っているのかわからない。渡辺家は代々嫁が精神科に入院させられることになっているんですよ。

　10年くらい前に「もう届けが出されている」と聞こえてきた。「僕も小さいときから遠くで見ていた。いまは結婚しているが，離婚してお前と48年11月16日の大安の日に入籍した。伊勢丹や不二家・ミルキーの社長をしている。伊勢丹は足袋を商っていたし，不二家はお鍋をもってミルクを買いに来た。そこから始まった」と。

　面接の度ごとに語られるこれらのことは，それ以前の彼女の一見穏やかさを保った外見からは想像もできなかったことであった。一度は，主治医があまり彼女の精神内界に興味を持ちすぎ，心理的に刺激してしまったので，彼女に妄想世界を創り出させてしまったか，と思ったが，このような世界を語っても彼女の日常生活はそれまでとほとんど変わるところはなかった。そのような状況から，これが急性の増悪ではなく，彼女が自分の内的世界（妄想）をそのままに明かしてくれたものと受け取った。
　ところで，このように自分の内的な体験を明かしてくれた彼女との，それ以後の面接できわめて特徴的なことが一つあった。それは，自分に伝えられる「渡辺家」からの知らせと同じものが，主治医にも必ず同じようにその耳に入るはずだ，と固く信じこんでいる風があることだった。そのことは，この時以後のほとんど毎回の面接時に，繰り返し繰り返し主治医に問いかける，という形で表れてきた。以下に主治医とのやりとりの一部を引用しておく。

　「先生にも入れておくって言ってきましたけど，先生ご存じですよね」……いやー，何も知らなかったよ。あなたが話してくれたので初めてわかったよ。

「お話ししているんです。先生のところには入っていないですか」……来ないな―。「そういうことができるお宅なんです。電話も手紙も来ないんですけど，耳と頭を通して聞こえてくるんです」……わたしの声が，あなたにいま聞こえるように聞こえるんですか？「違います。耳と頭を通して聞こえてくるんですよ」……不思議だね！彼女も実に不思議だ，といった表情で，うれしそうにうなずく。

ある年の最後の面接。自分でもどうしていよいかわからない，むなしい，と言う。「先生，連絡は入りませんでしたか？」……今のところ入ってない，と言うとなにかがっかりしたような表情。「でも本当なんです。今年中には入ると思いますよ」……うん，待ってみるよ。でもたとえ，連絡が入らなかったとしても，わたしはあなたが嘘を言ったとは思わないよ。あなたはずっと本当のことを言ってくれたと思っている，と伝える。

この頃具合がいいようなので，ナースから「開放はどうか」と勧められていると言う。「でもわたしはこの病棟から退院したいんです。渡辺さんがいつ退院するの，と言ってくるんです。…わたし，幸せになりたいの，渡辺さんと…」といって目を潤ませる。……退院については主治医と相談するから，と「渡辺さん」に言っておくように，と伝える。

昨夜12時ころ目が覚めたら聞こえてきた。あの人（渡辺さん）はずっと起きて話しているらしい。先生も聞いてますよ，と言っている。じゃあわたしの声が聞こえるの？と聞いてみると，どうもそうではなく声の主が，先生も今話しているこの声を聞いていると言ってくる，ということらしい。先生には何の連絡もないけれど，とややオーバーに驚いて言うと「そうですか」といかにも不思議だ，といった表情を示す。「わたしのは妄想でもないし，聞こえてくる病気でもない，作り事でもない」と言う。作り事ではない点は同意する。主治医に連絡が入りさえすれば自分は外泊もできるのだ，と言う。外泊は連絡が入ろうが入るまいが，その声には無関係に可能であることを伝える。

「木曜日に，先生に話が入っているって聞こえてくるんですよ」……それが入ってないんだよ。「そうですか。でも入っているって言ってくるんですよ」

……入ってこなくても，先生はあなたが今まで苦労して真面目に生きてきているということが，あなた自身の話でよくわかるよ。だから入ってこなくてもいい，と思っている。「わたしは泣き騒いだり，暴れたりはしなかった，我慢していたんです」……それは誰にも出来ることではない大変なことだった。その苦悩を補う意味で，「渡辺さん」に頼ったのかもしれない，と主治医の考えを述べると，彼女は真面目な表情で，やや緊張した面もちで聞いている。

　昨日院内喫茶店に行き，その後庭を散歩してみた，と言う。満開とまでは行かなかったけれど，桜がきれいでしたよ，と彼女の方から話してくれる。そう，よかったね！と言うと，いつもの話には全く触れず，穏やかな表情を見せて立っていく。

　このような具合にほとんど毎回の面接で，「先生にも必ず入りますよ」あるいは「先生に話した，と言ってきましたよ」「先生のところにも木曜日に入ることになっている，と言っています」という彼女に対して主治医は，「実はまだ入っていないんだよな」とか「今週も入らなかったよ」などと答え，さらには「今のところはいってない。入ってないけれども，たとえ入らなくてもあなた自身が話のわかる人であり，自分で自分のことを十分に話せる人なので，主治医のわたしとしては，これからのあなたのこともあなた自身と相談すればよいと思っている。だから，まだ会ったこともない第三者の人があなたとわたしの間に入る必要はないと思う」あるいは「あなたからいつも十分に話してもらっているので，他の人からの話は特別には必要とは思わないけれども，もう少し待ってみるよ」と答えるようにしていた。彼女は時には「そうですね」と言い，うつむきながら，やや顔を紅潮させて静かにうなずいていた。
　彼女は主治医に連絡が入らないと，自分のこれからのこと，外出も外泊もそして退院も決まらないと考えているようなので，この点も，連絡のあるなしに関係なく，彼女自身とお家のみなさんと主治医のわたしとの相談で決めてもよいことであると，伝えてきた。

　待っているとき，先生に入っているよ，と聞こえてきました。近いうちに入ると思います，と言う。先生には入っていないよ，と伝えると，彼女は「先生は黙っているんではないですか」と言うので，わたしがあなたに嘘を言っ

ても何の得にもならないよと言うと、そうですね、と言って考えこんでいる。

　「先生も聞いているよ」と言うのでそのうち先生にも入ると思う、と言う。……先生には何にも入らないんだよな。「おかしいですね。わたし、嘘言ってないですよ」……あなたが嘘を言っているとは全然考えてない。「わたしの立場がなくなってしまいますね」……あなたは決して嘘を言っているのではないから、あなたの立場は安泰だよ！「わたし"あた"（「意地悪」の意）をしているのかしら」

　「先生、入ってますか」が始まって約1年の頃、外出のことを話題にしてみる。「外出と言ってもわたし、財布もないし、傘もないんです」……財布は看護婦さんに選んでもらえばいいし、傘だってそんなに高くはないよ。「そうね！今日みたいに晴れた日に行けばいいのにね！」……外出がとくにイヤだ、と言うことは？「ないですよ、怖いということもないし」この日はいつもの話は出ないので、こちらから触れないでおく。

　あなたから「きっと入る」と言われ始めてもう1年以上になるんだけれども入ってこないですね。わたしは、あなたが嘘を言っているなどとは決して思わないですよ。でも渡辺さんのことはほんとなんですかね？……そうですね……と言って彼女はしばらく考えこんでいる。しばらく考えた後、わたし退院しようかしら、外泊もしてみたいし、と言う。

　入ってはいませんか？と言うので、「いないよ」と言うと、「おかしいな。…でもきっと入りますよ」……入らなくてもいいと思うけどね！だってあなたが実によく話してくれるからね！「でもわたしの話なんかはほんの少しで、もっともっと細かいことがあるのよ！」……でも、あなたの話で、これまであなたがずいぶん苦労をしてきているということがわかった、と言うと彼女はなんと、目を潤ませて聞いている！しばらくしてから「そうね、この間先生からそう言われて、自分でもそうかな、と思ったけど…」……もう忘れていいんじゃあないかな？「そうね…」それとは別に、外出、外泊を考えていこう！「そうですね」。

　先生に話そうかどうしようか迷っている、と言いながらニヤニヤしている。

春日八郎から入ってくる，3月18日から4月18日まで1カ月間舞台があるから退院はできない，と。こういうことがいままでたくさんあった。時期は夏だったり，秋だったり。リサイタルがあるからとか，何があるから，とか言ってくる。そして結局退院も外泊もできないで来たんです，と言う。しかしそう言った後に，これから買い物に行くのでお金を降ろしたい，と言う。

外出してきた！病院の前の小僧寿司でお稲荷さんを買ってきた。「スーパーにも行きました。久しぶりなのでキョロキョロしてしまいました」と恥ずかしそうに笑う。いつもの話は出ない。

先生に話が入っていると思いますよ，と言う。じゃあ，先生が嘘を言っているということ？と聞いてみると，「と思います！」と言って屈託なく笑う。「自分が何でこういうところに入っているのかわからない。渡辺家は代々嫁が精神科に入院させられることになっているんですよ」……あなたにとって「渡辺さん」の存在がとても大事であることはよくわかる，と伝える。立っていくとき，「いつか入ると思いますよ」と笑って言う。

「この連休，先生もゆっくりなさるのできっと入ると思っていました。先生に話が入らないと，わたしのことは決まらないので，お先真っ暗なんです」……わたしには何も入っていないけれども，あなたのこれからのことは心配いらない，あなたからみんな入ってくるから。あなたの経験している世界も大切。でもまたごく普通の世界も大切にしていこう。と伝えると，そうですね，と言うがその後「でも先生今日きっと入ると思いますよ」と言う。

2週間何もなかったよと言うと，おかしいですね，と小首を傾げている。「わたしはいつもお話ししているの。もう少し待っていてください」……病気と関係していると思うよと言うと，そうかな……，と言って考えこむ。わたしがやっているんではないんですけどね，と言う。先生にお話があるまで待っています，と言って立っていく。

本人納得の上でリスペリドン開始 1 mg 1×朝

（その2週間後）わたしは渡辺家の者になっているから，先生のところに話が入らないと，わたしのことは何も決まらない，と言う。でも現実には離

婚が成立しているのでは?と現実の話を出してみる。「でも10年前に，もう結婚の届けが出されている，と聞こえてきたんです」と言い，「わたしの知らない話がどんどん入ってくる」と言った後で，「実はわたしも少し迷っているんです。だから先生の言うこともわかるんです」と言う！しかしその後で，また「先生にはもうてっきり入っていると思っていた」と言う。

　リスペリドン　2 mg　2×朝，夕とする。

　新しい薬ではとくに変わったことはない。今週はとくに入らなかった，と言う。わたしにも入らなかったよと主治医が言うと，そうですか，おかしいな，わたしが話すよりももっとたくさんのことがあるはずなんですけれどね，と言う。あなたが話してくれることで十分，あなたが全部話してくれるから，それ以上は必要ないと思う，と伝える。すると，わたし，涙が出ちゃうわ，と言って目を拭っている。

　昨日，何人かで，院内を散歩したという。最近には珍しいこと！

　渡辺さんがわたしのことを決める。先生に入らないと，先生は決めかねているんでしょ？と言う。……そんなことはないよ，あなたは任意入院だし，あなたからありのままの話を聞いているし，と言うと，「もっと進んでいるんですよ，先生には申し訳ないんですけれど」というので，わたしは「渡辺さん」を信用している。渡辺さんだって結局はあなたのことを考えていると思う。だから，そう変わったことを考えているとは思わない，と言うと，笑みを浮かべ，うつむきながらゆっくりうなずいている。昨日同室の人と近くの店に買い物に行った，と言う！

　一昨日，兄嫁と妹が面会に来て，一緒に○○○と×××のデパートに行ってきた。改札口に駅員さんがいないで，切符を機械に入れるようになっているのには驚いたらしい。「ずいぶん変わったんですね，あれはいつからですか？」セーターとコートを買ってもらった，と実にうれしそう。あまりたくさんの人がいるのでびっくりしたようだ。しかしとても楽しかった，と言う。これからは独りでも外出できるから，と伝えると，これもうれしそうに「行ってみたい！」と言う。

茶系のとっくりセーターとグレイのカーディガンがよく似合う。変わりないです，と言ってそのまま終わりそうになったので，こちらから，まだお話ししているの？と聞いてみると，黙って意味ありげに上目遣いでこちらを見て笑う。先生の方にはまだ話はないよ，「そう？必ずあると思いますよ」と言うので，あなたからそう言われ続けてもう2年半にもなるよ！と言うと，「ああそう！まだ1年くらいかと思った」と言う。先生に話が入らないと，わたしの退院も外泊も決まらないんです，と言う。……そんなことはない，あなたがみんな話してくれるから，と伝える。外泊も退院も，渡辺家との関係ではなく，あなたとわたし，それからお兄さんたちやお家の方々との相談で決めることができること，あなたの話はでたらめではなく，本当にそう考えていることを話してくれていると思っている，と伝える。すると，彼女はこちらをまっすぐ見て，口を結び，笑顔を含んだ表情で大きくうなずいて立って行く。

年末年始に外泊ができるといいね，と言うと，考え深そうにゆっくりうなずく。「わたしには夢があるんですよ。渡辺とのこと，籍に入れるんです」そう，それは楽しい夢だね！と応じておく。彼女はゆっくり笑みを浮かべてうなずく。その夢と外出，外泊とは別で，その夢がたとえ実現できないときでも外出，外泊はいいんだからね，と伝えると，笑みを浮かべながらゆっくりうなずく。

先生にはクリスマスだから入ると思いますよ，と言う。たとえ入らなくても，あなたからすべて聞いているから，入ったも同じ。外泊も，お家の方さえ了承すればよい。退院もできる，と伝えると，実に神妙な，真面目な顔つきになってうなずく。あさって○○さんと外出します，と言い，両手をメガフォンのようにして耳打ちするかのように「鍋焼きうどん食べてきます」と言って笑う。先生よいお年を！と挨拶して立っていく。

考　察
1）治療経過の推移について
　彼女の治療経過は次の3つの時期に区分される。
　第一の時期は筆者が主治医になってからの最初の約2年間で，この時期には彼女は一貫して，自分はどこも悪くない，という姿勢を崩そうとしなかっ

たことが特徴であった。「病気と見られることを拒否していた時期」と言えよう。

第二の時期は面接時に「淋しい」という表現が登場し，彼女が自分にも淋しいときがある，ということを認めた時期である。まさに「淋しさの感情を認めた時期」と言える。

この時期は第一の時期と次の時期の間に挟まれた，約1年3カ月ほどの期間に当たる。

第三の時期は，最初の出会いから3年3カ月経ったときに突如として始まった。彼女が自分の妄想世界を突然語りだし，しかも主治医にその世界の住人からの連絡があると信じて，毎回の面接時にその連絡の有無を反復して確認しようとした時期である。と共にその一方，それまで自分からはほとんどしたことのなかった散歩や外出をするようになっていった時期でもある。逆説的だが「妄想を語り始めると共に現実に関心が向き始めた時期」と言える。今回の「反復的態度」の治療的意味については，この第三の時期を経過するうちに思いつかれたことである。

2)「反復的態度」の出現

既に述べたように，この時期に彼女はまさに突然，次々と彼女の世界，すなわち「妄想」を主治医に語りはじめた。彼女の経験の世界そのものについては，その荒唐無稽な内容をも含めて，そのままうなずきつつ聞いている他はなかった。

しかしこの時期のもう一つの特徴は，既に述べたように，彼女の新しい夫となるはずの「春日八郎」こと「渡辺ミノル」から，主治医宛に直接の「連絡」があるはずだ，と彼女がほとんど確信的に考えていると思われる点であった。彼女はほとんど毎回の面接で，この連絡が「入っているはずだ」と言い，「入っているか」と問いかけ，あるいは「キットはいりますよ」と語ることに終始していた。この問いかけや語りかけはまさに同じパターンの繰り返しであった。なぜならば一週間前に相手によって否定された同じ問いかけを全く同じ風に問いかけてくるからである。あたかも前回面接以降の1週間がそれまでの度重なる否定に出あっている彼女の期待を一気に回復させてくれるかのように新しい期待を込めて彼女は問うているとすら思われた。それは従来言われているような，また西丸が定義したような「常同性」すなわち「同じ表情，行動，言語が目的もなく繰り返される」という意味での，いわば単

調な繰り返しでは決してなかった。とは言っても，面接のたびごとに同じことを聞かされる筆者の思いは「また同じこと！」「それはもう，この間答えたでしょう」あるいは「だから，そのことはもう言ったでしょう」とでも言いたくなる気持ちであった。

彼女は主治医のそんな気持ちにもお構いなしに，今度こそ「入ったでしょう」という具合に問いかけてきた。時にはうんざりする思いに駆られたこともあった。そして筆者は，ああまさにこれが慢性分裂病者の「常同性」なのだ，と自分を納得させてしまいそうになった。

しかしあるとき，このようなまさに「常同的」繰り返しとしか思えない，彼女のこの語りかけが，内容は同じであり，また表現もそう違うわけではないながら，いつもこちらの答えを真面目に待ち望んでいる様子であることに気づいた。そこで筆者は，いつの間にか彼女のこのような姿勢に，毎回，全く新しく問いかけられた様に対応するように変えられた。

その当時のカルテを読み返してみると，同じ内容の言葉が何度となく記載されているのを見出す。

彼女が，突然妄想を語りだしてから約3年が経っているが，今年（1998年）になってから，いつということなしに，徐々に彼女は自分の「世界」を語ることもなくなり，筆者に連絡があるか，と問うこともなくなった。そのかわり，彼女は病棟の仲良しの一人二人と院内の散歩に出かけ，またほぼ定期的に（2週間に1度の割合ぐらいで）近くの駅ビルや，隣の駅の商店街においしいもの（鍋焼きうどんや，夏なら冷やし中華）などを食べに出かけている。今まで病棟から一歩も出ることのなかった彼女にとってはやはり大きな変化である。いまも「渡辺さん」とお話ししているのか，何とも確かめようがないが，ナースの記録を見ると，「洗面所の奥で独り言」「誰かと話すような独り言」「独り笑い」などの文字はあまり見られなくなっている。彼女に起こったこのような変化についての考察は後ほど別に行う。

3）治療者の対応について

筆者がAのこの「反復的態度」に対してとった対応は，端的に言うなら，こちらもある種の「反復的態度」を以って応じた，ということである。そしてこのような治療関係の繰り返しのなかで，上述したような変化が見られるようになった。このような変化が，治療関係の影響に無関係では必ずしもなく，このような主治医の態度が，彼女のその日常における判断や行動におい

て，多少とも「心の働きの自由」[9,10]を増すような方向に作用し得たとするなら，その機転をどのように考えるか。また患者の「反復的態度」に対してとった治療者の「反復的態度」とはどのような治療的契機をはらんだ性質の「反復的態度」であったのか，ということが問題になる。しかしここでは，理論的な考察よりも現実の経験のなかで検討することにしたい。

　第一に筆者が，彼女の「反復的態度」を，単なる「反復」と考えないで対応しようと考えたことである。毎回の面接で繰り返されるAの「問いかけ」を前回にも，前々回にも，その前の面接にも同じだった，とは捉えないで，面接の度ごとにAが主治医としての筆者にその都度新しく問いかけることとして受けとめ，それにまともに応えるように努めた。それはいわば，Aの「反復的態度」を「非反復化」し，「その都度の態度」として受けとめてAに対した，と言えるかと思う。しかし，このような治療者の「反復的態度」（「非反復化的態度」と言ってもよい）が，Aに生じた変化に何らかの寄与をしたのではないかと考えている。

　もっとも，Aの「反復的態度」は，単調で無意味な単語や行為の繰り返しではなく，後に考察するような意味を有していたことが，治療者にこのような対応をとらせた一つの大きな理由でもある。

　4）「非反復化的態度」の意味
　次に「非反復化的態度」が有効であったとして，その有効性はどのような点にあったのか，Aの精神内界でどのような変化があって，それが彼女の日常生活の変化となって現れたのかを考察する必要があろう。以下この点について触れてみたい。

　一番のポイントは，Aの語る世界に関して筆者はそれが事実であるか否かを問題にせず，A自身にとっては大事な世界であると考え，主治医がAの語るままにその世界を一旦は受けとめた。その一方で，主治医を自分の「経験する世界」の一員としての取り込もうとする（もちろんA自身が意識的にそうするわけではないが）A自身の語りかけに対して一貫して，「現実世界」（治療者として筆者が体験している世界）の事実をもって相対した。しかしそのような態度がそれ自体としては彼女の世界を直接に脅かすものとはならず，共存できていたという点であろう。

　A「先生にも入れておくと言ってましたよ。入っているはずですよ」
　主治医「いやー，入ってないんだよな」

のやりとりが何度となく繰り返され得たことがそれを示している。

このようなやりとりを続けているうちにAの対応に少しではあるが変化が見られてきた。最初は主治医の「入っていないよ」という返答に対して，信じられない，といった驚いたようながっかりしたような表情を示し，時には「先生は黙っているんではないですか？」と，主治医に対してやや疑いの目を向けていた。主治医が嘘を言っているのではない，ということを感じとってか，今度は「わたしの立場がなくなってしまいますね」と言って，自分の経験が相手には必ずしも同じようには経験されていない可能性を微かに感じている様子を見せた。

このような面接が続いて約1年たった頃，「入ってますか」と同じように主治医に問う彼女に対して，初めて主治医は「入ってこないですね。……わたしは，あなたが嘘を言っているなどとは決して思わないですよ。でも「渡辺さん」のことはほんとなんですかね？」と問いかけてみた。その時彼女は「そうですね」と言ってしばらく考えこんでしまった。しばらく考えた後に，彼女は「わたし，退院しようかしら，外泊もしてみたいし……」と独り言のように言った。この言葉は，それまでは主治医に幻聴の主から連絡が入らない限り退院はもちろん外泊もできないもの，と思いこんでいた彼女が，連絡が入る入らない，ということは自分の今後の処遇に関してはもしかしたら必須のことではないのかもしれない，あるいは「渡辺さんのこと」ももしかしたら現実ではない可能性のあることを，たとえその時だけだったかもしれないが（というのはこの後も彼女は同じように「入っていますか？」と繰り返し面接のたびに主治医に確かめているから），考えたことを示している。

あるとき，「連絡が入らないと，わたしのことは決まらないのでお先真っ暗なんです」という彼女に対してわたしは「あなたにとって渡辺さんという人の存在はとても大事だということはよくわかる」と伝え，また別のときには「あなたの経験している世界も大切。でもごく普通の世界も大切にしていこう」と伝えた。彼女は考え深そうに「そうですね」と言ったきり黙ってしまった。もっともそのすぐあとで「でも先生今日はきっと入ると思いますよ」と言って笑っていた。あるとき，声がいろいろ言ってくる，と言った後「実はわたしも少し迷っているんです。だから先生の言うこともわかるんです」と言う。そしてそのすぐ後で同じように「先生にはもうてっきり入っていると思った」と言って笑うのだった。「入ってはいないけど，わたしとしてはあなたがすべてを話してくれているので十分ですよ」と言うと，彼女は「わた

し，涙が出ちゃうわ」と言って目を拭っていることもあった。

　「自分に聞こえてくる声は先生の言うことより進んでいる，先生には悪いけれど……」と言う彼女に対して「わたしも渡辺さんを信用している。渡辺さんだって結局はあなたのことを考えていると思う。だからわたしとそう違ったことを考えているとは思わない」と伝えたことがあった。すると彼女は笑みを浮かべ，うつむいたままであるがゆっくりうなずいていた。このような経過の後，「入ってますか」という彼女の問いかけが始まって2年3年経つなかで，既に記したように，彼女は仲間とあるいは一人で外出をし，また家族の者とデパートなどへの買い物に出かけるようになっていった。

　このことはそれまで，彼女の「世界」のなかで「渡辺さん」との結びつきだけを唯一の頼りとしていた彼女が，彼女の「世界」のなかで主治医と結びつくのではなく，現実の世界で主治医と結びつき，現実の世界にも開かれていったことを示していると考える。もちろん彼女の中心的世界は「渡辺さん」と結びついており，そこから完全に解放されることはなかなか望めないようにも思えるが，その「世界」に縛られる度合いが少し弱まり，彼女の現実世界における自由度が増したことは確かである。

　なお，今回のテーマからは離れるが，彼女独自の経験（すなわち妄想）世界の内容に関しては，結婚，発病（これは彼女に自覚されていないが），離婚，精神病院への入院，「春日八郎」との結婚などのテーマは，ただ一つ彼女の自覚にいたらない「発病」という失われた部分をつなごうとする彼女なりの「納得への試み」と「願望充足」，あるいはそれ以上に自己存在の破綻を防ごうとする自己再構成の試み，がその一部に読みとれると思われるところもあり興味深いものがある。

　この論考を脱稿した後で，1999年「分裂病の精神病理と治療」がもたれた。その時佐伯[11]は，急性期からの回復の過程において見られるある種の反復現象に注目して次のように述べている。「症状や行為の反復は，何よりも臨床における事実として感得されるというだけでなく，治療的関与にとって，この反復という事象を踏まえることが，非常に重要であると思われる。この回復過程における反復によって，症状が強迫的なものとして固定されてしまう危険がはらまれている。しかし，一方では，反復という現象そのものに回復の契機を見いだすことができるように思われる」。もちろん佐伯は，急性期からの回復過程を問題にしているので，筆者のような慢性期の回復過程とは必

ずしも軌を一にして論じられない部分もあろうが，その基本には通底するものがあるように思われたことを付記しておく。

文献

1) 関根義夫：ある慢性女性分裂病患者に認められた対人姿勢に関する考察，精神分裂病　臨床と病理　2，　人文書院，1999.
2) 西丸四方編　臨床精神医学事典，南山堂，1974.
3) Jaspers, K. : Allgemeine Psychopathology, Verlag von Julius Springer, 1913（西丸四方訳　精神病理学原論，みすず書房　1971）.
4) Minkowski, E. : La Schizophr'enie de schizoides et des schizophrenes, Nouveelle 'edition. Descl'ee de Brouwer, Paris, 1953（村上　仁訳　精神分裂病　みすず書房，1954）.
5) Peters Wörterbuch der Psychiatrie und medizinischen psychologie, 3. Auflage, Urban & Schwarzenberg 1984.
6) Christian Müller, herausgeg. von : Lexikon der Psychiatrie, Springer-Verlag, 1973.
7) 松本雅彦：精神分裂病における「初老期軽快」の評価と検討，精神神経学雑誌，96(10)861-869, 1994（なお同じ著者の「こころのありか　分裂病の精神病理」　日本評論社 1998 も参照）.
8) 池田数好：強迫症状，現代精神医学大系 3 B，精神症状学 II，pp 77-90, 中山書店，1976.
9) 臺　弘：早期治療介入と慢性病態の回復－特に分裂病について－，精神薬療基金研究年報，第 31 集，p. 1 - 9，1999.
10) 臺　弘：三つの治療法，精神科治療学，5 (12)；1573-1577, 1990,（「分裂病の治療覚書」，創造出版，1991）.
11) 佐伯祐一：回復期における症状のマンネリズムについて，1999 年「分裂病の精神病理と治療」ワークショップ発表要旨集.

4 最終講義
「分裂病者と出会って30年」

最初の出会い

わたしが最初に分裂病の人と出会ったのがいつのことであるか，というと実ははっきりしないのです。多分学生時代のポリクリのときではないかと思います。「と思います」というのもおかしいのですが，このときの印象はまるでありません。ただはっきり覚えていることは，神経症の患者さんを分裂病ではないかと思い，逆に分裂病の人を神経症だと思いこんで，一生懸命その訴えるところを理解しようとしていた自分を思い起こします。

わたしがはっきりと，分裂病の患者さんとはこういう方たちなのか，と印象深く刻みつけられたのは，当時，東大を退官された秋元波留夫先生が所長として就任されていた旧国立武蔵療養所，いまの国立精神・神経センター武蔵病院ですが，ここに臨床研究員として，その西3病棟で過ごすようになったときでした。

ここは木造平屋建ての，ロの字型の病棟で，中庭があり，患者さんはいつでも自由にそこに出ることができるような構造になっていました。病棟の南半分は太い閂（かんぬき）の掛かった保護室が並び，北半分は慢性の方たちの病室になっていました。その保護室の一つに度の強い眼鏡をかけた，おとなしそうな，しかしどこかオズオズとしているところのある一人の医大生の方がいました。この方は保護室に居るといっても，ふだんは入り口のドアは開放になっていて，わたしも何度か話したりして，そんなに具合の悪い人とは見えないな，と思っていたのです。ある日，所内の病棟対抗の野球大会があり，その人はピッチャーで投げることになってニコニコしながら，グランドに他の患者さん方と出ていきました。としばらくしたら，病棟が何となくざわついてきました。看護士さんたちの動きが忙しくなったな，と思っていたら，なんと，さっきニコニコしながら出ていったその医大生の人が，目を

いっぱいに見開いて，恐怖におののくような表情で真っ正面を緊張しきったまま見つめ，全身を硬直させて棒立ちのような格好で，一人では歩くこともできず，両側から腕を看護士さんに支えられてようやく歩いて戻ってきたのでした。看護士さんに伺ったことによると，ピッチャーズマウンドに行って2，3球投げているうちに見る見るうちに表情がこわばり，体が固くなって，動けなくなったとのことでした。そのときのことを別の看護士さんがあとから話してくれたことによると，投げているうちに，彼のなかに巣くっていた蛇が怒りだし，暴れだしたので，怖くなって動けなくなってしまったのだ，とその医大生が話していたとのことでした。いまの知識で言えば妄想体験から発した緊張病性の混迷状態ということになるでしょうか。

またこういうこともありました。わたしは，この第一回の武蔵時代は半年にしか過ぎなかったのです。その年の10月には内村先生の神経研究所附属晴和病院にお世話になることになっておりました。その日が近づいてきたある日，ロボトミーの傷跡が生々しくはっきりうかがえる一人の患者さんが看護室に来ている，と看護長が知らせてくれました。行ってみると，その患者さんが背の高いコップに並々と黒い液体を入れて，わたしに是非飲んでほしい，といって，穏やかそうな表情で立っていました。その患者さんの言うところでは，先生にはお世話になったので，わたしの感謝の気持ちを表したいというのです。で，その黒い液体は何なのか，と聞く看護士さんたちに答えて，彼が言ったことには，インスタント・コーヒー，紅茶，オレンジジュース，お茶が入っているというのです。これにはわたしは呆気にとられ，驚いてしまいました。残念ではありましたが，もちろんそのまま飲む気にはなれませんでした。しかし，わたしがいまでも思うことは，分裂病の方の感謝の気持ちというものがいかに濃厚で，いかに何重にも濃縮されているか，という事実でした。わたしが初めて自分ではっきりと分裂病の方に出会ったのはこのときでした。

ちょうど同じ頃，東大から移ってこられた原田憲一先生がおられました。あるとき，原田先生が，何もかも忘れて慢性分裂病の患者一人だけを受け持ってかかりきりになって治療するということができたらな，と言われたことがわたしのその後の臨床の姿勢に大きな影響を残すことになりました。その原田先生はまもなく信州大学に赴任なさいました。

晴和病院そして小川日赤へ

　神経研究所附属晴和病院では，武蔵とは異なり，急性の患者さんにたくさんお会いいたしました。分裂病では急性期が過ぎた後に持続的な変化が残る，ということはおぼろげながら知識として持っておりましたが，その持続的な変化が，しばらくするとだんだん治まって，患者さんは元気になっていく，という例にたくさん出会いました。「欠陥状態」と違うのかしら，という疑問が，当時読んでいたコンラートの「Die Beginnende Schizophrenie」にも触発されて「残遺状態」のテーマとなり，10年後にわたしの学位論文となりました。

　晴和病院には3年お世話になった後，わたしは埼玉県の小川赤十字病院に参りました。当時は赤星進先生がおられました。そこで初めてケースワーカーの方や心理の方たちとのチームワークがいかに大切であるか，ということを教えられましたし，秩父の山を越えて往診するという経験もいたしました。たくさんの人が俺を殺そうとして家の周りを取り巻いて騒いでいる，といって，着の身着のままで，何カ月もお風呂にも入らないでいる，という青年に出会いました。結局は入院になったのですが，汗で汚れてどろどろになった靴下を何枚も履いていたのを脱がせてみると，足の爪が青竹色で，節を作りながら，10センチくらいに伸びて足の裏の方に曲がって重なっていたのにはビックリしました。こういう重症の人でもちゃんと治療すると本当に良くなっていくのにはこれまた驚きました。

　小川には2年おりました。小川日赤は武蔵とも関係が深く，豊田純三先生もおられたことがありましたし，清野昌一先生も来てくださり，一緒に西丸訳の「ヤスパース：精神病理学原論」の抄読をしてくださいました。

　しかし，どうにももっと勉強したいとの思いが強くなり，秋元先生，安藤先生にお願いして武蔵でお世話になることになったのです。1975年1月のことでした。それから第2回目の武蔵の15年間となります。わたしはここで，男子慢性開放（通称4－4病棟）に4年，女子急性に7年，アルコール病棟に2年，てんかん病棟に2年，外来専任医として1年と，多彩な経験をさせていただきました。何よりも，秋元，安藤両先生から，精神科医としてもっとも基本的なこと，患者さんを大事にする，という姿勢を暗黙のうちに教えていただきました。

　しかし1カ所に15年も勤め，急性病棟の受け持ちをやっていますと，外来の患者さんはどんどん増えて参ります。わたしは外来の診療が時間ばかりか

かってなかなか終わらなくなってきました．時には朝9時に初めて，終わるのが夕方5時過ぎというようになってしまいました．これではいけないということで，もっとゆっくり診療できるところはないか，といろいろな単科の病院を見せていただいたりしていたのです．そのとき東大の教授になっておられた原田先生から分院に来ないか，というお話をいただいたのでした．

東大分院へ

分院神経科には結局12年間勤めさせていただくことになりましたが，その中でもっとも印象に残っていることは何といっても帝京大学の内沼先生，本院の中安先生と共に「連続幼女殺人事件」の精神鑑定に関わらせていただいたこと，そして昨2000年9月に，安田講堂，山上会館そして医学図書館を会場にして日本精神病理学会第23回大会を開かせていただいたことです．臨床的には，分院の時代にはわたしは入院の患者さんは診ずに外来の患者さんのみでした．しかし，わたしは，武蔵時代に慢性の病棟に長くいたこともあってか，いつしか，慢性の患者さんの治療にじっくり腰を落ち着けて取り組んでみたいと思うようになっていました．これは先にも述べました原田先生のひと言がわたしのなかに大きく残っていたことにもよると思います．

実はわたしが，今日このあと報告させていただくような，治療に関する姿勢を身につけるきっかけとなるような忘れられない出来事が，2度目に武蔵に勤めさせていただいたときにあったのです．まずそれについてお話しさせていただきます．

国立武蔵療養所慢性病棟での経験

それはわたしが4－4病棟という慢性男子開放病棟にいたときのことなのです．開放病棟なので，月に1回病棟全体の院外レクリエーションが定期的に行われていました．青梅の梅を見に行くとか，御嶽山や高尾山に行くとか，そう，プラネタリウムにも行きました．ある夏のこと，日光に1泊旅行したことがありました．バスを借り切って，中禅寺湖畔に泊まりました．帰りのバスの中でのことでした．バスの窓から眼下に華厳の滝が小さく見えたのです．めざとい人がこれを見つけ，みんなに呼びかけたものですから，みんなが「どこ？どこ？」という風に窓辺によったのです．わたしもつられて，身体をよじるようにして窓からこの景色を見たのです．ところがちょうどわたしの隣に座っていた彼は，このようなみんなの動きには全く無関心で，体を

少しも動かそうとはしないし，じっとうつむいたままなのです．それに気づいたわたしは彼に「おい，見ろよ，すごいよ，華厳の滝が見えるぞ！」と声をかけました．しかし彼はわたしの声かけにも一向に無関心で，何の反応をも示さないかのようでした．当時のわたしは，慢性の患者さんには持続的な働きかけが大切だ，と固く思いこんでおりました．そこで今度はわたしは隣の彼の肩を何度もトントンと叩きながら，もう一度「見ろよ，すごいよ！」と彼の気持ちを窓の外のすばらしい（とわたしは思っていたわけです．こういうすばらしい景色は誰もが感動するもの，と一人決め込んでいたわけです）光景に目を向けさせようと試みたのでした．

その途端でした，彼が鋭い視線でわたしを真正面からキッと見つめるようにして「うるさいよ，先生は！」と一括するような声を上げたのです．わたしはそのあまりにも激しい声の調子にそのまま後の句を継ぐことができずに，まさに啞然として，ただオロオロ，ドキドキだけでした．ふと見ると，彼はみんなとは反対に窓の外の光景を背にして，うつむいて何事もなかったかのように黙っているのでした．

それ以後も彼とは病棟で会うと，おはよう，とか声をかけていました．彼は黙って会釈を返してくれました．だから，彼があのような思いもかけなかった態度を示したのはあのときだけのことだったのかもしれないとわたしは自分ながらホッとする思いだったのです．しかしこのときのことはわたしにとっては決定的な何かを感じさせるに十分でした．この経験は，慢性の患者さんに対して，積極的に働きかけることが無条件に善である，というそれまでのわたしの考えを完全に改めさせることになったのでした．それ以来，慢性の患者さんにどのように関わったらよいのか，ということがわたしのテーマとなったのです．

今日は，わたしが分院赴任当時から12年にわたってその経過を見させていただいたある慢性の女性の方の治療について報告いたしたいと思うのですが，わたしの臨床の30年あまりのなかでいろいろな患者さんと出会い，たくさんの先輩の先生方，看護婦さん，ケースワーカーの方々，心理の先生方からいろいろなことを教えられてきました．今日これからお話しするのは，わたしがそのなかから，こういう姿勢があると，もしかしたら，ガムシャラに積極的に働きかけるより，少し違った結果になるかもしれない，というわたしのささやかな経験に過ぎませんがお聞きいただきたいと思います．

<症例呈示>
A子　初診時23歳
初診時の主訴：頭痛，吐き気，易疲労感などの身体症状，イライラ，落ち込み，絶望感，自己不信感，人が気になる，見られている，噂されている，などの思いがあるため外出ができない。テレビで言っていることが自分と関係があるみたいだ。

生育歴：胎生期，周産期に異常なく，その後の精神身体発育も正常。幼稚園入園後しばらくして腹部症状あり，その後友達ができなかった。小学校時3度，高1時に1度，父の転勤で転居。小4の頃，生徒会役員に選ばれたが重荷で，かえって自信をなくすことになった。高校は第1志望に入れず，多少劣等感をもっている。高2の頃，上記訴えが強く，一時不登校，しかし本来真面目な生徒だと言うことで，3年に進級できた。（以下現病歴へ）

家族歴：父は某電気関係企業の管理職。趣味は読書と園芸。本人小4の頃から19歳までに骨折，十二指腸潰瘍，脳出血，腎腫瘍などで都合9回入院を繰り返し，A子21歳時に56歳で死亡。後に彼女が話してくれたことですが，それまで父は仕事に忙しくて，ほとんど彼女と行き違いの生活であったが，父が病気になった後家にいることが多くなったため，父の世話を焼いたりで，仲良くなることができた，と言う。母は主婦，時にパートに出る。同胞3人，2歳上に兄，3歳下に弟がいる。母によれば，兄や弟とはほとんど話をしなかった。兄は最近結婚し独立。現在，母，弟と3人暮らし。精神科的な負因はない。後に猫3匹を飼い，母とA子が面倒を見ている。

病前性格：家では明るいが外では引っ込み思案，真面目で努力家，やや高望みの傾向がある。友人は多かった。（母による）

現病歴：中3の頃，腹鳴がひどく，クラスの皆が見るのが気になった。

高1の頃，外に出ると人に見られている感じがして緊張で足がすくみ，顔から血の気が退き，また壁の色が気になったりもした。このため担任から勧められて精神衛生センターを受診。最初カウンセリングのみだったが，その後薬物が処方された。通学は「必死になって続け」（本人）卒業した。

1986年，大学受験に失敗（家政科を志望していた）。1年宅浪することになった。その年の夏頃から，テレビで悪口を言われる，と言い出し，テレビの放送内容を自分と結びつけ，ほとんど家に閉じこもる生活となった。このため近医の内科医を受診，ドグマチル150mg，リーゼ15mg 3×などの投与を受けた。

1987年になり，受験が近づいてくるに従い感情不安定となったため大学をあきらめ，4月から1年間池坊学園に通った。1988年4月からは同学園の師範科に通っている。1989年3月，父が死亡している。その後も上記諸症状が続くため，近医の紹介にて当科受診となった。

1990年9月某日，母同伴にて当科初診(以下特記しない限り母同伴)。どこにいても誰かに見られているように思ってしまう。放送局の人たちに見られている感じがして見たいテレビが見られない。そのために神経が高ぶってしまう。外に出るのが怖い。人に憎まれているようだ。生きがいがないのが一番辛い，などいろいろ訴えるが，その生きがいを一緒に探していこう，と話すと最終的にはこちらの励ましにうなずいて笑顔を見せる。

初診時の印象：髪は整ってはいるがパーマはかけておらず，顔色やや蒼白気味，面長でやや長身，痩せた体型，年齢相応の女性。礼容は整，服装は地味ではあるが暖色系のスカーフをしていたり，キチンとしている。言葉少なで，自分からは話さずにうつむいている。

一見硬い表情ではあるが接触は悪くなく，乏しいながらも感情の表出も見られる。対話も成立する。基本性格は分裂気質であり，症状としては，幻覚は欠いているが，思春期の自我漏洩様体験から始まった，注察観念，被害妄想様の自己関係付けを中心とした分裂病と考えて経過を見ることにした。

なお，処方は前医の内容を踏襲し，次のようにしてしばらく経過を見ることにした。

  Rp. 1) sulpilide(200) 5 tab(2，2，1)
     perphenadin(PZC)(4) 2 tab(1，0，1)
     lorazepam(wypax)(1) 3 tab,
     akineton(1) 3 tab
       3 xndE
    2) flumedin(pulv) 8 mg
       3 xndE

この処方は以後12年間基本的には変わっていません。現在ではsulpilideは6錠，perphenadinは3錠，flumedinは3mgと変わりましたが，lorazepam，akinetonは同じです。

表1 症例A子 治療経過概要

'90/ 9	（23歳）分院神経科初診 2，3週毎に母同伴で，ほぼ規則的に通院
'90/12	「監視されている」
'92/10	「自分の奥歯に盗聴器が仕掛けてある」
'93/ 4	初めて単独で面接
'93/ 6	「前より監視が強まって新聞も読めなくなった」 「面接場面でも盗聴されている」
'94/ 2	「監視がひどい。カメラとか何とかではなく，顔のまわりにまといついてくる感じだ」
'95/ 5	反応のない，こちらがギクリとするような硬い冷たい態度
'95/ 7	初めて単独で来院
'95/ 8	「お花を習いたい」
'95/ 9	「DCに通いたい」
'96/ 7	母と5年ぶりに映画館で「スーパーの女」鑑賞 「楽しかった」と！
'97/ 1	DC開始（2週間に一度，「料理」のみ）
'97/ 3	単独でお花に通い始める
'98/ 2	「アルバイトがしたい」
'98/ 9	新しく開店する「スーパー」の店員に応募， 約2カ月勤める。
'99/ 5	「作業所」への通所始まる。以後しばしば単独で来院。

　治療経過の概要は表1に示してあります。この経過概要から知れることは，治療が始まってだんだん病状についての訴えがひどくなって，それが1995年の5年5月に至っていることがわかります。これを機会に経過は，その都度一進一退を繰り返しながらも全体としては回復に向かうという経過をたどります。

―――監視されている
'90年12月某日
　自分の存在が他人に知られている。家の中にカメラか何かあって，誰かに監視されているように思う。自分が悪い人間なので，テレビの画面から監視しても当然だ，といった風にやっている。「常識では考えられないことはわかる。でも例外はある」と言う。生きる希望がない。普通の人には自分がある。しかし自分にはないように思い，自信がない。心がどんどん小さくなってい

き，考えの幅がどんどん狭くなってしまうようだ。自分の感情をコントロールするのが難しい，と途切れることなく訴え続ける。

'91 年 5 月某日
持参したメモには「監視されている」が 4 度も記されている。しかし，一方では外に出て働きたい，とも書いてある。自分が外に出て，他の人に（世の中の人に）迷惑がかからないか，と聞いてくる。「世の中の一人としてわたしが保証します」と伝えると，恥ずかしそうにうつむいて笑う。

——自分の奥歯に盗聴器が仕掛けてある
'92 年 10 月某日
この 2 週間あまり調子はよくなかった。精神的にも身体的にも。監視されている。これは感じではなくて実際にそうだ。現在のような生活を続けていることに対して周りの人がどう思っているか。病院に来て話していることもすべて盗聴されている。自分の奥歯にも盗聴器が仕掛けてある。＜どうしてそう思ったの？＞それは言えないが……。具合が悪い，ということは気持ちが沈んでしまうということ。監視される度合いが強くなること。大学に行かなくては，と思って勉強を始めるが，そうすると具合が悪くなる。大学に行かなくてもよい，と思うときもあるが，そうなると今度は人生の目標を失ってしまうことになる。大学なんか行きたくもない。大学がバラ色だ，という考えは全く自分にはない。大学には人間のいやな面がたくさん詰まっている。それでは社会に出ようか，と思うと，一般常識を持たねばならない。一般常識を勉強するのは楽しい。しかし社会に出るにはやはり責任があるし……。＜そういうジレンマを面白がって監視している？＞監視なんてあってはならないこと。テレビもそう。お互いにそんなことしないで，見知らぬ間柄でやっていた方がよかった。自分たちもそれで動揺したりして……。それに外に出ると嫌われているような気がして……。自分は父親をすごく尊敬しているので，いまのこの自分を見て父親を想像されるのはいやだ。「あの父親の娘なのに何もできない」と言う。「自分の存在のなかには，父親というものが相当強く残っている」。父は 3 年半前になくなった。大学にこだわるのは父が大学を出ているから。それにもかかわらず父の期待に応えられなかった自分。もし自分が大学に入ったら父は喜んでくれると思う。その期待に応えたい。しかしその父も最後のときに，もう池坊でいいのではないか，と言ってくれた。でも

自分はその父のことばに納得できなかったのかもしれない。勉強するということが自分のなかに深く組み込まれていて，勉強していないと不安になる。勉強なんかばかばかしいと思う。無駄な時間を使って……。一人で勉強しても何の益にもならない。父は勉強しろなどと決して言わなかった。押しつけたりもしなかった。父の立派な姿を見て自分もそれに応えたいな，と思う。父はプラス思考で，心の広い人，いつも胸を張って歩き，弱音も吐かないとても優しい人。＜あなたにとって宝物だね！＞（笑う）

――初めて単独で面接
'93年4月某日
最初に本人一人で面接。（これはわたしが主治医になって初めてのこと。）この2週間体調は悪くはなかったが，精神的には辛かった。監視とか，盗聴。＜一番辛かったときのことを話してくれますか？＞……忘れました（主治医にとってはやや意外な答え）。来院の途中ずっときつかった。＜自分を責めてしまうことある？＞あります。＜どういう点で？＞……いまが一番できそうなときと思うのに，何もできない。目標もないし……。それに監視も盗聴もひどくなっているので，だめだと思ってしまう。＜目標もない？＞……また勉強を始めたんですけれども……。＜自分を責めるのは自分がだめだ，ということ？＞　……よくわかんない。＜わたしはどんなことがあってもあなたを責めないつもりだ。だからあなたにも協力してほしい。もしあなたが自分を責めたら，わたしのそういう姿勢は無駄になってしまうし，監視や盗聴に協力してしまうことになる。＞……。＜わたしの論理はおかしい？＞……（泣き出す）。＜協力してくれる？＞……（うなずく。終わりにはにこやかに挨拶して退出する。）

'93年5月某日
どこか家の近くで家を建てている。その音が自分を見て叩いているような気がする。盗聴されているという感じは，以前より強くなっている。テレビ局や新聞社など，いろんなところでカメラが映っているようだ。テレビに出演する人たちが，わたしのことを悪い人間だ，高慢な人間だ，と考えていて，不愉快がられている……。わたしは一人の人格とは考えられてはいなくて，監視してもいい，人権を認める必要のない人と思われているようだ。市会議員の選挙で，スピーカーが自分の方を見て話しているようだ。見られている，

盗聴されている，というのは100％そうだ。いまこの診察のときも盗聴されている。わたしは自分が悪い人間だとは思っていない。わたしの言っていることは真実。しかしそれを信じている人はいない，（と言って笑っている！）わたしの言っていることがすべてその通りだとわかっているから，また言っているわ，と冷やかしに言っている。（今日はいろいろよく話す。）

——前より監視が強まっている
'93年6月某日
治療してもらった自分の歯に盗聴器が付いている。駅からタクシーに乗ったら，中でラジオが早口になったりする。前より監視が強まって新聞を読む気力もなくなった。面接場面を誰かに盗聴されているようだ。監視されるようになってから，盗聴も少しずつ強くなった。自分の行動の一部始終を監視されているように思う。自分のとった行動が外に筒抜けのように思う。テレビとか新聞，雑誌との関連性があるようだ。載っている写真とかが自分と関係がある。（退室時にはニッコリと自然な笑顔。本人の訴えが嘘とはとても思えないが，実際にはないだろう，と伝えてみる。）

'93年7月某日
監視されていないよ，と言われると余計されているように思う。2階に行って下の部屋でテレビをつけていると監視されているように思う。いろんな過去のことが関係している。母と話しているときにも，聞かれているようで，自分の言いたいことも言えない。電車の中でも見られていた。周りの人に見られているというのではなくて，どこかにカメラがあって，監視されているという感じ。近所の人にも変な奴だと思われていた。世の中と自分が何となく違うようで，それを見られているようだ。自分が正常かどうかが気になり，見られている，ととることもある。そういうことで強く悩んでいたとき，父が，人間は誰でもそういうことがある，と言って教えてくれた。それで大分心が休らいだ。精神的にはひどく疲労困憊している。勉強すると具合が悪くなる。もし病気だったら，もっとその人の立場に立って考えたり，見たりしてくれてもいいはずなのに，何かおかしい。自分を病気とは見てくれない。差別されている感じ。（前回の治療者コメントに対するA子の応答？治療者の姿勢に対する多少の批判かもしれない。）

'93年8月某日
監視がひどくなった。頭がすごく痛く，布団をかぶっても眠れない。本を読んでも右の顎の下が痛くなる。今までに何度もあった。精神的に圧迫されているときにとくに痛む。鈍い痛み。来るとき，特急のアナウンスが，自分の方を見ながらやられているような気がした。自分の部屋にいるとき，とくに夜が一番強い。診察室でも盗聴されている。＜誰が盗聴？……誰が盗聴しているかわかる？＞わかる。……一部。＜誰？＞……（返答無し）。盗聴監視で自尊心が傷つけられる。他の人が居るときにはされないで自分のときにだけ監視される。自分が生きる目標を失ったことにより監視が強くなるということもある。
最初の1週間は頭痛，口内炎などがあり，体調が悪かった。次の2週間は体調は変わらないが，精神的にも良くなかった。来院の前後に，疲れてしまい，体調が悪くなることがある。母から見ると，頑張り虫の性格。外に出てやりたい，という気持ち，やらないと申し訳ないという気持ち。家の中のことだけでは満足できない。それを満足させようとして読書をするがそれでも満たせない。（申し訳ない，と言うので，監視に対してはあなたに責任はない，と伝える。）この間たまたまテレビを見た。自分に偏見があるため，テレビに向かってすごいことを言った。申し訳なかった，と言う！＜あなたは優しいのね，自分を責める人に申し訳ない，なんて。＞（ここのところ身体症状の訴えが多くなってきている。）

'93年12月某日
監視が1日中続くことはない。そのときの状況によって長かったり，短かったりする。珍しく自分から母に席を外してほしいという。過去を引きずっていることが一番辛かった。監視されるということもみんなそういうところからきているんではないか，と言う。ちょっと辛かった過去。＜それで自分を責めてしまう？＞そこからいろんなものを作り出してしまう。過去を引きずり，みんなに誤解されている部分もある。＜誤解を恐れなくてよい。あなたの責任ではない。それから解放されてよい。＞普段は忘れているけれども，自分の潜在意識のなかにあって引きずっている。それに沿って流れているのではないか。母は誰でも一度は通り過ぎることだ，と言うが自分はそこに立ち止まっている（と言って，こちらをまともに見てニコッとする）。＜何か，きっかけがあった？＞中学のときの片思い。お腹が鳴ったり，朝礼のときみんながわ

たしの後に付いてくるような気がして，それに片思いのこともあって，みんなから机を離されるような……。見るものが何もかも無感情になってしまった。＜女の子としては辛かったね。＞でも学校に行かないと罰を与えるぞ，と言う神様がいて，仕方なしに学校に行った。＜何かに脅かされて？＞脅かされて，というわけではないが，自分で発破をかけて……。その時何がなんだかわからなくなっていた。そのときから病気になっていたと思う，と言う。（「監視」は，本人にとっては今のままではだめだ，もっとちゃんとやれ，というサインなのか？）

―――監視がひどい。顔にまとわりついてくる感じだ
'94年2月某日
監視がひどい。カメラとか何とかではなく，顔のまわりにまとわりついてくる感じだ。近くの家の改築工事で，大工さんがトントン音を出す。聞こえてくる音が自分を責めているように思う。自分が変な歩き方をしているので，それを真似されるように思う。熟眠できない，夢ばかり見ている。自分の話すことが聞かれているという感じがある。監視はわたしの方に何か理由があるからしているように思う。しかしどんな理由かはわからない。（あなたが自分に厳しすぎる，ということと何か関係はないだろうか，と言ってみる。）自分が自分に厳しいということと監視とは全く別，監視は確かにある。わたしがたとえどんな人間であっても，監視などということが許されるはずはない，と言う。最近はずいぶん自分がイージーになっている。しかしそれがかえって辛いと思う。家の中で監視される，というより，大工さんの音の方が気になる。音が監視を象徴しているような感じがする。前々から音に敏感。何か音が身体のなかに食い込んでくる感じがする。＜だらける，とかイージーなことはあなたにとってはいけないことですか？＞自分はそんなにがんばりやというわけではないが，自分の心がだらけてくると，許せなくなる，ということはある。＜それを許すとどうなる？＞……気が滅入ってきてしまう。＜どうして気が滅入るのかな？＞何か自分の希望から遠ざかっていくような……。＜自分の理想と言ってもいいですか？＞（うなずく。）＜だとしたらとても辛いね？＞（うなずく。）何か役に立っていたい。母は，みんなの留守の間自分が家を守ってもらっているので，大事な存在だ，と言ってはくれるが，わたしも仕事してみたいな。家にいるのが，外に出るのと同じくらい辛くなってきている。

＜あなたの希望は？＞大学に受かりたいし，仕事もしたい。外に出る目的を持ちたい。母は無理していく必要はないと言うが。本当にしたいことが監視のためにできない。……自分でもよくわかんない。いつもさっぱりしない。霧がかかっているか，考えれば考えるほどわかんなくなってきている。よくわからないが，自分らしく自分らしい生き方をしたい。他人に迷惑をかけずに真面目に生きたい。＜いまのあなたは変わる必要はない。監視が何と言ってもいまのあなたでよい。それがあなたの自信につながる。あなたは今のままでも十分魅力的である。変わる必要はない。いまのあなたが楽しんでやれることを少しずつやることだ。そうするとあなたは変わってくると思う。＞

'94年3月某日
表面的には落ち着いて見えるでしょうが心のなかは荒れている，見られている感じ。恥ずかしいというより悔しい。テレビも見れずラジオも聞けず。言いたいことも言えないから。見られていると思うと何やっても楽しくない。病院に来ると，他の患者さんたちや，先生たち，看護婦さんなどにいやがられているように見える。態度でわかる。街でも電車の中でもいやがられている。意地悪な目で見られている。何か厄介者扱いにされている。＜わたしもそう？＞……わかんない。＜もしわたしについてわかんないと感じるのなら，未知の人を冷たく感じることは無理のないこと！＞　先生のことは信頼しているんですけれども……。＜自信ができれば監視も薄くなる＞わたしは変なところに自信があるんです。自分に正直に生きようとしている。誰も認めてくれなくっても，家族や先生が認めてくれればよい。＜それはとても大切なことだ！監視する人たちよりも先生や家族の方が大事だ＞母もそう言っています。

'94年4月某日
監視している人は特定の人。たくさんいる。本を読んでいると，その著者に，あいつがわたしの本を読んでいる，と言われているようだ。いまアンデルセンの自伝を読んでいる。＜アンデルセンならあなたの気持ちは十分にわかってくれるでしょう＞（フッと下を向くがうれしそうに微笑む。そこでわたしは同じ言葉を2度繰り返す。）監視している人は有名人，新聞に名前が載っているような人，社会を代表するような人たち。そういう有名人のまわりにはいつも監視カメラがある。その人の所にいつもわたしのことが伝わっていて，

わたしのことを監視しながら，余裕を保っている．意地悪な目で見ているとか．そのカラクリはわかんないけれども．そうしているなかに自分がだんだんいやらしい人間になってしまう．＜あなたは自分が好きですか？＞わたしは自意識過剰です．＜それは少しもブレーキにならない．＞でもかえって自分の足らない点が目について苦しい．＜でも足らない点があるから好きだ，ということもある．＞わたしは自分が嫌いではありません．＜そのことを聞きたかった．たとえ有名人が監視していたとしてもあなたはその有名人に少しも遠慮する必要はない．＞じゃあ，好きなことをしていていいんですね．外に出てもいいんですね！＜その通りです．＞

'94 年 6 月某日
大工さんの音が続いている．音だけでなく監視されている感じ．自分が何かしようとすると音が響いてくる．自分を見ながら立てられているようで辛い．意地悪されているみたい．バカにされている．自分は何も悪いことはしていないのに．見ていて音で刺激してくる．音が自分に絡まってくる感じ．攻撃されているような感じがある．ひどいときには辛いので雨戸を閉めきっている．辛いけれど，自分の部屋にいる以外に仕方がない．外に出たいけれども出られない．（今日はいつになく表情硬い．自分のことをカメラで見ながら，音を立てているような感じ，だと言う．この，いまの診察場面も聞かれている，と言う！どういう風に対応したらよいですか，と言う．あなたには責任はない．そのことで自分を責めなくてもよい，と言うと，全く素直にそういう風にやっていきます，と言う．）

'94 年 8 月某日
受診後 1 週間はよいが次の 1 週間は調子が悪い．この 1 週間はとくに厳しかった．それでも横浜に中学時代の友達を訪ねて一人で出かけていった，と言う．「友達はみんな明るくて，わたしが暗い印象を与えるのではないか，と心配だった．」＜あなたは心配りが実に温かだ．誰に会っても遜色はないと思う．しかし，自分が他人に不快な思いを与えるのではないか，とあまり真面目に他人に対する自分の対応の完全性を求めることがありますね．その方向が，周りがあなたを責める方向と一致していますね．自分はこれでいい，という思いが持てるといいですね．＞

――人格がなくなってしまった
'94年12月某日
今週は身体的にも精神的にも調子が悪かった。大事なものがなくなってしまった。人格がなくなってしまった。情けない話です，一番望まない自分になってしまっている，と言う。小さい頃に遡って，あのときはこうだった，ああだったと言いながら，母を責める。自分が穏やかにしようとすればするほどかさにかかって意地悪をしてくる。わたしの行動はすべて外に流されているような感じがある。自分が人格的に安定していると思う状態を崩そうとしている。悪い状態だと，ざまあ見ろ，ということになる。（調子がよいと思われるのに，次のときにはこのような訴えが来る。診察に必ずしも満足できていないのではないか。主治医もこのままでよいのか多少不安になった。）

'95年3月某日
テレビから見られているということは父が健在の頃からあった。小学校4年の頃に，実にいやな思い出があり，そのことで自分を責める傾向がある。純粋，まとも，これをゆるがせにするようなものが自分のなかにあることが許せない，と言う。責めるのも自分，責められるのも自分，いずれにしても大変なこと，と伝える。よく夢を見る。小学校4年の頃のこと，話そうか話すまいか，考えつつ来たので，来るときに疲れてしまった。迷ったときには無理をしてまでも何かをしようとしない方がよい。実は小学校4年のときにある役を引き受けたが，それがうまくできなかった。5年，6年となるにつれて辛くなっていった。学校には行っていたが，と言う。

――反応のない，こちらがギクリとするような冷たい硬い態度
'95年5月某日
蒼白な顔色，黙ったままうつむいている。盗聴と監視が激しくなっている。いまのような生活をしているのがいやなんです，辛さばかりが残って。何を考えても皆筒抜けになってしまう。それも相当広い範囲に伝わってしまう，と。いつになく硬さ，冷たさが目立つ。こちらが少し冗談を言って，なんとか笑いを誘おうとするが，それには全く乗ってこない。かえってこちらが面食らってしまうほど。
　（この患者は面接開始直後はいつもこうである。そのために，前回の面接で得られたほんの少しの気持ちのつながり［ができた，といつも感じるのであ

るが，それ］を頼りにしてそこから始めることができず，いつも全く初めからやり直さなくてはならないような感じに襲われる。必ず，精神的にも，身体的にも，今回が最悪であった，という答えかたをする。しかし，今日はその感じがいつになく強い。時々，口元を歪め，一方の口角を緊張させる。こんなことは初めてである。そして，自分の考えていることなす事のすべてが筒抜けである，と言う。今日はこちらが，セレネースあるいはインプロメンの増量を真剣に考えたほど，反応が冷たく，こちらがギクリとするほど，人が変わったように感じた。）

――後から考えてみると，このときの記録は，いくら力を注いでも，いつも同じことの繰り返しだ，という思いに駆られている，わたしの怒りが表現されているように思う。

――初めて単独で来院
'95年7月某日
単独で来院したという。これは治療が始まって初めてのこと。4枚のメモを持参し，最初に1枚を手渡してくれる。主として病的体験についての訴え。しばらくして残り3枚を見せる。治療を受けている歯科医のことを，久しぶりに自分のなかに人が住んだと表現している。しかし歯の治療が第一で，早く終わってほしい，とある。この点を，歯科のお医者様が立派なので，治療がもっと長く続いてほしい，と言ってもいいんだよ，と言ってみると，笑いながらも，そういうことはないんです，と言う。あなたが今日，あなた自身の心のなかをはっきりと教えてくれたので，わたしもわたしが普段あなたについて考えていることをはっきりと言わせていただく，と言って，大略次のようなことを伝えた。盗聴や監視については，あなたが嘘を言っているなどとは決して思わないが，あなたが自分にとても厳しい，ということと関係があると思う。あなたは今のままでもすてきな方なので，自分に対してそんなに厳しくしないでもよいのではないか，と思っている。ありのままであなたはすてきだ。父についてのメモ書きから父が理想化されている。お父さんは確かにあなたのいう通り立派な方，「それに比べて自分は」という思いが強いようだ。これが盗聴，監視というかたちに外に投影され，外在化されていたように思う。あなたが心配しているような診察室での盗聴はない，と確信している，もし万が一あったとしてもその責任はわたしが引き受けます，と伝える。

――お花を習いたい
'95年8月某日
単独来院。明るいだいだい色のブラウスに淡い緑のスーツがよく似合う。落ち込みがひどい。気持ちが浮かない。カウンセリング（診察のこと）で明るくなる，と言う。人にも見られているが，それよりも監視カメラで見られている感じ。と言いながら「華道をやりたい」と言う。かつてお茶の水の池坊学園に通っていたこともある。＜OK　探してみよう！＞　この頃自分が意地悪になった，と言うので，飼っている猫に対してか，と言うと，そうではなく人間に対してだ，と言う。＜あなたはもっと自信を持ってよい。自分に厳しすぎるように思う。もっと満点をあげてもいいのではないか。今日のあなたはとてもすてきだ。写真にとっておくとよい＞（褒めると，確かに喜ぶ。）

――DC（デイケア）に通いたい
'95年9月某日
この2週間のうち，前半はそれほどでもなかったが後半がきつかったと言う。家に独りで居ると地獄みたいだ，監視，盗聴で，と。首を絞められているようだ，との表現がメモにあるので，聞いてみると，そのものなんです，といって乗ってこない。何かこちらが妙にはぐらかされているような感じ。そう言いながらも，DCに通いたい，と自分から言う。

'95年11月某日
なんだかわからなくなってしまった。前回あたりから，と言う。この2週間盗聴と監視がどんどんエスカレートしている。この診察室にはないが，自分の歯には盗聴器が仕掛けられていると思う。＜そのように考える理由は？＞自分でもわからない，見えるわけでもないし，触れるわけでもない。いやなことをされる，どんなことかは言えない，と。ここに来て自分の話したいことが全部しゃべれない。話したいのに，それができない。それが後になって残って，辛くなってしまう。話さなかったことが自分のなかに残って辛くなってしまう。ここでしゃべっていることがすべて聞かれているような気がしてしゃべれない。＜あなたが嘘を言っているとは全く考えていない。あなたは自分の経験をありのまま話してくれていると思う。でもここではあなたが話していることが盗聴されているということは100％ないとわたしは確信して

いる。だから何をあなたがしゃべっても安全だと思ってよい。＞すごく不愉快で，どうして，と思ってしまう。いやがらせされてもわたしは悪くないと思いたい。＜あなたには責任はない。悪くないと思ってよい。もしかしたら全然心配ないかもしれないよ！＞

今日のスカーフは感じが良くすてきですね，と言うとうれしそうな表情ではあるが，その気持ちを無理に抑えるかのように下を向いて口を歪める。この頃頬が少しく，丸くなったので，少し頬がふっくらしてきましたね，と言うと，これにもうれしそうな表情を見せる。退出時にこちらを正視して，ありがとうございました，とちゃんと挨拶していく。

'95年12月某日
この頃ますます盗聴がひどくなって，自分の部屋にいるのが辛い。外に出るとほっとする。でもまた戻ると辛くなる。他の部屋に行きたい，堪え性のない自分，と言う。＜自分に対して評価が厳しい。＞外部から圧力がかかって辛くなる。何となく身体にイヤーな感じが浸透してきてしまっている感じになり，具合が悪くなる。自分が下に見られているように思う。どこまで自分が良心的に生きられるか，感情をむき出しにする自分は露わにしたくない。外部はその場しのぎの鬱憤晴らしにやっている。わたしの努力を無にしようという感じ，性格破壊だ，と言う。自分を憎む対象としてやっている感じ。そういうことをされると苦しい。根も葉もないことを言いふらされているようだ。＜あなたの人格，人間性はわたしが保証する，あなたは他人の前に出てどこも恥ずかしくない人だ。あなたは他人から非難されるような人ではない。それはこれまでのあなたとのつきあいでわたしが確信している。＞

'96年2月某日
＜どうでした，この2週間の具合は？＞日によって違います。（答えは必ずしも素直な印象はなく，必ず何らかのネガティブな印象が付け加えられる。この印象は，面接の最初にいつも感じさせられる。治療者は幾分かのポジティブな返事を期待するのであるが，ほとんどの場合がっかりさせられる。あたかもそれを知っていてわざと——そんなことはないと思うのだが，そう思わせられるほど——やっているかのようにすら思えることがある。）監視や盗聴が，自分の身体に突き刺してくるような……。＜今年の抱負？＞特にないです，と素っ気ない。＜考えよう！家の中のことが少しずつできるようになると

いいですね。＞前よりできるようになっている，と言う。＜それはとてもうれしいこと！意地悪な人にはまともに対さなくてもよい＞

——わがままでよい！
'96年3月某日
何をやっていても監視の圧力を感じてしまう。一部始終を監視されているので生きられない。やることをみんな阻止されてしまう感じ。家にいるときには何もできない。外に向かって何か働きかけることもできない。監視している人はわたしが何かすることをことごとく邪魔をする。勝手な動きができない。わたしの動きが外に影響している。見られて恥ずかしい，ではなく，押しつぶされてしまう感じ。いつも傷ついてしまう。心が痛い。乱れてしまう。責められている，何を責められているのかはわからないけれど。向こうは監視を習慣化しているが，こちらは毎日，新しいこととして重荷に感じてしまう。相手をさせられてしまう。嫌々ながら付き合わされてしまう，図々しい言い方かもしれないが。そういう人に対してでも，こちらから傷つけることには抵抗がある。こちらがどんな風に対してもズケズケと図に乗って入り込んでくる。相手に自分の感情をぶつけたりしてしまうとかえって自分が歪んでしまうように思う。（主治医はこれまで，この監視の侵入に対して，全く主治医とは関係のない経験として考えてきたが，いまになって，これは主治医の対応に対する本人の反応とは言えないだろうか，と思った。）父や母が片寄りのない人なので，自分もそうなりたい，わたしはわがまま娘だから，と言う。＜わがまま娘でよい！＞

——うちの猫が，……
'96年4月某日
精神的に辛い状態だ，と言う。前回，……せねばならない，と考えすぎる，ということが話題になったということについて，「その点，母にもよくそう言われています」と言う。その点どう思いますか，と問うと，別にどうとも思いません，と表情を変えないでうつむいたまま答える。＜からだの調子は？＞胃の調子が悪い。水を飲むと痛む。昼，夜はあまり食べない。「精神的に滅茶苦茶なんです。」＜……もう少しその点について話してくれませんか＞もういいです。もう何もかもいやなんです。いまとっても辛いんです。＜どんな風に？＞……わからない……。滅茶苦茶……。＜言葉でどう言い表してよい

のかわからない辛さ，強いて言えば精神も身体もメチャメチャということね？＞（うなずいている。）＜いつ頃から？＞２週間ほど前から。いつも辛かったけど……。＜きっかけは？＞わかりません。＜この前の診察のときのことが関係ある？＞（うなずく。）＜言えないこと？＞（うなずく。）＜どうしてだろう？＞聞いている人が居る。ちょっとくだらないことを話してしまった，全部が全部ではないけれど……。＜わたしと関係ある？＞（首を横に振る）＜何か関係があるように思えるけれども？＞……（黙ってうつむいたまま反応を示さない。）何か家にいると自分がつぶされそうで……。監視とか盗聴で……。＜それが先生にはよくわかんないんですよ＞ちょっと気をゆるめると責められてしまう感じ……。＜わたしの見るところでは，あなた自身があなたに対して一番厳しいように思えるんだけれど……＞……考えたことない……。わたしは家で１日中寝ている。それがとてもいやなんです。母を送り出して，そのあと寝て，母が帰ってきて，夕御飯食べてまた寝る。＜具合が悪ければしかたがないのでは？＞みんなそう思ってはいないんです。＜他の人はともかく，わたしはあなたが横になっているのはあなたが具合悪いからだと思っている。＞どうしてわたしが見られなくてはならないのか，と思う。＜あなたは見られる必要はない。そのことはわたしはいつでもあなたのために証言する用意がある。＞

　（急に話題を自分の方から変えて）うちの猫が，わたしが辛いとき，２階のわたしの所に来て，部屋の隅で丸くなって寝ているんです。まるでわたしの守り神。＜わたしの仲間が増えた！＞（本人はとてもうれしそう！）弟も気を使ってくれる。＜それでは味方がまた増えた！＞（再びとてもうれしそうな表情。）＜あなたのそのような笑顔はすてきですね！今日のカーディガンのようですよ。＞（笑いながら）中学時代の友達の結婚式に出なくてもいいでしょうか？頑張って出ようと思っていたんですけれど。＜頑張らなくてもよい。無理をして出なくてもよい。＞駅前のビルで池坊のお花の教室がある。訓練のために行ってみたい，結果はどうなるかわかりませんけど。＜楽しい？＞（うなずく。）＜やってみたい？＞（うなずく。）＜それならやってみましょうか！結果はどうであろうと，そのときはまたそのときで一緒に考えましょう。＞

'96年5月某日
自分の体の中までむしばまれているように思う。目に見えないものに全身で体当たりするのが大変だ。家の中にカメラがいっぱい備え付けてある。これ

については疑う余地はない。感覚と現実のギャップがある。それを言うとまたやられる。＜誰に？＞それは言えません，すみません。薬は前より効いているようだ。最初はボーッとしていたが，だんだん効果が薄れてきているが使った方がよいようだ，と言いながら，家にいるときには調子が悪くてずっと寝ています，と言ってやや涙ぐむ。(この人は決して良くなったとは自分から言わない！主治医はやはり，良くなった，と言ってほしいのに，という絶叫にも似た思い！)

――5 年ぶりに母と映画を見る
'96 年 7 月某日
母に誘われて 5 年ぶりに，映画館に行き「スーパーの女」というのを 2 時間見てきた，と言う。楽しかった，と！これは特記に値する！それに，今日は体調がよいことを珍しく認める。仕事がなかなか決まらない，と言う。＜ゆっくり時間をかけていこう。＞（何度となくうなずいている。）自分でも笑うことを抑えるようにしているが，何度となく笑おうとしている。＜病気になる前はもっと明るく笑った？＞いえ，そんなことないです，と言ってまたうれしそうに笑っている。楽しかったことを素直に認める！実に珍しいこと！

'96 年 8 月某日
自分で自分を作っている部分がある。これがなかったらおかしくなって発狂してしまうだろう。自分の感情を抑えるということと，自分の性格をギリギリのところで保っているということです，と言う。＜前から気になっていたんだけど，盗聴，監視とわたしは何か関係がありますか？＞わかりません，よくわからないんです。＜自分に厳しいですね。＞自分にはよくわかりません。どうやって生きていったらいいのでしょうか，生活の根本的なことがわかりません。だんだん神経が細くなってしまって，いろんな小さなことに気持ちが敏感になってしまって。そこが病気だ，と言われればそれまでで仕方はないですけれど。いったい何を期待されて監視されているのかわからない。自分を信じ，自分を保つこと，それが自分らしく生きること。そうでないと自分を捨てることになる，自分を見失うということは感情に動かされて，精神も動かされてしまうことになる，と言う。三つ揃いのサマードレスがよく似合う。＜すてきですね！＞（うれしそうに）去年も着てきました，と言う。長い時間すみませんでした，と明るく挨拶して帰ってゆく。

'96年9月某日
自分が外に出ることによってみんなに迷惑がかかる，具体的なことは言えないが，と言うので，少しは迷惑のかかることもあると伝えると，でも自分も不愉快になります，と言う。わたしは真面目に生きているんです。でも自分がいやだと思うと，その気持ちが外に現れてしまうんです。瞬間的に見られていると考えて，自分がそのことにとらわれてしまい，そのことで，また自分が見透かされてしまうのではないかと思う。もっとも自分は別にいい人間になろうとは思わないが，と言う。別に見ている人をはっきり見たわけではないが，見られているということにとらわれてしまう。見られていることに不自然になってしまう。みんなが自分のことを知っているようだ，とくに自分の悪いところを突いてくる，と言う。＜見えない人のことは相手にしなくてもよい。相手に不快な感じを与えることを恐れるな。あなたはあなたのままでよい。＞

'96年11月某日
身体症状がますます悪くなってしまった。鼻が詰まって呼吸が苦しい。精神も身体も疲れてしまって，イライラも自制心が聞かなくなり，ちょっとしたことでカーッとしてしまう。失敗するのではない，変に思われるのではないか，といつも思ってしまう。自分で自分が信用できなくなってしまう。偏見で見るのは止めてほしい。＜少しでも，見られている，盗聴されている，という気持ちが薄らぐとよいね！＞わたしはどう生きればよいんですか，と言うので，失敗を恐れないで行こう，と伝える。自己規制が外化して，いまの症状を作っていることを伝える。

——よいお年を！「先生も！」
'96年12月某日
どうしてよいのかわかりません，と言うので，どういう点がわかればいいのかな，というとわかりません，と言う。睡眠も浅いみたいだ，朝起きると疲れが残っている，熟睡感もない。食事はどうかと問うと，しばらく考えてから，やおら顔を上げる。しかしこちらを見ないで，何でそんなことを聞くのか，といったように，いかにもうんざりした，という表情を見せる。ホッとできるときがない，本当はこんなに暗くなりたくないんだ，とも言う。自分

のすべてができないわたし，というので，どういう点で？と問うと，自分のすべてができない点だ，と言う。わからないな，と言うと，自分でもわからない，と言う。やや冷たい言い放しの感じ。この頃変なんですよ，気が狂いそうになるんです。何か自分のよいところが自然になくなっていくようだ。＜よいところを守ろうとしなくてもよい，あなたの場合はよいところは自然に現れてきているから。守ろうとすればするほど逆効果になると思う。＞わたしはどんどん変わってしまう。何か自分のなかでめまぐるしいほどの変化が起きている。どんどん変わるようです。＜止めようとしなくてもよい。あなたが自分で何かを変えようとしなくてもよい。＞盗聴はどうすればよいんですか？＜放置しておけばいい。＞じゃあ自分に自信を持ってよいんですね。＜その通り！＞診察終了時に，じゃあよいお年を！と言うとニッコリして，「先生も！」と返してくれる。＜いまの笑いが今年で一番よかったね！＞うれしそうに退出する。

'97年1月某日
明るい表情で挨拶。1週間前に保健婦さん，相談員の方たちに会ってDCのことを話した。その初日が1週間後に迫っているので緊張している，と。DCに出るのに失敗するのではないか，（失敗したら）みんなからそういう人と見られてしまうのではないか。いままで付き合うということがあまりなかったので，みんなとやっていけるかどうか心配。自分では厳しいと思っている。池坊を卒業するまで自分に厳しかった。そのために自分が閉じこもることになった。変わらないわたしというのがないように思う，と言うので，とにかく今のままでよい，と伝える。今日はうつむきながらも笑顔を交えてよく話してくれる。

——DC（デイケア）開始
'97年2月某日
調子悪いんです，と言うが，DCのことを聞いてみると，お料理でお汁粉を作った，わりと好評でした，と言って笑う。しばらく話した後，疲れが残るのだ，と言い「いまでも残っています」と言うので，そうですか，と応じると，急に泣き出し，それを必死でこらえている。わたしは何でこんなに屈折するんでしょうか。わたしは人に後ろ指差されるようなことはしていません。言えないけれどもわざとやっているのではないのに，と言う。どこにいてもそ

うだ．でも結局はわたしがちゃんとできないから仕方がない．わたしは外に出ても失敗ばかりしているから監視や盗聴されても言い返すことができない．わたしは自分がわからなくなってしまったんです．このままでいいのでしょうか，これから変わっていくんでしょうか？ DCに行くことになって外出がかえって辛くなった．池坊のときは2年すれば自由になれると思って一生懸命我慢した．もう殺人的な我慢だった．高校時代も中学時代も，小学校でもそうだった，と言う．（この人は決してプラスをそのまま認めない人．決して自分からはよい，と言わない人．よいことの反面に必ず自分しかわからないところで悪い面が増加していることを強調する．外から見ると全く元気そう，というと，必ず「いえ，決して元気ではない，その反対だ」ということになる．これは何か？分裂病者の両価性！）

　＜わたしの見るところでは，やはりあなたは自分に厳しすぎるのではないかと思います．もう少し自分を許すことがあってもいいのではないでしょうか．DCに行く決心をして，実行したことはとても大きなことです．このままでよい，少しゆっくりゆっくりと行きましょう．＞失敗して一番悔しい思いをしているのはわたし．＜失敗？＞今はどう言っていいかわからない．何でこうなるのか自分でもわからない．自分ではこのまま生き続けるのは限界かな，と思う．＜できるなら，もっとのんびりしてもいいと思いますよ．生活を楽しんでもいいと思いますよ！＞（うんうんとうなずいている．）子どものときから自分のなかに神様がいて，逃げることを許さなかった．神様がいたので，親が押さえつけたのではない．前が見えなくても（逃げることが許されなかった，ということ？）．小学校5年の頃から，明日の可能性というものが見えなくなった．それにもかかわらず頑張ることが要求された．とにかく逃げるのではなくて，自分のできないことでもやらなくてはならない，そう要求された．しなければならない，と自分が思ったということ．＜これができないと非難される？＞非難されるわけではない．誰かに言われたわけではないので．＜自分自身が耐えられない？＞……よくわかんないけれど……．それが少しずつなくなってきて，どんな生き方をしても明日が来るんだ，ということがわかってきた．何かすべてが神の試練だ，という感じ．小学校から高校にかけて，そして池坊の2年間もそうだった．＜DCは大きな決断だった！楽しんでいいということだ！＞（うなずいている．）

～今日のメモ～

　前回先生といろいろお話を致しましたが，その帰りに，あと2週間やっていけるだろうか，という不安がありました。表面的ないいことならなんでも話せるのに，本当に言いたいことがなんにも言えず苦しいです。年末にインフルエンザにかかり，とても苦しく，いままでになく，自分を取り巻く世界や，精神的に自分を保っている者に対して，悲観的な気持ちの毎日を過ごしました。自分でも回らない頭なりに自分をいろいろとコントロールさせて生活を維持しています。考えるのか，囚われているのか，同じ所を行ったり来たりしながら，出口が見つからず袋小路のようです。本当に答えなんかないのかもしれないけれど，こう考えたらどうだろう，ああ考えたらどうだろうといちいち思いついたことを書き留めたりしながら，自分のこころに取り込んで生活しています。自分が必要のない存在なのではないかとふっと頭をよぎり，落胆したときがありました。そんなときとても悲しくなりました。生きる希望も気力もなくしてしまうようになってしまった。けれど，こんなわたしでもいつも自分は正直に良心を持って生きる姿勢をもっていることに対して，ひょっとしてそれってかけがえのない自分の財産じゃあないかと思い直し，また誰に与えられた命ではなく自分の尊敬する両親にもらった大切な命なのだと考えると，生きなければいけない，と思いました。それに先生を始め家族や周りを取り囲む，わたしに関わって温かく支えてくれている人たちがいることはとても幸せなことなのだと思いました。先週の土曜日に2カ月ぶりにお花に行きました。久しぶりだったけれど，涼しくいけられて心が洗われるようでした。行ってよかった。なんか不安定だけれど，どう考えると生きていくのに余裕を持てるのか，またいまは難しいかもしれないけれど，外で自分を役立たせる何かが出きるといいな，と思っています。なんでもかんでも自分自身にマイナスにすべての現象が辛く関わっているのではないかと感じる気持ちから抜け出すことができるのか。もっとさらっと流すことができるのか，何かいい策はないのか。先生のお考えを聞かせてください。頑張ろうと思います。

'97年3月某日

「自分は理想を高く持ちたい。それを達成するために，努力はしていないんだけれども。」＜あなたは今のままでよい。辛さは別だけれど……。あなたは十分優しい。＞母もそう言ってます。……わたしが何か不誠実な人間なのでは

ないか，と思って観察しているらしい。＜それは観察する方の側の，完全な的外れだ！あなたはあなたのままでいい。自信を持ってよい。自分を厳しく見つめることから自由になってよい。＞（盗聴，観察はもしかしたら外部にあるのではないのかもしれない。しかしいずれにしても，あなたの苦しみは大きいことは確かだ，と伝える。いつもの重い感じが少し軽くなっているか？）

　～今日のメモ～
　心が渇ききると，自分の感情も態度も粗雑になってしまう。表面に現れなくても心のなかはとても苦しく流れてしまう。世の中のこと，わたし個人のこと，いろいろと傷つくことが多い。自分が信じられなくなったり，怖いほど殺気がしている。すべてに優しくなれず，余裕をなくしている。とても高慢ちきなことだが，自分が世の中のあらゆることを背負っているようなやりきれない気持ちを持ち続けてきた。けど，わたしは考えるときにも動いているときにも一生懸命でいる。自分を強く見つめている分，外部からの，あらゆることに攻撃されているといった気持ちが辛く，お前が悪い，と言っているよう。だけど，もっと冷静に考えてみるとこれは正しいかわからないけど，世の中の一人一人が心がけないと世の中はつぶれてしまう。
　いまわたしが一番辛いのは，監視や盗聴その他の重要な問題。それを生活のすべてにしてしまってはいけないのだと思うけれどいつもまつわりついてくる。とても苦しく辛く憤りを感じる。夢を形にする強い精神力や気力を持ち合わせていない自分が情けない。けど，それがかなえられなくてもやっぱり理想をもって生きたい。そうじゃなければ崩れてしまいそう。自分の結論はいつも同じ。理想を持って生きたい，と強く願う。暴走的にはならないよう努力はしているけれど，感情の苦しさに流されて深く傷ついている。いったいどんな生き方や信念が自分を支えてくれるのだろう。先生はどう思われるか，いま答えがとてもほしい。明るく生きることなのか。わたしは生まれ変わっても苦労してもやはり，わたしに生まれ変わっていきたい。心も体もバラバラになって砕けそう。どうしても体と心がついていかない。パニックを起こしそう。外にも出たくないし，家の中にもいたくない。疲れた。身体がおかしい。内臓や背中にキリキリ痛みが走る。今年になって監視や盗聴やいやがらせが強くなった。とても耐えられないし，寛容にもなれない。わたしはとても憤りを感じるけれど，ストレートに露わにはしない。なぜそんなわたしが自分自身を粉々にするくらい傷ついたり苦しんだりしなくっちゃあ

ならないのだろう。どんな顔をしていても攻撃される。いったい何を望んでいるのか。家にいてもわたしは変わってしまうし、外に出てもいやな思いをする。うまく言えない。辛いときも感情を露わにできない。でも、辛いとき辛そうにしているとますます攻撃される。外に出ても攻撃される。こんなに弱くはないと思っていた自分なのに。外に出るのに臆病になってしまう。わざとする失敗ではないのに、他人に不快感を与えたり攻撃したくなる要素が自分にはあるのか。本当にうまく言えないけど、このままではわたしは粉々になってしまう。いやな攻撃と思いにも、わたしは負けず、積極的になるべきだろうか。わたしは誰もバカにしないし憎まないように努めてきたけど、その分、内に秘めてグチャグチャになりそう。強くなれるのか、変わることを恐れてはいけないのか。変われるならよい方に変わっていきたい。前向きに変わっていきたい。

——お花を習い始めた
'97年5月某日
お花を習い始めた。一人で行っている。例のように、自分が信じられない。自分は失敗しても構わないが、周りがうるさい、身体的なケアーよりも精神的なケアーをしてください、と言う。＜周りに合わせなくてもよい。それは周りのこと、周りが勝手に言っているだけ。あなたには責任はない。出来映えは70％でよい。7割の人生を送れれば上出来だ。あなたは自分に対して厳しい。それはそれなりに理由があることはわかる。あなたは純度の高い純粋さを大切にして求めているから、それは確かにあなたの大事な持ち味だ。それを大切に思うあまり、自分に厳しくなってしまうようだ。自分がやってみたいことをやってもよい。＞それが見つからないんです。どういうわけかブレーキがかかってしまう。辛さは強くなっている。やっぱ生身の人間が生きていくというのは辛いんです（と辛さを強調する）。＜辛いと言うことは変わらないが、辛さそのものは少しずつ変わってきている！＞（うつむいたまま何の反応もない。納得しない、といった風。しかし全くポツリ、と）自分を信じてあげたい。＜信じてあげていいと思うよ！＞（退出時にようやくいつもの笑顔が見えてくる。）

'97年7月某日
入室するなり、泣くのを必死で我慢している。大変なのかな？と声をかける

と，その途端にうなずいて，泣きだし，ハンカチで涙を拭う。＜先週DCどうでした？＞きつかった。＜でもよく頑張りましたね！＞……。毎日の生活が苦しくて，押しつぶされてしまいそうなんです。自分自身に負けてしまうんです。＜そうですか。わたしの目から見ると，あなたは一生懸命やっているけど，やはり自分に厳しすぎるように見えますよ。＞自分自身精神的に追い込まれて，身体がついていかない。アンテナが敏感すぎる。（この比喩はかつて話したことがある。）＜どういう点でですか？＞それは言えない。1日中寝ている，布団をかぶって音楽を聴いている。身体，というより精神面で辛い。この半年，ずっとそういう生活で，いやになる，という気持ち，先生にわかりますよね。＜そうね，ずいぶん辛い日もあったね。＞精神力が弱くなっているんです。自分が信じられないんです。自分の生き方がわからないんです。どうしたら自分に自信が持てるんでしょうか。＜家の中にいるのに，外の知らない人のことに責任を感じる必要はない。＞何か，外に出たいな……。＜そう思ったら思いきって出てみませんか！街を歩いて何か食べたいものがあったら思いきって食べてみるとか？＞敏感になったらどうしたらよいんですか？＜そのときには自分を責めないこと！先週DCだった？＞お料理で，冷やし中華，フルーツポンチ，ひじきの煮もの。＜評価は？＞80点。＜じゃあ，本当は95点なんだ！＞（口を結んだまま吹き出しそうに笑う。退出時には打って変わってやわらかな笑顔を見せる！）

'97年9月某日
先々週DCがあった。ざるそば，天ぷら，メロンのチーズ添えを作った，と言う。おいしかった。家ではカレーを時々自分で作っている。先週から歯痛があり，よく寝られなかった。それに頭痛がひどく，気持ちがふさいだり，ちょっと良くなかった。（左の襟に小さな赤いテントウムシのブローチ）とてもいいね！（うれしそう。）今週もやはり体調は良くなかった。何を信じてよいかわからない。＜あなたを知っている人は皆あなたのよいところを知って評価している。＞わたしは自分を信じてよいのでしょうか？＜もちろん！コントロールできないときは辛いけど，普通のときの自分のそのときそのときの思いや感情や行為を大切にしよう＞自分を出してしまうと，自分がどんどん変な方向に変わって行ってしまうのではないかと思ってしまうのです。＜もしそうならわたしが気づいたらあなたにすぐに伝えます。自分を責めないこと，イライラしても怒ってもよいこと。時には母と喧嘩をすることがあって

もよいこと。ただでさえ真面目なあなた，自分をコントロールしようとしなくてもよい，そのままでよい。＞（純粋，真面目ということに縛られて，現実の自分をこれに合わせてコントロールしようとしている。基本的には現実の本人をそのままに支持していくこと。）

　〜今日のメモ〜
　7月の夏休みに入った頃から，不快な感情が抑えきれなくなっている。監視や盗聴が強く現れてとても苦しく辛い。やっぱりいまある症状は黙って自分のなかに納めるには圧力が大きすぎる。なぜこんな気持ちが起きるのか。多分この辛さは他人には想像できないだろう。自分でなんとかしようにものどもとまでこみ上げてくる。けど感情が粗雑で冷たくなり，優しい思いやりのある感情になれず，苦しい。自分のなかで努力してきたものすべてが失われていて，いままで何を考えてきたのかわからなくなる。いったいどういった感情で生きてきたのか。もし，監視や盗聴があるとしたら，誰にそんな資格があるのだろう。多分誰にもない。そうきっぱり言いきれる。イライラする。怒りじゃあなく憎しみが湧く。でもそれに慣らされてはいけないと思うから余計苦しむ。もうだめなのだろうか。いろいろな可能性は残されていないだろうか。明日は見えないけど，今しか見えないけど，少しでも向上したいと思っている。どう考えたらいいのか。どう対処したらいいのか。自分を引いてしまう。けど，漠然だけれど，何が自分にとって大切なのか，どう生きたらいいのか，探し続けている。

'97年11月某日
呼吸の苦しさは精神的に安心して治まっている。＜この2週間は？＞……（徐々に涙が出てきて）ちょっと苦しかった。（さかんに鼻をすする。）精神的な辛さ（と言って再び涙をこらえるようにしてうつむく。）こちらからの問いかけにはうつむいたまま答えない。今の生活，言葉で言うのは難しいが，これ以上自分では限界だ。すべてがストレートに来てしまって……。物事とか圧力とか，自分のなかのことなど。自分に何か関係があるというのか，本当は関係ないのだろうが，自分にまとわりついて離れない。自分のやること，表情までもが監視の対象になっている。自分の存在がすべて，人（盗聴している人）の癇に障るらしい。＜監視している人，盗聴する人はいないよ！＞そう言っていただくと安心いたします。（！）

'98 年 1 月某日
いいお正月でした，食べたり寝たり，で。＜何が一番おいしかったですか？＞……栗きんとん……甘いものが好きなんです。ずっと家で過ごしてました。……紅白のビデオを見たんです，と言う！＜珍しい！＞（ゆっくりうなずく。）SMAP，安室……初めて見たんですけどいいな，と思いました。お花は 10 日から，DC は 14 日から始まる，と。今度近所の神社に初詣に行く，とも言う。今年は……よい年にしたい。「わたしは自分が自分が，と悪い方を見てしまうんです。自意識が強くて，すべて大げさに考える，と母にも言われています。悪い方を増幅してしまうんです」＜確かにそういうこともあるけれども，十分修正可能ですよ。前よりはよい方を見ることができるようにずいぶんなっていると思いますよ。よい方を見るようにしましょう！＞濃い茶色の厚手のスーツがよく似合う。襟元にカメオのブローチ，決まってますね！と言うとうれしそう。自分が行動したとか，何かした，ということを大切にする年にしたい，と言う。でもまだ目標は決まらないんです，と言って笑う。たとえ何もできなかったとしても，何かの形で外に現れなくっても，自分を大事にしたい，自分の考えたことも大事にしたいですね，と言うと，実はわたしもそう思ったんです，と言ってこちらを見てニッコリする。退出時には，2 度も明るく会釈していく。いつになく全体として，明るい感じ。

'98 年 2 月某日
自分一人で入室するがうつむいている。こちらがおはよう！と声をかけて初めて挨拶を返してくる。黙ってうつむいて考えこんでいる。そのうち，顔が見る見るうちに歪んできて，涙を流す。バッグからハンカチを出して目を拭っている。夜になると具合悪くなってしまう。＜どんな具合の悪さ？＞……わかんないけど。……朝も気分よくない。熟眠感がない。食事も食べたり，食べなかったり。胃腸の調子も良くない。吐き気がして気が滅入る，と言う。今日は前回と打って変わって笑顔が全くない。無言。ようやく微かなうなずき。退出時に予約表を忘れそうなので声をかけたとき，初めてかすかに笑顔。しかし挨拶なく退出する。

――アルバイトをしたい
'98 年 3 月某日

元気そうな感じである。一生懸命やっています，と言う。風邪は引いたけど，すぐに治った，と。DC は先週あり，料理だった。自分はフルーツポンチの分担になった。＜おいしくできた？＞少し，と言ってはにかむ。新聞は見ている。スポーツ欄は見ない，あまり好きではないから，と。一面は見る。オリンピックは本当はテレビ見たかったけど，見なかった。イライラすることがある。理由はうまく言えない。自分の生活の仕方を変えたい，アルバイトをしたい，パートでもと言う。作業所でもいい，と。＜今日はいつもより気持ちの余裕があったみたい！＞……まあいろいろありますけど。＜いろいろあってもよいですよ！＞（口を結んだままうつむきながら笑う。）不安とか焦りで，自分の感情がいつもとんがってしまう。考えこんでしまって結局は具合が悪くなる。不快ないらだちが起こってくる。＜対人的に？＞……そういうときもあるかも……（黙ってしまう。）ずっといやなことが続いている，どんなものかは言えない。感情を押してよいのかわからない。はっきり言ってずいぶん辛い生活をしている。全部話さ（せ）ないのはいけないのだけれども……その辛いなかで DC に行ったり……（肩を落としてうつむき，黙ってしまう。）（身体的には）頭が痛かった，と。アルバイトがしたい，何か希望を持つ支えになるようなことを考えたい，と言う。急に全然知らない世界にいるように思うことがある。生きるのが大変な世界かな，と思う。そのなかでも希望を持ちたい，と。ここしばらく主治医がなだめ役になっている。

'98年5月某日
この1週間，本当を言うととても苦しかったけども頑張った，と言う。＜そう，それはご苦労様でした！＞うなずく。真面目な表情。よく眠れている。DC はあったけれども行かなかった。前回(独りで受診した)帰りの電車はきつかったけれども，無事に帰り着きました，と言って涙を流している。家に着いてちょっと疲れてしまい……と言って涙を拭いている。＜その晩はよく眠れましたか？＞……覚えていません。精神的にとっても参ってしまった。＜お花は？＞行けた，具合は悪かったけれど……。先生に言わないことで心にいっぱい詰まっていることがたくさんある（と顔を上げて今にも泣き出しそうな表情で言う。）日中の過ごし方はどうしたらいいですか。＜少し家から出ることも考えよう。1，2時間のアルバイトでもあれば……。＞……わたしもやってみたい，と考えているんです。でも，今は時期が悪くて車がないとだめなんです。＜気持ちが少しずつ積極的になっているのはとてもいい。＞

（退出時には笑顔が見える。）

———スーパーの店員募集に応募した！
'98年9月某日
精神的に辛かった。身体も疲れやすかった，と切り出すが，次のような話になる。新しくできたスーパーの店員募集があったので応募した。面接にもちゃんと行った。400人が応募したが，面接で80人のなかに残った。研修1カ月がある。集合場所に集まってみんなで研修する店に行く。集合場所までは歩くと1時間ぐらいかかる。仕事は開店前20分の商品展示。行きたい気持ちはあるが，失敗するんではないか，と心配。他の人はみんな明るくてできそうな人ばかり。本人は明日から仕事に行くつもりでいる。（主治医は仕事はしたいと聞いてはいたが，まさか，と思っていた。実に驚いたこと，それだけでももう十分大きな進歩であるので，これで止めたとしてもOKである。また，研修に行って，途中で止めることになってもそれはそれでよい，と伝えた。実に驚きである！）

'98年10月某日
一人で来院したと言う。仕事辞めました。このところいろんな経験が多すぎてパニックを起こし，自分が自分を見失っていまいそう，燃え尽き症候群みたいに……。でも本当によい職場でラッキーでした。〈大変だったね！でもよくやったですね！寝られていますか？〉あまりよく寝られない。朝の寝覚めが悪い。何かリラックスした感じがないんです。頭が痛かったり，手がしびれたりするんです，と。〈それは多分最近の疲れもあるかもしれません，もう少しそのままで様子を見ましょう。〉わたしはわたしでよいんでしょうか。本当にわたしはわたしでよいんですか，と言う。〈よいんですよ。迷ったり辛かったりするあなたでよいんです。〉わたしは自分のままでよいのでしょうか。他の人が冷たい目で見ても……。〈よいです。他の人はあなたに変わることはできない，責任をあなたに変わってとってくれるわけではないのだから〉

～以下当日のメモ～
10月4日に仕事辞めました。自分としても気力体力は限界だと思いました。けど，オープンするまでの研修の1カ月間は，本当によい経験をしたと思います。すべてがよい勉強になりました。パート仲間も気さくな人が多く，

その点でもすごくラッキーでした。この経験を次に生かせられるようにしたいと思います。外に出るのはあまり慣れていなかったように思います。勢いで続けてこれたものの一度止まってしまうともう動くのが辛いです。朝起きるのが辛くてだらだらしています。自分自身にこだわり，頭のなかがカチカチになってしまって，本を読んだり，音楽を聴く気分転換ができず，すごくイライラしています。感情のコントロールが難しい。毎日を監視や盗聴も無く，健康的に送りたい。ホッとした気持ちで送りたい。この2週間家にいて内職もしました。付録を袋に詰める簡単な仕事ですが，一つできて1円だから，それを2000やりました。1円稼ぐのも大変なことだと思いました。自分にこだわって生きるのにも疲れてしまった。何が大切なのかどうありたいのかも今は考えるととても辛いです。何か自分を導くものを考えたいけれども今は考えられない。けど，自分の生活を自分なりに一生懸命やっているつもりです。辛いことも多い，この不景気がなんかとても殺伐としたものに向かっているようで恐怖感さえ感じます。ありのままの自分で自然体でいられたらいいのにと思う。肩の力が抜けるといいと思う。自分のなかにたまっているものを一つ一つ解決して豊かになりたい。こうやって自分のなかの悩みを先生に聞いていただくことがとても恵まれていると思う。

'98年11月某日
＜この2週間どうでした？＞……長い沈黙（うつむいたまま）そのうちハンカチで目を拭き，さかんに鼻をすする。突然涙声で「なんだか生きているのがいやになってしまって」と言う。＜どうしてそんなに辛くなってしまったのかな？＞もう疲れました，生活にも，生きることにも……。＜滅入ることもあるよね。でも耐えていると，また必ず，もとに戻っていくよ！＞いつもそうしているんです，いつも。いつだってそうなんですよ，と涙が溢れる。それを拭くためにか，ハンドバッグの中をあれこれ探してもう一つのハンカチを出してまた瞼を押さえている。今日はいつもと違って退出時にも涙顔で，笑顔にはならなかった。ただ，いつものようにありがとうございましたとは言っていく。

'98年12月某日
DCに行きました。お料理，楽しめました，と言う。チーズケーキ，みんながおいしいと言ってくれました，と。＜自分では出来映えは？＞（うつむきなが

らゆっくり大きくうなずく。）＜それはよかった！＞……よく眠れている。＜体調は？＞風邪を引いたがしかしよくなった。監視や盗聴があるので……。言えないことがあって心が張りつめてしまった，と言う。わたしは誰の悪口も言わないのに……。＜あなたは人の悪口を言うような人ではない。しかしあなたが話してくれる言葉から語れないあなたの伝えたいことがほんの少しだけわかるような気がする。＞

タートルネックのセーターにカメオのブローチ，落ち着いた茶系統のスーツ。とてもシックな上品な感じだ，と伝えるとうれしそうに笑いをこらえて下を向く。「いろいろ経験したいので少しずつやってよいですか。」＜あなたが楽しめることならば，少しずつやってもいいでしょう。この1年はあなたにとっては記念すべき年だったね！＞自分の生活を組み立てていくのが大変。この2週間恐怖心が沸いてきてたまらなくなって泣いていた。多分焦りから来ていると思う，と言う。時速200キロメートルで飛ばしている感じ。＜でも自分は駄目だなんて思わないでほしい！＞自分にいろいろなことが関係あるように思う。何か責められているような……。＜自分が責められている，と思うことが病気であること。その上で自分のやりたいことを少しでもやってみること。＞（今日は終始上機嫌，何かさわやかな感じもあった。ただしやはり感情の表出を抑えに抑えている感じではある。）

'99年1月某日
年末に引いた風邪はよくなった。……（沈黙が続く）……＜調子はどうですか？＞精神面が辛い。精神面では辛いこともあったが，よく乗り越えてきた。症状が言えないのが辛い。自分のことをすべて話すとダメージが大きすぎて立ち直れない，あんまりそういう風には見えないかもしれないけれども……。＜そのときにはわたしが一生懸命サポートしますよ。＞何か細い糸が自分を支えていて，それが切れたらだめになってしまうとか……。＜案外それが太いパイプであったりして！＞（うれしそうに下を向いて笑いをこらえている。）＜わたしにはあなたがいろいろ話してくれている「精神的に辛い」ということがどういうことなのか，残念ながらまだ理解できるところまで行っていない。でも一緒に考えれば解決できるのではないかと思う。＞自分が立ち直れなくなったとしてもそれは先生とは関係ないんです。＜それは少しつれない言い方！＞すみません（と言って笑いながら下を向く。）自分でも何を言っているのかわかりません。でもこうやってみると自分も少し回復してきてい

ると思います。＜あなたはずいぶん変わってきましたよ！全体としてよい方向に向かっているのは確かです。＞

'99 年 2 月某日
（本人のみ入室）監視，盗聴器で縛られている。人との関わりのなかで神経質になっている。男の人が苦手なので……。人に迷惑をかけてしまうのではないか……。＜少し冒険してみよう！少しは人に迷惑をかけることになるかもしれないが，それでもよい！＞（泣いている。）すごく体が辛い。それに食べても食べても食べないと不安……。家にいることがマイナスになっている，と言うので，＜それでは思いきって家を出てみよう。例えば DC とか作業所とか。＞でも猫がいて……。＜猫にも自立の習慣を付けた方がいいよ！＞（笑っている。）＜人に迷惑をかける練習をしよう！盗聴があっても外に出てみよう！＞自分としては DC にも出たいし，作業所にも行きたい。わたし外に出られるでしょうか？＜出られる！＞

'99 年 4 月某日
淡いグレイのスーツがよく似合う。決まっていますねというと，ほんの少しだけ表情をゆるめるが，こちらが期待したようには笑顔が出なかった。やや肩すかしの感あり。＜2 週間元気だったですか？＞……風邪を引いて……。＜いつ？＞……2 週間前頃。（じっとうつむいて，表情を硬くするようにしたまま。）今回は DC とお花に行った。疲れて精神的にパニックではないとしてもヒステリックになってしまう。母に当たってしまう。その気持ちを抑えようとして気持ちがグチャグチャになってしまった。＜DC の料理は何でした？＞……忘れちゃった……。＜風邪？＞……少しはましになった……。（やや素っ気ない！今日は退出時にいつもの笑顔はなかった。）

――作業所への通所開始
'99 年 5 月某日
先週から作業所に行っている。仕事は少しハードすぎる，とは言うが，月，水，金と 3 日行った。午前 11 時から午後 3 時まで。作業所からは歩いて帰るので，家には 3 時 40 分頃着く。大変，1 日 1 日やるだけ，と言う。（しかしさわやかな表情。）でもやはり疲れちゃって，と。火，土，日と休み。DC があるときには，木も休む。全部で 20 人くらいの人，うち女性は 3 人。＜よく

決断しましたね！＞前から行こうと思ってはいましたけど，自分の体調が悪かったので行けないでいました。＜体調の悪いときがあるとはいえ，ずいぶんしっかりしてきましたね！＞その都度いろいろな問題はあると思いますが（と言ってニッコリする。その笑顔を受けて）＜あなたのすてきな笑顔が見られました！＞（うれしそうにうつむいている。）＜ついに外に出ましたね！＞はい，とうつむきながらもうれしそう。＜お母さんによろしく！＞はい伝えます，と言って，退室時，二度三度とありがとうございました，ありがとうございました，と言って退出する。

'99年6月某日
3週間は長すぎた。体調の悪さもひどかったし……。＜体調はどんな風でした？＞……教えられない……。（！）体調より精神面でひどかった。1週間は我慢したが2週間で歯止めが利かなかった。きつい夢をよく見た。5月中は頑張っていたが……どうも駄目……。家にいると緊張感のなかにいるようで，自分ではリラックスしているつもりだけれど，と言う。華道，DCには行った。生きるのが辛くて……。必要のない気苦労はしたくない。＜どんな？＞教えられない。なぜそんな状況に置かれるのかわからなくって……。どうしたらよいのか。いまは不安定だから（できなくても）仕方ないと思うが，母を助けてあげるために（Verstiegennheit!）自分はいつもきちんとしなくてはいけないと思ってしまう。家の仕事ができることも自立の一つ，と言われるが，外に出ることだけが自立ではない。外に出たい気持ちが強くって，自分のことをほおっておいても外に出ようとするんです。自分を見失ってしまう感じ……。辛くて朝，出勤する母，弟とも顔を合わせないんです。朝無理でも，夕方迎えるときには笑顔でと思うが，そのときはそのときで疲れてしまっている。（周りのエネルギーを吸い取る印象!!）退出時にようやくいつもの笑顔が戻ってきた！＜その笑顔はすてきですよ！＞ありがとうございます，とうれしそうに退出。

'99年7月某日
この2週間追い込まれて辛くなった。自分が信じられなくなり，自分がわからなくなり，それが辛い。自分の考えが正しいのか，正しくないのかということやいろんなことにこだわりが出てしまい，悩み辛くなってしまう。いろいろ考えているうちに自分の考えが見えなくなってしまう。からだの辛さは

今度はまあまあよかった。ずっとよいわけではないが精神面の辛さに比べれば……。なんでもかんでも自分に矛先が向けられているような……。個々の人の言葉，態度がどうというのではなく，それを超えたものが向けられる。まわり全体が自分に迫ってくる感じ……。クッションがなくなってストレートに入ってきてしまい苦しい。家にいるときも外に行っても辛い感じは変わらない。自分の尺度でものを考えることができないので辛い。混乱するのではない，自分がない。自分らしさが間違いなのではないか……。＜いまのあなたのままでいい。＞なんだかすべて自分が悪い，と責められているようで。＜あなたを責めているのは誰なんだろう？＞自分が許せない，という時期もあった。でもそれも超えてしまった。＜責めているのは自分なのでは？それも少しあるのでは？＞ダメだというのではなくて何か可能性を信じたい……。でもこうしたい，と思っても努力がついていかない。＜あなたは努力している！DCは？＞料理でした。＜他の誰が責めてもわたしはあなたを責めない。それはあなたが現実に努力をしているから。大切なことは自分を責めないこと！生活の仕方もあるかもしれない。とにかく自分を責めないこと。自分のペースで行くこと。あなたはよくやっています！＞（ありがとうございます，ありがとうございます，ありがとうございます，と3回丁寧にお辞儀をして部屋をあとにした。）

'99年8月某日
この2週間すごくきつかった。頭が痛くて眠れなかった。お花には一度行ったが，DCには出られなかった。家にいるよりも外に出た方が伸びるのではないかと思う，と言う。昨年（パートで働いて）からちょうど1年目（と言って少し笑う。）この3週間家にいて緊張感があった。先生にも言えないことが沢山ある。話さなくてはと思うが……。＜無理に話さなくてもいい。自然な気持ちで話せることを話してくれればそれでいい。＞わたしはどうやっていけばよいんですか？＜自分を責めないこと！＞自分は責めないが他人から責められる。＜他人は変えられないから，自分だけでも責めないこと。＞苦しいときはどうしたらいいですか？＜自分を責めないこと！＞（紺の半袖ブラウスに白い大きなボタンがとてもよく似合う。そのまま伝えるとうれしそうにうつむく。）……母から少し離れられるようになってきているかと思います。でも自分の貧しい心が気になってしまう。＜それが自分に見えてきたということはそれだけ余裕が出てきたということ！＞……その方向に向かってエネル

ギーを使っているんです，無意味ですけど……。＜そんなことはない。＞苦しいことだけに使いたくないんです。＜そう，苦しいことだけではなく，創造のために使おう！＞苦しいときはどうしたらいいですか？＜……自分を責めないこと！＞

（治療者を，そして自分自身をも両価性の葛藤のなかに知らずして閉じこめようとするかのような傾向！これにはまってしまうと出られなくなる！分裂病者治療の要諦は「両価性の回避」にある！）

'99 年 9 月某日
具合が悪かった。でも過ぎ去ると覚えていない。先々週 DC でボウリングに行った。炎天下 33 度のなかを 30 分歩いていった。4 位で賞品をもらいました！10 年前に友達と行ったことがあります。漠然としたものに対しての恐怖感がある。自分の知らないところで，何か周りが殺気立っているような気がする。周りから左右されないように頑張ったり，怒りを抑えようとしたりするが抑えきれない。前はお前が悪い，と言われているように思っていたが，この頃は自分が憎まれているように思う。＜もう少し詳しく話してくれますか？＞……自分でもよくわからない……。自分にとって許せないことをやられていて，それを許せないと思う気持ちがあるが，それを抑えようとする。自分の病気を中心に周りが見える，悔しいことばっかし。自分がいつも泣き寝入りしなくてはならない。誰でもその人の立場というものがあるので，それを理解しなくてはならないだろうが，それが難しいこともある，と言う。＜ほんとうにそうだ。ご苦労様！＞（うなずいている。）

'99 年 10 月某日
体調あまりよくなかった。普通の痛みではない頭痛が後頭部にある。朝は前より起きられるようになったが日中はストレスや恐怖感がある。体は軽くなったが精神的には辛くなった。同じ生活を長いこと続けているので，それに嫌気がさしてしまった。＜盗聴されているとか，ですか？＞……（反応なし。しかししばらくしてようやくゆっくりうなずく。）外出するのが辛いんです。思考力がなくなってしまうんです。物事に対して自意識が強くて，人の倍くらい辛くなってしまう。DC，お花，倒れそうになりましたが，それでもとにかく行きました。いろんなことが過剰に自分に関わっているのではないか，と思う。家にいるときも大変，電車の中に座っていても精神的に辛くなって

しまう。何か失敗を恐れているような，それを見張られているような感じです。外に出るのが辛い。普通の人よりこだわりが強くなっているのが辛い。自然の自分で行くことができない，借り物の自分みたいになっている。ほんとうの自分らしさがわかんない，と言う。＜わからないままに自然のあなたが現れているからそれでよい。少しの失敗を恐れないで行きましょう！＞はい。

'99 年 11 月某日
母が足を痛めたとのことで，独りで来院。監視や盗聴に気づいたのは 10 年ほど前。その経緯は言えない。父親がまだ生きていた頃からあった。テレビから始まった。初めは半信半疑だったが。それがあってもテレビは見ていた。しかし父が亡くなってからテレビが見られなくなった。＜監視や盗聴があってもほんとうのあなたの姿は見ることはできないだろう。だから放っておけばよい。＞そういう人は一方的で攻撃的なところがある。自分がわからない。＜あなたはそう言うが，わたしはもう 10 年もあなたと関わっていて，あなたが正直で，真面目で，社会復帰を真剣に考えて治療しようとしている人だ，と言うことはよくわかっている。＞

'00 年 1 月某日
緊張してくると自分を意識してしまって仕草がぎこちなくなってしまい，行動が不自然になってしまう。そうすると周りがちょっと違う風に見えてしまう。こころがふっと軽くなるときにもこれが出てくることがある。不愉快な緊張感があるときに出やすい。中学校，高等学校，池坊の頃，自分の感情を強く押し殺した。それがこういう形で出てきたのでしょうか，と。＜そういうことがあったのですか。でもそれと関係あるかどうかはわからないので，あまりそれと結びつけなくてもよい。＞
年末は家の掃除をした。30 日に母と買い物に行った。DC のクリスマスにも行った。楽しかった。椅子取りゲームで決勝にまで残った，普通にやっていただけなんですけど，と。よく眠れている。メモを持ってくる。「わたしのような症状について一番大切なこと，やってはいけないリハビリのようなものは何ですか。アルバイトでもいいのですが，どうしたら自分のことを気にしないで働くことができるようになりますか。また先生がお気づきの点でわたし自身にお話しされることがございましたらお聞かせください。」とある。DC は今度は明後日。ビデオ鑑賞の予定。行けるかどうかわからない，と。「アル

バイトできるようになりますか？」＜なります。＞

'00年2月某日
この2週間は辛かった……。＜身体的な辛さ？＞……というより精神的な……。＜風邪は？＞……ちょっとのどが痛かった。……でも寝られていた。DCにもお花にも行けなかった。頑張ろうとする自分に疲れてしまった（涙ぐむ。）＜DCやお花はずいぶん努力がいることと思う。だから疲れたときには休もう！＞……でも立ち直れなくなってしまう……。＜立ち直るのは一時期のことではなく時間をかけてやればいいこと！＞……（ずっとうつむいたまま涙を流しながら何度もうなずいている。）……監視や盗聴が辛くって……，いつも辛いんだけれど……，家では何にもないかのように振る舞っているけれども，……泣き言言えないの……。優しくも，謙虚にもなれないし……。多分監視している人はわたしが高慢ちきだと思っている。監視や盗聴するのは当然の権利だと思っている。＜あなたに対して当然な権利だと言えるような人はいない。＞……何かもうとても疲れてしまって……，監視と盗聴……。＜監視や盗聴はもしかしたら自分に対する過度の要求の厳しさに比例するかもしれない。これ以上自分に対する要求を厳しくしないでいこう！あなたはやれることをちゃんとやっています。＞

'00年4月某日
単独で来院。頭痛がある。変な……，何か頭のなかで，尖ったものが摩擦しあっている感じ。鈍い痛み（と言って笑顔を見せる）。いまは胃が少し痛い。よく寝られている。その日によって寝覚めの気分は違うが，以前から比べたらずっとよくなっている。ほとんど毎日頭痛がする。緊張から来るのかもしれない。息が詰まってしまう。DCには行っている。お花見だった。体調はすごく悪かった。でもお終いまでいた，と。お花にも行った。山吹，ばら，フリージャの盛り花。頭の両側に圧力がかかる。外に行くと治る。食事は普通に食べている。退出時，こちらの顔をちゃんと見て，二度三度ありがとうございました，とお辞儀してにこやかな笑顔を見せている。

―――――――

　以上のような経過なのですが，考察とまとめに入ります。

考 察
1．A子の生活姿勢の諸特徴
彼女の日常生活の姿勢には要約すると次のような3つの特徴が認められます。

1）立派な父と，その期待に応えられない自分との葛藤
彼女の問題点の一つは「立派な父と，その期待に応えられない自分」という葛藤がありました。彼女は次のように言っております；
「自分の存在のなかには父親というものが相当強く残っている。父はプラス思考で，心の広い人。いつも胸を張って歩き，弱音を吐かないとても優しい立派な人。自分もそれに応えたい，と思う。大学にこだわるのは父が大学を出ているから。もし自分が大学に入ったら父は喜んでくれると思う。その期待に応えたい」「それにもかかわらず父の期待に応えられなかった自分。いまのこの自分を見て父親を想像されるのはいやだ。しかし，その父親も最後のときに，もう池坊でよいではないか，と言ってくれた。でも自分はその父の言葉に納得できなかったのかもしれない」「父は，ほんとうは自分が父親のように大学に入ることをやはり望んでいたのだ。だから是が非でも大学に行きたい」（'92年10月某日）

ここには，目標を高く設定したが，現実には力が及ばない，しかしそれをあきらめることができない彼女がいます。これはまた，父と自己の，理想化による思い込み，自己の基礎にふさわしくないほどの高みに上がる姿勢があります。これは Verstiegenheit (Binswanger, L.)[1] すなわち「病的な思い上がり」と言ってよいか，と思います。ここから，父の基準（＝自己の理想基準）に達しない自分が，その理想基準から「見られる，責められる」つまり，「理想自我による現実自我の圧迫」があります。この精神内界における力動の自己所属感が稀薄化し，これが外界に投射され，外在化され，その結果「監視，盗聴」の体験となる可能性を考えました。

2）両価性[3]の葛藤
上記1）の葛藤は「理想自我と現実自我」の間の葛藤でしたが，これはまたまさに「両価性の葛藤」でもありました。彼女は「勉強するということが自分のなかに強く組み込まれていて，勉強していないと不安になる」あるいは「勉強しないと大学に入れない。大学に入れないと父の期待に応えないことになる」と言いながら，もう一方では「勉強なんかばかばかしいと思う。

無駄な時間を使って。独りで勉強しても何の益にもならない。父は勉強しろなどと決して言わなかった。押しつけたりしなかった」と言っております。彼女はこの両価性にさいなまれることになります。どちらも彼女の理想の原点である父によってその価値観が強調されているため，彼女はどちらかに決めることができません。このような両価性の葛藤は彼女の日常の随所に認められ，彼女の行動にブレーキをかけました。

3）極端な「人間機械論的」姿勢
その他彼女には特徴的な考えがあります：
「自分としては，一生懸命，まっすぐに曲がらないで生きていこうと思っている。これを大切にしたいと思っている」あるいは，
「純粋，まとも，これをゆるがせにするようなものが自分のなかにあることが許せないで，自分を責めてしまう」
これはある種の人間機械論，病的幾何学的思考（Minkowski, E.）[4]とも言える自己像であり，これが生身の現実の自己を圧迫することになります。

4）治療者の対応の基本姿勢
これらの彼女の姿勢に対するわたしの対応は次のわたしの言葉に象徴されております；
「あまりにも真面目に自分の完全性を求めていることがありますね。その方向が，周りがあなたを責める方向と一致していますね。自分はこれでいい，という思いが持てるとよいですね」
「お父さんは確かにあなたの言う通り立派な方。でも，それに比べてわたしは……という意識が強いように思う。しかし，ありのままのあなたはすてきだ。失敗してもよい。理想に合わないことが少しくらいあってもよい。自分を責めないこと。あなたはよくやっている」
つまり，A子の理想を一応容認しつつ，その一方で現実のA子を肯定し，支持し，評価していくという対応です。この場合「A子の理想を一応容認しつつ」という姿勢が要点のように思います。それは父の立派さを認めつつ，それとは独立に彼女の現実を評価していく，という姿勢です。

2．経過，及び面接状況の特徴
次にA子の治療の全経過図（図1）を示します。これは全くわたしの主観

的概念図です。1990年の9月13日初診ですが、そのときから1995年5月の、顔面蒼白で硬い表情を示したあの面接のときまでの経過はどうであったかというと、客観的に見て、いろんな訴えが語られ、状態は悪くなっていると言えます。しかし、このときを境にして、以後は、その時々は一進一退ではありますが、全体としては回復に向かっている、という経過をたどっております。

今度は1回ごとの面接状況を考えてみることにいたします。この図(図2)は、面接時に治療者であるわたしがA子から受ける精神的な重圧感を、概念的に示したものです。これも全くわたしの主観的な印象です。開始時はいつもこの重圧感が非常に強いのです。しかし、その重圧感は面接の経過が進むにつれて少しずつ軽くなり、あるところから、今度は急激に小さくなり終了時にはこの重圧感から解放される、という進み方をするのです。もちろん全部が全部このように進むわけではなく、重圧感から解放されずに終わることもありました。しかし、基本的には、この図に示されたような経過を個々の面接はたどったのです。

次の図(図3)は、A子自身が経験するであろう精神的な重圧感を推測して概念化したものです。これも、治療者であるわたしの主観的印象から考えたものです。A子は面接終了時には、ほとんどの場合、ありがとうございました、と言って明るくにっこり笑って、退出していきます。しかし、彼女は2、3週間の後に来院したときに、必ず、最初の1週間はよかったが、後の1(あるいは2)週間は辛かった、というのです。この彼女の言葉をそのまま受け取るとすると、彼女の精神重圧感はこの図のように推移しているということが推測されます。

3．治療場面における苦悩の重圧

「苦悩の重圧」(Leidennsdruck, pressure of pain) という言葉があります。これはBlankennburg, W[2)]によるのですが、親富祖先生の翻訳[2)]があります。一般には「精神的に(psychisch)に病んでいるもの、とくに神経症者がその症状に悩んでいる度合い。治療可能性の鑑別に用いられる場合がほとんどである。苦悩が少なければ、あるいは疾病利得(一次性でも二次性でも)が高度であれば治療意欲は低い」と説明されるものですが、わたしは少し観点を変えて「病者が内外の状況から受ける全体的な重圧のこと」と考え、かつ「治療場面で病者と共にいることによって治療者自身が受ける精神的重圧」

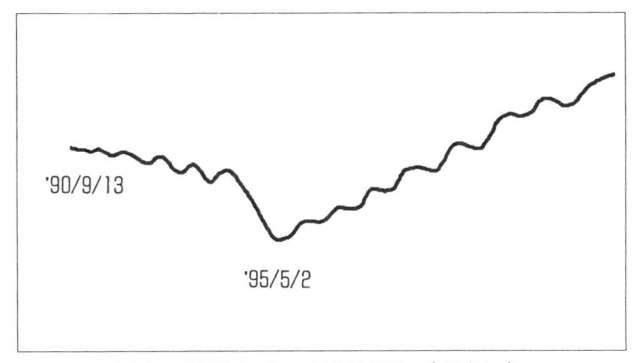

図1　症例A子　全治療経過（概念図）

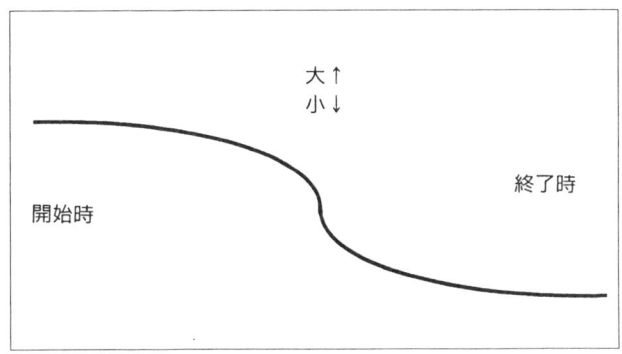

図2　面接時，治療者がA子から受ける
　　　重圧度の推移（概念図）

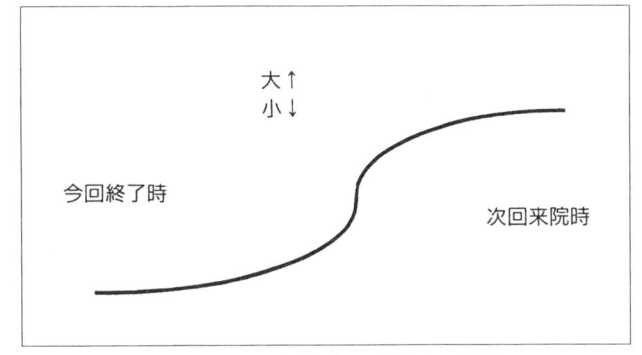

図3　A子の経験する重圧度の推移
　　　（治療者の推測による概念図）

と考えてみたのです。
　そう考えてみますと，A子，そして，治療者であるわたしの受ける「苦悩の重圧」はどうなるかを考えてみました。
　まずA子の受ける重圧ですが，これには例えば「監視」，「盗聴」，両価的葛藤，身体的な不調など，症状による重圧があります。さらには，治療者を含めた（治療的）環境も加えなくてはならないでしょう。
　治療者の受ける重圧はどうでしょうか。これには治療者に対するA子の期待，依存，敵意，怒りなどがあるでしょうし，A子に対する治療者自身の責任感，無力感や怒り，わたしがこれほど，苦労しているのにちっとも良くならない，などの思いなどがあります。

4．治療者の姿勢としての「受動的関心」とその反復
　このような重圧に対してわたしがとった対応は"「受動的関心」とその反復"という言葉でまとめてみました。これは始めからあった姿勢ではなく，試行錯誤しながらとってきた自分の態度をどのように表現したらよいかと考えに考えた末に示されたものです。次にこのことについて説明いたします。
　受動的という表現は難しいのですが，受動と能動という風に対置して考えるとわかりやすいと思います。
　まず，能動的姿勢ということを考えてみます。自分が主体的に，積極的に，状況あるいは場を支配し，自分の希望する方向に状況あるいは場を変えようとする姿勢，これを能動的な姿勢と言ってよいと思いますが，こういう姿勢は，現代社会では，高く評価されています。ある目的を達成し，富を得，業績を積み立てる，などはすべて能動的な行動によってもたらされるものです。すべての人間的な活動は能動的関心，関与が評価され，またそれによって実際に成果が生まれるとされています。個人的な意識レベルで考えてみても，能動的に生きるということは無条件によいとされているのではないでしょうか。
　医療の場においても，身体治療では，主体の能動的合意の上で一人の人が，初めて合理的に患者として対象化され，受け身の立場に置かれ，医療スタッフによる治療行為（もちろん能動的な）が行われる。しかし，分裂病者では病者の主体の問題が問われないままに，病者に対する一方的な能動的治療が行われることになりやすい。それは，今日のお話の始めの，わたしの武蔵療養所での，病棟旅行での経験が大きなきっかけになっているのです。その頃

のわたしは，慢性の患者さんに積極的に，能動的に働きかけることこそ，治療者としてなすべきよいことだ，という風に信じて疑わないでいたのです。しかし，あれから30年近くたっていまは，次のように考えるようになっています。

　逆に，受動的というのは，受け身，他から働きかけられるまま，ということです。これは能動的姿勢と比べて，現代社会ではほとんど評価されない姿勢でしょう。しかし，精神科治療では，治療者が病者に対して受動的であるということがとても大切である，とわたしは思うようになりました。

　病者の世界，体験そして行為が，病者にとって大事である，あるいは何らかの意味を持つという事実そのものを受けとめ，それらを，一方的に改められるべき対象，あるいは症状として決めつけることに対して慎重に留保する。

　能動的治療態度から言えば，彼女の言動は「妄想」であり，治療の対象とされる。しかし受動的治療姿勢はそのような，治療者が持つ既存の能動的姿勢を一度放棄して，病者の世界，行動が病者にとってかけがいのない意味を持っていることをそのまま受けとめ，尊重して，それを前提として対応する。治療者に向けられた病者の「苦悩の重圧」を，一方的に，能動的に排除することを考える前に，受けとめようと試みる。このような治療姿勢をわたしは「受動的」と言いたかったのです。

　「受動的関心」の「関心」ということですが，広辞苑によれば，「関心」の語は「特定の事象に興味を持って注意を払うこと。ある対象に向けられている積極的・選択的な心構え，または感情」と説明されています。これは治療者の根底にある，具体的な他者（病者）のために何かしたい，という思いです。つまり医者として基本になければならない治療的関心のことです。医療に限らず，あらゆる領域ではこの関心が能動的に発揮されて成果を生む，とされています（これについては疑問もなくはないのですが，その点についてはいまは触れません）が，慢性の分裂病者の治療では，特にこの関心が能動的に発揮されるのではなく受動的であることが要求される局面がある，ということです。もちろん治療者自身の心構えは常に自分に対して能動的となるでしょう，そうでなければ医師であることの意味がなくなります。

　また「反復」の意は，この受動的治療姿勢が何度でも，その都度新しいこととして繰り返される必要がある，ということです。それが可能なためには，治療者の生活全体と結びついてくるいろいろな問題がありますが，これは今日は省きます。

最後になりましたが，わたしがたくさんのことを教えられた，Searles, H.F. のいくつかの言葉を引用して，終わりたいと思います。

　　———患者のためになれるには，自分自身の持っている，患者の人格統合（患者がより成熟した人になること）を助けたいという欲望と，患者を手放したくない，それどころか患者をだめにしてしまいたい，そのために病気，つまり統合性の低い状態を長引かせたい，悪化させるようにしたいという欲望と，この二つの欲望が起こす葛藤に直面する心構えがなければならない。この自覚があって，初めて治療者は患者にもっとも役に立つ人になることができたことになる[5]。

　　———患者と治療者が互いに相手を狂気に追い込もうとする相互の格闘（the mutual struggle between patient and therapist to drive one another crazy）は，必ず，治療において患者が並外れて大きな前向きの一歩を踏み出そうとするところで起こることにわたしは気づいた。それはあたかも患者も治療者も，治療におけるこの好ましい一段階がどうしようもなく力強く沸き起こってくるのに逆らい，互いに相手を狂気に追い込もうという繰り返しをもって共同の戦いを行っているかのように思えてくる[5]。

　　———わたし自身の経験によれば，治療者が患者に与える新鮮な，治療的なものとは，患者に共生的相互的依存が生起し，増大するのを回避することではない。そうではなく，これを受容することである。これは患者が個人として治療者にとって大切な人となったという事実を受容することであると思う[5]。

　　———その女性（慢性分裂病者）は非常に希薄な同一性感覚しか持ち合わせず，それゆえ自分で思いきって前進することを極度に恐れていた。過去にわたしは思いきって何百回も彼女を少しだけ越えてみた。が，彼女は即座にほとんどわたしを遠ざけるように，恐怖の色を示し，わたしに非難を浴びせた。……わたしは彼女のおずおずとした口調の一句一句を繰り返しながらも（それはしばしば，彼女が言おうとしたほんの初めの部分でしかなく，その文章は彼女独りでは決して完成することのできないものだった）しかし決

して彼女の前に進んではいけないのであった。わたしは彼女のためらいがちな足取りに歩調を合わせねばならぬことの難しさを知った[6]。

文　献

1) L. Binswanger : Drei Formen Missglückten Daseins, Verstiegenheit, Verschrobenheit, Maniriertheit, Max Niemeyer Verlag, Tubingen,1956 (宮本忠雄監訳，関他忠盛訳：思い上がり　ひねくれ　わざとらしさ，失敗した現存在の3形態，みすず書房，1995).

2) W.Blankenburg : Der "Leidensdruck" des Patienten in seiner Bedeutung für Psychotherapie und Psychopathologie, Nervenarzt(1981)52 ; 635-642 (親富祖勝已訳：苦悩の重圧　精神療法及び精神病理学に対するその意義，季刊精神療法　12 ; 161-173, 1986), Peters, UH : Wörterbuch der Psychiatrie und medizinische Psychologie, 3. Auflage, Urban&Schwarzenberg,1984.

3) E. Bleuler : Die Ambivarenz. (「両価性」，人見一彦監訳　向井泰二郎，笹野京子訳：オイゲン・ブロイラー精神医学論文集　精神分裂病の概念，学樹書院，1998 所収).

4) E. Minkowski : La schizophrénie, Payot, Paris, 1929, (村上仁訳「精神分裂病」，みすず書房，1954).

5) H. F. Searles : The effort to drive other person crazy-an element in the aetiology and psychotherapy of schizophrenia(1959), Collected Papers on schizophrenia and Related subjects, International University Press, Inc. Madison, Connecticut, 1965 (中井久夫監訳「相手を狂気に追いやる努力　分裂病の病因と精神療法に存する一要素」岩波講座「精神の科学」別巻，岩波書店，1984).

6) H. F. Searles : Countertranceference, International University press, Inc, New York, 1979 (田原明夫他訳「逆転移」2,「治療的共生について」，みすず書房，1995).

解　題

第1部　臨床の観察

1：入眠時幻覚を動機として憑依状態を呈した1例について
　　－祈禱性精神病（森田）理解への一寄与－
　　「精神医学」第21巻　第8号；881-887, 1979

　　わたしの最初の公刊論文である。当時わたしは日本赤十字社小川赤十字病院から国立武蔵療養所に移って5年目であり，女子急性病棟に配属されていた。そのときに主治医として受け持った，都下新興住宅地に住む28歳の女性症例である。たまたま入眠時幻覚を体験し，それを相談した義姉から霊感があるので「拝み」が必要だ，と言われ，その通りやっているうちに憑依状態になったものである。入院後憑依状態はまもなく消退したが，本来の意味での病識がなかなか持てなかった。その家庭環境にシャーマン文化の影響が色濃く存在することによるものと考えた。この症例は，第1回精神病理懇話会・富山でも報告した。
　　この論文が受理された後，それが活字になる日が待ち遠しくてたまらず，わたしは「いつ掲載されるか？」と「精神医学」編集部に確かめの電話を入れたこと，そして，発刊されたときの喜びの感動をいまでも覚えている。

2：「自分が『菌』を播いて他人に咳をさせてしまう」
　　と訴える1例
　　－自己漏洩体験の成立に関する一考察－
　　「精神医学」第28巻　第3号；259-265, 1986

　　この論文の執筆当時，国立武蔵療養所は国立精神・神経センター武

蔵病院となっていた。この症例は知人からの紹介で受診し，外来でしばらく経過を見ていた。基本的に自我漏洩体験であり，臨床診断は分裂病としたが，それが「菌」に媒介されて他人に害を及ぼしている，と訴えるところが特徴的で，その点からいえば思春期妄想症的側面も兼ね備えていた。接触は悪くはなく，またK.Schneiderの一級症状は認めなかった。しかし結局は，この症状があるために，その日常生活はほとんど自宅内に限られていた。もっとも家業は江戸時代から続いているという大きな農家で，その手伝いはやっていたようである。15年ほど後，紹介者である知人にたずねてみたところ，その後も家業だけはなんとか手伝っている，とのことであった。

この症例は東京精神医学懇話会第11回学術集会でも報告した。

3：精神分裂病急性期経過後の一過性残遺状態，とくにその2類型について
「精神神経学雑誌」第90巻　第5号：395-413, 1988

これはわたしの学位論文である。最終講義の中でも触れているが，1968年10月から，神経研究所附属晴和病院にお世話になったのであるが，そこでわたしが出会ったのは，分裂病急性期の患者さんたちであった。その当時，精神科医として臨床をはじめたばかりのわたしも急性期の諸症状が消退した後エネルギーレベルが低下した状態が続く，ということは知ってはいた。それは久しく「欠陥状態」（Defektzustand）というあまり印象のよくない言葉で呼ばれていた。しかし，固定して持続的な変化として残るはずのこの状態が，1年あるいは2年経過すると回復していく場合が多いことに気が付いた。当時わたしはConrad, K. の"Die Beginnende Schizophrenie"に夢中になっていたこともあり，症例をすこしずつ集めていた。その後，晴和病院から小川赤十字病院に移り，さらに武蔵に戻ってからもしばらくの間は，このテーマは忘れられていた。しかし，女子急性期病棟に配属になったとき，晴和での経験と同じことを経験することになった。1974年には中井久夫先生の「精神分裂病からの寛解過程―描画を併用せる精神療法を通してみた縦断的観察」，1981年には永田俊彦先生の「精神分裂病

の急性症状消退直後の寛解後疲弊病相について」が出ており，それに刺激されたことを覚えている。わたしの主張の新しい点は，残遺状態（Conrad の Residualzustand をこう訳してみた）に，情意弛緩型と過敏内省型の 2 類型があるということ，しかも，この 2 型間には移行があり，その方向は情意弛緩型から過敏内省型に向かうことが推測されたと述べたことである。またこの研究は Huber,G.の Basisstadium（基底状態）の考え方からも示唆を与えられたものであった。このテーマに関して最初に報告したのは第 32 回国立病院療養所総合医学会（京都，1977.10）で，題目は「急性精神分裂病経過後の一過性非特異性の残遺状態について」であった。

4：精神科臨床における自殺—自験例を中心にして
「精神科治療学」第 6 巻　第 1 号；67-76,1991

　わたしが国立精神・神経センター武蔵病院に在職したのは，旧武蔵療養所時代を含めて 1974 年 1 月から 1989 年 3 月までの 15 年 3 カ月であった。この間直接受け持った患者さんの，自傷による死亡例は 11 名であった。その他，亡くなられた当時は受け持ちではなかったにしてもそれまで長い治療関係があった別枠の患者さんが 1 人いる。この論文はこれらの患者さんの自殺を，治療者であるわたしとの関係から考察したものである。おおむね 3 つの群に分けて考えられた。第 1 群は，まったく突然で治療者のわたしにとってその死が寝耳に水，としか思われない場合であった。第 2 群は，その危険が何らかの形で予想できながら，それに対する治療者としてのわたしの適切な方策が後手に回ってしまった，と思われる群であった。第 3 群は，治療関係が膠着し，治療者であるわたしの中に，患者に対する逆転移感情の存在が明らかに見て取れた場合であった。上に述べた別枠の 1 例もこの中にはいるかも知れない。この論文は 3：とともに，わたしの武蔵での総決算とも言えるものである。

5：「嫉妬妄想」に関する一考察
「精神神経学雑誌」第95巻　第5号：377-391, 1993

　武蔵に在籍していた頃，わたしにも何度か刑事事件の精神鑑定を経験する機会があった。子育てに疲労困憊した母親による拡大自殺未遂で幼子のみが命を落とした例，妄想から婦女暴行に及んだ分裂病者の例などである。この論文の基礎になったのは長年連れ添ったしっかり者の妻を「嫉妬妄想」から殺害した52歳の男性の例で，起訴前鑑定として依頼されたものである。この結果不起訴処分となり，措置入院となった。鑑定から1年経ったときに，たまたま入院中の本人を診察する機会が与えられたが，その時には明らかな対話性の幻聴と思考化声が認められた。若いときに一時的に覚醒剤使用歴，その後にアルコール歴はあるものの，基礎疾患は分裂病と診断した。この論文でのわたしの主張の要点は第一に，Jaspers, K. の論文を基にした「嫉妬妄想」に関する諸概念の混乱を整理したことにある。Jaspersのpsychologiosche Eifersucht 並びに krankhafte Eifersucht はその嫉妬の発生が現実の事実によるものか，あるいは妄想によるものかを問わず，その嫉妬感情に対する当人の人格反応のあり方の違いを言い表している。これに対して，wahnhafte Eifersucht と Eifersuchtswahn は嫉妬感情を呼び起こしたものが事実に基づかない場合であり，この両者はその妄想の発生のあり方の違いを言い表している，と述べた。第二に，妄想知覚の本質は，知覚対象に対する異常な意味付けにあるといわれるが，その異常な意味付けの核は「理由のない自己関係付け」にあることを述べた点である。

6：精神分裂病の幻覚体験について
「精神医学レビュー」No.31 幻覚；5-20, 1999

　この論文では，分裂病の多様な幻覚が聴覚，視覚，触覚などの感覚モードに限定されるのではなく，それぞれとつながる連続的な様相を示すばかりでなく，自我領域，感情の領域にも微妙につながっている

ことを述べた。それは横断的な面ばかりでなく時間的経過による縦断的な面でも見出せる特徴であり，ある種の身体的領域に発する体験とも推測された。また，幻覚体験が主体に及ぼす影響と極めて類似した体験が，日常の生活音によっても惹起されていることが見出された。一般に幻覚体験は「感覚」領域の問題として捉えられてしまいやすいが，総体として，「実体的被侵襲感」とも言うべき体験であり，その根底には妄想的態度があることにも言及したものである。

7：精神医学と言語 ―症状としての言語に関する一考察―

「新・臨床耳鼻咽喉科学」第4巻所収，中外医学社，2001（刊行予定）のために書き下ろしたものである。分裂病の病態が，その深いところで人間の言語能力と切っても切れない関係にあるのではないか，ということはつとに言われている。それと同時に精神科の治療においては言語というものを考えに入れないでは決して立ち行かない。この論文では，治療面の問題はおいて，症状としての言語について，慢性の分裂病者に見られた幻聴と書字を言語という観点から考えてみたものである。幻聴についてはLacanの「他者の言葉」という考えを基にして，「内言」を絶えず自己のものとして捉えようとする構えの欠如の結果，「内言」が本来の起源である「他者の言葉」として現れる可能性を述べた。また書字言語として現れた症状の理解にはSaussureの言語理論を参照して「Langueに回帰しない創造」として考えると理解しやすいことを述べた。

なおこの論文は2001年3月5日の分院神経科研究会でも報告した。

8：ある精神鑑定の経験

この論文は1999年9月，北海道大学学術交流会館で開催された第19回日本精神科診断学会総会のシンポジウムII「精神鑑定と精神科診断」において「多重人格の精神鑑定における問題点『連続幼女殺人事件』の経験から」と題して報告したものを加筆修正してまとめたもの

である。

　わたしが分院に赴任中に経験したもっとも大きなことは,「連続幼女誘拐殺人事件」被告Mの精神鑑定に携わったことであった。内沼幸雄帝京大学教授（当時）が誘ってくださり，本院の中安信夫助教授とともに約2年間を費やして行った。結果的には中安助教授とは意見を異にすることになり，内沼教授とわたしが共同で一つの鑑定書を提出することになった。ここに収録したものは，その正式の鑑定書とは異なり，わたしが自分の鑑定面接の記録を基にして自分なりに書き改めたものである。この報告の中でも述べているが，結論は同じとはいえ「解離性同一性障害」の見解は内沼教授が最初に言いだしたものであり，その考えを電話で聞かされたわたしは当初，当惑したことをはっきり覚えている。そのわたしがなぜ結論を共にするに至ったかは，この報告の中にも触れてある。何よりもこのような機会に，いろいろと刺激を与えてくださり，深い学びの時を共にさせてくださった内沼教授に深く感謝するものである。このことをきっかけに次の9：，10：の論文が生まれることになった。なお，この精神鑑定の内沼教授による要約は福島章編著「現代の精神鑑定」，金子書房，1999にも収録されている。

9：「多重人格」の歴史的・文献的考察
「精神科治療学」　12（9）；1007-1015,1997

　同誌の特集「多重人格をめぐって1」に依頼されて執筆したものである。

10：「多重人格」の司法鑑定における問題点
臨床精神医学講座　第7巻　人格障害,pp.347-357，中山書店，1998

第2部　臨床の姿勢

1：分裂病者への精神療法

　この論文は朝倉書店から出版されるはずであった「精神医学」教科書のために約8年ほど前に記されたものである。諸般の事情により出版が遅れており（2002年春に刊行の予定とのことであるが），今回それを待たずして本書に収録したものである。
　武蔵療養所勤務時代の男子慢性病棟での体験をもとに精神科治療における治療者の態度についての考えを記したもので，その後のわたしの治療姿勢の基本がよく現れている。慢性分裂病者に対する治療者の「働きかけ」にひそむ問題点について真正面から考えたものである。その要点は第88回日本精神神経学会総会（1992年大阪）で口演発表した。

2：ある慢性女性分裂病者に見られた対人姿勢に関する考察
永田俊彦編：精神分裂病　臨床と病理　2，人文書院，京都，1999

　22歳で発病以来，わずかな期間を覗いて以後40年近くも入院を続けている慢性の女性分裂病者との5年間の治療経過を綴ったものである。言語的な接触がほとんど取れず，手を見せてもらったり，足を見せてもらう，といった軽い身体接触が中心の治療であった。しかし週1回たった数分間の面接が規則的に繰り返されるうちに，最初は「拒絶」ないし「拒否」と見えた彼女の対人姿勢は実は両価的な様相を有していることが分かった。そこに今後の治療の可能性をかすかに認めた症例であった。
　この論文は1997年7月に東京で行われた「第2回　精神分裂病の精神病理と治療ワークショップ」で報告したものをまとめたものである。

3：治療の視点から見た―慢性分裂病者の「反復的態度」
関根義夫編：精神分裂病　臨床と病理　3, 人文書院, 京都, 2001

　この論文も，慢性分裂病の一患者との治療経過の推移を報告したものである。わたしが初めて会ったときには入院期間はすでに20年にも及んでおり，この間ただの一度の外泊もなく，また病棟全体でのリクリエーションで外出する以外は外出したことのない女性であった。その女性患者との6年にわたる経過の中で，治療者への反復する問いかけが見られたが，その意味を治療の観点から考察したものである。分裂病者の反復する態度は以前より「常同行為」として記述されてきたが，この症例ではその反復する態度をそのつど新しい問いかけとして治療者が受け止めることによって日常生活の自由度が広がっていった。この論文を執筆する中でわたしは治療者の分裂病者に対する「受動的関心」という治療的態度の重要性に気付くことになり，これが次の論文につながった。なお，この論文は1998年の夏東大分院神経科の当番で開かれた第3回「精神分裂病の精神病理と治療ワークショップ」で報告した。また2001年1月26日に開かれた第5回拡大症例研究会でも一部を修正して報告した。

4：最終講義「分裂病者と出会って30年」

　この論文は，わたしが東京大学・分院神経科に赴任してまもなく外来で受け持つことになった分裂病の一女性の約10年間の治療経過の報告であるとともに，わたしの分裂病臨床の一つの結論とも言いうるものである。分裂病者とその治療者の治療関係における「受動的関心」というあり方が述べられている。わたしが分院に赴任する糸口を作ってくださった当時の原田憲一教授はわたしに対して温かくこう言ってくださった，「この10年間で一つの仕事をするつもりでいいと思う」。果たしてこれがその仕事に当たるようなものであるかどうかは多少とも心許ないのであるが，なにか肩の荷が少し下りた思いであることは確かである。

あとがき

　わたしのこの拙い論文集が，精神医学領域の数多くの古典，良書の出版で定評のある「創造出版」から，しかもこのような立派な装丁のもとに出版していただける事になったのは，ひとえに恩師秋元波留夫先生のお力によることを思い，先生に深く感謝申し上げます。

　さらに秋元先生には，わたしの願いをお聞きくださり，わたしの思いを遥かに超えた，先生の熱い思いの溢れる素晴らしい「序文」をいただき，身に余る思いです。重ねて感謝申し上げます。

　また出版に際しましては，終始温かい，しかも細やかなご配慮を注いでくださいました同社編集長押切寛子さん，直接担当してくださった吉村知子さんに心からお礼申し上げます。

　最後に，この小さな論文集を，そのご存命中，わたしを常に温かく見守り，励ましてくださった東京大学名誉教授，元・財団法人神経研究所長内村祐之先生，そして元・国立武蔵療養所副所長安藤　烝先生にささげます。

2001 年 8 月 13 日
著者記す

著者略歴

<small>せきねよしお</small>
関根義夫

1940年生まれ，東京大学医学部卒。財団法人神経研究所付属晴和病院，埼玉県小川赤十字病院，国立精神・神経センター武蔵病院を経て，1989年より東京大学医学部助教授，同付属病院分院神経科長。2001年3月同大学定年退官。現在学校法人国際医療福祉大学臨床医学研究センター教授。

臨床精神医学の経験から
関根　義夫

2001年11月10日　第1版第1刷発行

発行者　秋元波留夫
発行所　社会福祉法人「新樹会」創造出版
〒151-0053　東京都渋谷区代々木1-37-4　長谷川ビル
電話 03-3299-7335　FAX 03-3299-7330
http://www.artlink.gr.jp/souzou/
印刷　社会福祉法人「新樹会」創造印刷

ISBN4-88158-266-6　¥2800
落丁・乱丁本はお取替えいたします